风湿免疫科疑难病诊断

——协和医生临床思维例释

（第1集）

北京协和医院

主编　张　文　李梦涛　冷晓梅

顾问：张乃峥　董　怡　蒋　明　唐福林

编者（按姓氏笔画排序）：

于孟学	王　迁	尤　欣	田新平
史　群	苏金梅	吴庆军	李梦涛
冷晓梅	沈　敏	陈　华	赵　岩
张　文	张　烜	张奉春	郑文洁
徐　东	唐福林	候　勇	曾小峰
曾学军	董　怡	蒋　颖	

中国协和医科大学出版社

图书在版编目（CIP）数据

风湿免疫科疑难病诊断／张文，李梦涛，冷晓梅主编. —北京：中国协和医科大学出版社，2009. 3
（协和医生临床思维例释）
ISBN 978 - 7 - 81136 - 119 - 3

Ⅰ. 风…　Ⅱ. ①张…②李…③冷…　Ⅲ. ①风湿病：疑难病 - 诊断②自身免疫病 - 诊断　Ⅳ. R593. 210. 4

中国版本图书馆 CIP 数据核字（2009）第 011227 号

风湿免疫科疑难病诊断（第 1 集）
——协和医生临床思维例释

主　　编：张　文　李梦涛　冷晓梅
责任编辑：吴桂梅　李春宇

出版发行：中国协和医科大学出版社
　　　　　（北京市东城区东单三条 9 号　邮编 100730　电话 010-65260431）
网　　址：www. pumcp. com
经　　销：新华书店总店北京发行所
印　　刷：小森印刷（北京）有限公司

开　　本：850mm×1168mm　1/32
印　　张：10. 25
字　　数：270 千字
版　　次：2009 年 5 月第 1 版
印　　次：2022 年 10 月第 3 次印刷
定　　价：48. 00 元

ISBN 978 - 7 - 81136 - 119 - 3/01

序

北京协和医院风湿免疫科《疑难病例分析集》（第 1 集）出版了，这本书的出版是我们科长期以来的一个愿望，出版这本书主要基于三个原因：

一、临床医学要理论联系实际

虽然中国风湿病学起步较晚，经过 30 多年的努力也已经有了长足的进步，在中国风湿病学医务人员的共同努力下，有关风湿病学的专著和译著已经有多部，但是这些远不能满足各级医师的需要。临床医学是既有理论又有实践的科学，在某种意义上讲临床医学更重要地是一个实践科学，无论把医学书籍背得如何熟练，而不从事实践学习和锻炼都不会成为一个真正的临床医生。《疑难病例分析集》一书就是基于这样一种考虑，我们想不断的选择一些我们遇到的疑难病例，经过全科认真的讨论并经过随诊能确定诊断，能给我们今后的临床工作带来一些启迪的病例汇集成册，每年出 1~2 集，每集 30~40 个病例，使它能成为医生手边非常容易得到，又通俗易懂的书籍。这本书和以往众多的教科书写法不同，不是按照一般教科书从发病机制、病理、病理生理和临床表现等的写作方式，而是以实际诊断治疗为主，突出疾病的重要临床特点、诊断思路、治疗等问题为主线。同时每个病历配合一个高年风湿病学科医师的点评，指出病历的特点和这个病历的关键问题，通过这样的形式希望能帮助从事风湿病专业的医师从病人实际的发病情况了解风湿性疾病的特点，了解疑难或少见病例的特点，提高风湿病学的水平。

二、风湿病学的发展需要各种类型的专业书刊

中国的风湿病学在 30 多年的发展征途中，在一代代中国风湿病学家的努力工作下有了飞速的发展。现在除西藏自治区外各省市自治区都成立了风湿病学专业委员会，这极大的促进了中国风湿病学的发展，在全国各地很多医院都建立了风湿病学专科。2008 年中华医学会风湿病学分会做了一项调查，结果显示目前在我国三级甲等医院从事风湿病学的专科医师，或已经主要兼职开展风湿病学治疗的医生已达 2200 余人。而且这些从业人员的年龄主要分布在 30~40 岁，这些说明我们国家的风湿病学医生已经具有了相当的规模，并且未来将有更多的从事风湿病学专业的医生出现。但是目前我国能真正有规模地培养风湿病学专科医生的基地远不能满足这一发展的需要。我们知道要做一个真正的医师，只从书本上学习看病是远远不够的，这样永远不会成为一个真正的好医生。我们强调从临床实践中学习，从病人身上学习。医学泰斗 William Osler 在 120 多年前就说过："Medicine is learned by the bedside, but not in the classroom." 即：医学是在床旁而不是在课堂里学习的。任何一种疾病在不同的病人身上都可能有不同的表现，病人是一个整体，任何一本教科书都无法把一个病人可能出现的临床表现和病人的主诉完全含盖。临床医生要善于通过大量的临床实践，积累临床知识，在接触一个病人时在通过繁杂的临床表现和病人的主诉中，能去粗取精，去伪存真，抓住主要问题所在，得出正确的诊断和施以有效的治疗方案。因此我们也是力图通过不断的搜集我们工作中遇到的各种我们觉得应该引以为

戒的病例，把他们汇集成册不断的出版供广大的风湿病学医生阅读，希望通过更多的接触病例学习风湿病学，这样会部分弥补教科书缺少实践的不足。

三、发挥北京协和医院风湿科优势

北京协和医院风湿免疫科是中国最早建立的风湿病学专科之一，在中国风湿病学奠基人第一任主任张乃峥教授的带领下，以及后来的主任董怡教授和唐福林教授的带领下，学科不断发展，在风湿病学领域一直具有很大的影响力。这里有来自全国各地的风湿病人，有的是辗转众多医院不能确定诊断的病人，有的是承蒙兄弟医院的信任转过来的疑难病例。这样客观上就使我们接触了非常多的疑难和有启迪意义的各种风湿病病人，这些病人在我们风湿科全体人员的努力下，以及北京协和医院综合优势的多科协作下大多都得到了正确的诊断和治疗，当然也有许多经验和教训。我们认为这些是风湿病学的宝贵财富，我们有义务把它们编辑成册，提供给中国的风湿病学医师，以及那些对风湿病学感兴趣的其它学科的医务人员，希望对他们的工作有所补益。

我们也知道仅仅靠疑难病例集还是不够的，如何去认识疾病的临床过程，获取更多的临床医学知识要靠一个医生不懈的努力和不断的临床实践，我们相信在中国广大风湿病学医务人员的努力下，在各级领导的关怀下，中国风湿病学将得到更大的发展，将会有更多的高水平的风湿科医务人员出现，服务于广大的风湿病人。

张奉春
2009 年 3 月

前　言

在日常医疗工作中往往会遇到许多诊断不清或治疗效果不理想的疑难病人，他们给经治医师许多日思夜想的担忧和焦虑。其实，疑难病例就是某种临床疾病的"亚型"或"变异型"，等你一旦认识它以后就会发现这样的疾病并不少见，也不疑难，以后就会很顺利地解决它们，你的临床水平也就会提升。这是一个学习过程。

回顾这个学习思维过程往往是这样的：抓住病例中的主要线索（主要矛盾），深入剖析其特点和发展规律，再与其他相伴线索联系，得出一初步印象，而后应用现代化客观的检测以求证，使印象变为确诊。每个人总会遇到许多尚未认识的问题，我们日常遇到的病人极少是与教科书上描述的那样"典型"，疑难病例会丰富我们的临床认识和经验，是我们的"老师"，因此不论是年轻的或年资高的医师都要以认真、谨慎、谦虚的态度对待这些病人和其病情。

本书汇集了北京协和医院风湿免疫科近年来诊治的部分疑难或病情较复杂的病例，在经治医师的观察和分析、全科集体查房讨论后得到了正确诊断方向，还给许多患者一个良好的预后。

　　我们深感自己学习到的感觉和经验应与同道们共享和交流，使国内风湿性疾病的诊治水平更上一层楼，也希望能让全国的诊治水平站在国际的前沿。我不怀疑此书中会有许多不当和错漏之处，也望同道们给以真诚的建议和指正。

董　怡
北京协和医院
2009 年 3 月

目　　录

第1例 低热、肝酶升高 - 视物模糊、听力下降、鼻塞 - 双足疼痛

病例摘要

患者女性，21 岁，因低热、肝酶升高近 20 个月，视物模糊、听力下降、鼻塞 8 月余，双足痛 1 个月于 2007 年 8 月 1 日收入北京协和医院风湿免疫科。

患者 2005 年 10 月受凉后出现发热、鼻塞、流涕，T 38.2℃。查红细胞沉降率（血沉）（ESR）37mm/第一小时，谷氨酸氨基转移酶（ALT）166U/L，天门冬氨酸氨基转移酶（AST）133U/L，碱性磷酸酶（ALP）310U/L，γ - 谷氨酰转移酶（GGT）96U/L。予罗红霉素抗感染效果不佳。查 EB 病毒抗体：IgA/VCA 0.709，IgG/VCA 0.736，IgM/VCA 0.504；抗核抗体（ANA）及抗双链 DNA 抗体（ds - DNA）（-）；查血涂片：淋巴细胞53%，异形淋巴细胞占7%；骨髓穿刺：增生活跃；腹部 B 超示胆囊息肉、脾大、肝门部淋巴结肿大。淋巴结 B 超：双侧颈部、腋窝、腹股沟区淋巴结增大；行右腹股沟淋巴结活检：反应性增生，免疫组织化学示 T、B 与组织细胞均有增生。考虑病毒感染可能性大，予保肝及抗病毒治疗好转，但 1 周后再次高热，并出现咳嗽、咳白色泡沫痰，2006 年 1 月收入北京协和医院感染科。入院后查血 Rt：淋巴细胞比例轻微升高 46.7%；骨穿未见明显异常；查 AST 41U/L，ALP 139U/L；查血培养、痰培养（-）；自身抗体：抗可提取性核抗原抗体（ENA）：抗

SSA 抗体 52kD；抗 RNP 抗体 73、32、17.5kD，余（－）；纤维喉镜示：鼻咽部隆起待查：腺样体残留可能性大。柯瓦像（－）；腹部 CT：肝大、脂肪肝、脾大、左侧附件区低密度灶（卵巢囊肿）。为明确诊断，行肝穿，病理示：肝细胞轻度浊肿，可见小灶性脂肪变性及散在点灶状坏死，汇管区轻度扩张，较多淋巴细胞浸润，小叶周界板有轻度破坏，肝窦内亦可见淋巴细胞浸润。考虑诊断：发热原因未明，慢性活动性肝炎可能性大，脂肪肝，胆囊息肉。给予抗感染及保肝治疗，共住院 3 月余，2006 年 4 月好转出院。出院后仍有间断低热，于 2006 年 5 月 9 日开始予泼尼松 10mg、qd 及保肝治疗，后激素逐渐减量，至 2006 年 10 月 12 日减为 2.5mg、qd，期间 ALT 波动在 53～75U/L，ESR 波动在 10～81mm/第一小时，体温控制不佳，多次夜间高达 38℃以上。

2006 年 12 月 12 日无诱因出现双眼发红、视物不清，右侧耳鸣、听力下降，鼻塞，无脓血涕。查 ANA 1∶80，抗 ENA（－），抗中性粒细胞胞质抗体（ANCA）（－），血管紧张素转换酶（SACE）（－）。眼科检查提示双侧肉芽肿性葡萄膜炎，给予百力特、唯地息和托品酰胺处理。期间双眼症状反复发作，于 2007 年 1 月 25 日加用泼尼松龙 40mg、qd，后激素规律减量，3 周后加用硫唑嘌呤 50mg、bid，同时予泼尼松龙 5mg 球结膜下注射，病情好转。2007 年 5 月出现双足两侧及足底疼痛、双下肢无力、站立不稳，并有间断下肢抽动。期间仍间断发热。

入院查体：体温 37.8℃，脉搏 110 次/分，血压 110/80mmHg，右侧腹股沟可触及一个质软的淋巴结，活动可；双眼球结膜轻度充血，睑结膜无充血及水肿，巩膜无黄染。右侧角膜可见云翳，覆盖瞳孔区，左侧瞳孔直接、间接对光反射存在。鼻腔未见异常分泌物，乳突及鼻窦区无压痛。口腔上颚黏膜可见散在白色斑点，舌苔厚白。咽轻度充血，左侧扁桃体Ⅱ肿大，上有脓苔，咽反射存在。心、肺、腹（-）。脊柱、关节（-）；四肢肌力、肌张力正常，深浅反射正常存在，病理征（-）。

患者入院后查血常规基本正常，ESR 97mm/第一小时，C-反应蛋白（CRP）44.6mg/L，类风湿因子（RF）163U/ml。查肝功能：ALT 166U/L，AST 133U/L，ALP 122U/L，GGT 88U/L，白蛋白（ALB）33g/L。EBV-Ab：IgA/VCA 1.673，IgA/EA 0.902，IgG/VCA 0.287，IgM/VCA 0.362；FQ-EB：3.54×10^7 拷贝（+）。查 ANCA、抗 ds-DNA、抗 ENA、自身抗体均阴性。双下肢动静脉彩超未见异常。肌电图：上、下肢周围神经源性损害，双侧脑干听觉诱发电位（BAEP）示周围性损害（中枢性损害不除外），上、下肢交感神经皮肤反应（SSR）异常，右上肢体感诱发电位（SEP）周围性损害（中枢性损害不除外）。胸片未发现明显异常。耳鼻喉方面检查：鼻窦 CT 示右侧筛窦和双侧上颌窦炎症（图1）。头颅 MRI：双半卵圆中心，右侧脑室旁斑片状长 T2 信号；双上颌窦、筛窦黏膜厚，双侧中耳乳突炎（图2）。耳鼻喉科会诊：双耳感音神经性听力下降，较前加重，骨导抗未见异常，考虑双耳听力下降与原发病有关。住院期间于左咽部发现一肿物，分别取咽侧索上部及上后部肿物两块组织送检，病理结果回报：（咽喉内）非霍奇金淋巴瘤（T细胞型）；免疫组化：CD3（+），CD20（-），CD56（-），CD34（血管+），CD1α（-），CD68（-），S-100（-）；基因重排：TCR（+）〔γ1~8/A（+），γ10（-），γ11（+），β（+）〕，IgH（-）〔VH（-）〕。系统评估，双耳 CT：右侧颈静脉孔偏高，略扩大，左鼓室内少量软组织密度影；胸部 CT 发现右中肺高密度影（图3）；腰椎穿刺：脑积液常规：蛋白（pro）2.03g/L，糖（Glu）0.8mmol/L，Cl 127mmol/L，找到大量幼稚细胞，提示淋巴瘤已多处转移。随后转入血液科病房行化疗。

最终诊断：非霍奇金淋巴瘤（T 细胞型）Ⅳ期
慢性活动性 EBV 感染

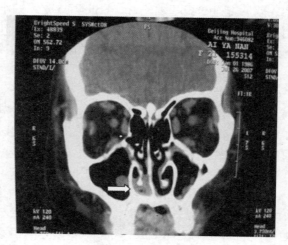

图1　鼻窦 CT：上颌窦炎症

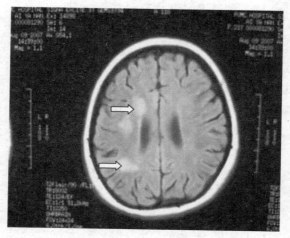

图2　头颅 MRI：右侧脑室旁斑片状长 T2 信号

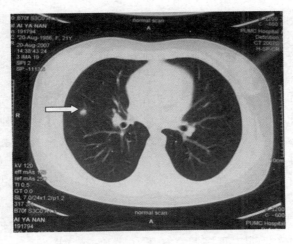

图 3 胸部 CT：右中肺可见高密度影

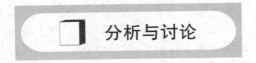

分析与讨论

患者为青年女性，根据其临床表现的进展，20 个月的慢性病程可以分为三个阶段：

第一阶段（2005 年 10 月起）：临床主要表现为低热、肝酶升高。查 EB 病毒抗体升高。

第二阶段（2006 年 12 月起）：患者出现双眼发红、视物不清，右侧耳鸣、听力下降，鼻塞，无脓血涕。查 ANA 1∶80，ENA（－），抗中性粒细胞胞浆抗体（ANCA）及 SACE（－）。眼科检查后诊断双肉芽肿性葡萄膜炎。

第三阶段（2007 年 5 月起）：出现双足两侧及足底疼痛，双下肢无力，站立不稳，并有间断下肢抽动。无下肢麻木、感觉异常。根据其临床表现及肌电图结果，考虑周围神经病变可能性大，不除外中枢神经病变。

结合患者三个阶段临床表现，青年女性，多系统受累，表现为发热及突出的耳鼻喉（ENT）症状，伴有神经系统病变，若以一元论解释整个病情，则临床上首先会考虑到系统性血管炎的诊断，而所有的系统性血管炎中又以韦格纳肉芽肿（WG）的可能大。WG作为一种坏死性肉芽肿性血管炎，主要侵犯上、下呼吸道，耳鼻喉和肾脏，临床常表现为鼻炎、鼻窦炎、视力及听力下降、肺部病变及进行性肾功能衰竭，与此患者的表现极为相似。但本例诊断WG有三大疑点：其一，95%的WG患者c-ANCA阳性，且效价（滴度）与WG的活动性相关，此患者近期出现多器官受累，且ESR、CRP显著升高，但整个病程中ANCA持续阴性，这在诊断WG时必须格外谨慎。其二，WG引起的鼻窦、咽喉部病变及肺部病变以肉芽肿性病变为主，而侵犯眼睛则常表现为坏死性巩膜炎和边缘溃疡性角膜炎（PUK），其他少见的有弥漫性巩膜炎、结节性巩膜炎、非肉芽肿性葡萄膜炎、缺血性视神经病、球后视神经炎、浆液性视网膜剥离及泪囊炎。目前为止，尚没有WG引起肉芽肿性葡萄膜炎的报道。而本例患者眼部病变为明确的肉芽肿性葡萄膜炎，这又让我们更加怀疑WG的诊断。其三，患者在出现ENT、眼睛、神经系统症状前尚有1年余发热、肝酶升高的病史，单纯的WG肉芽肿不能解释患者疾病的全貌。因此，仍需继续寻找原发病。

对于一个持续或间断发热近两年的多系统受累的患者，肿瘤，尤其是淋巴瘤，是不能不考虑的。那么，从患者眼部病变入手，双眼肉芽肿性葡萄膜炎提示患者眼部为增殖性病变。文献报道，淋巴瘤可以首先以眼部淋巴系统增殖为首发表现，无论霍奇金淋巴瘤还是非霍奇金淋巴瘤都可以首先发生在眼部，而这些以眼部为首发表现的淋巴瘤在诊断上往往会造成很大的困难，往往要逐渐出现了其他系统的表现才得以确诊。该患者自出现眼部症状在门诊治疗一直到因出现神经系统受累而住院系统诊治整整经过了 6 个月。而最终通过仔细查体发现了咽部肿物行活检病理确诊为非霍奇金淋巴瘤（T 细胞型）。此时再进行全身评估又发现了左鼓室内的软组织密度影，胸部 CT 发现了右中肺高密度影，腰椎穿刺及头颅 MRI 证实了淋巴瘤的颅内转移。至此，患者所有的临床表现都得到了合理的解释。

患者淋巴瘤的诊断明确了，但是追溯其病史，我们如何对病程的第一阶段做出解释呢？患者最初以发热、肝酶升高为主要表现，肝穿提示慢性活动性肝炎，结合当时血清 EBV 抗体检测结果及本次入院时查的 FQ－EB：3.54×10^7 拷贝（＋），考虑患者 EB 病毒感染可以确诊。而 EBV 大部分情况下都是亚临床的潜伏感染，但在一些免疫明显活跃的宿主中可出现慢性活动性 EB 病毒（CAEBV）感染。Straus 将 CAEBV 感染的诊断标准定义为三条：① 疾病持续 6 个月以上，伴有血清中抗 EB 病毒抗体的升高；② 存在主要脏器受累的组织学证据；③ 组织中 EB 病毒量增加。但是，很多病例都不能同时满足以上三条，如有些病例没有出现高效价的抗体，有些病例没有某个主要脏器受累的证据，但是 PCR 法提示患者外周血中病毒负荷都 > $10^{2.5}$ 拷贝/微克 DNA。本例患者不仅有 EBV 抗体的升高，肝脏活检也提示有慢性活动性肝炎的证据，PCR 又证实了血清中 EBV－DNA 的拷贝数远远高于 $10^{2.5}$，因此 CAEBV 感染是毋庸置疑的。

那么，本例的 CAEBV 感染和淋巴瘤之间又是什么关系呢？CAEBV 感染是一种很严重的疾病状态，临床表现为持续较长时间的慢性或反复的类似于感染性单核细胞增多症的症状，其发病率和病死率均较高，可引起严重的致命性并发症，包括致命性的感染性单核细胞增多症、嗜血细胞综合征、间质性肺炎、恶性淋巴瘤、冠状动脉瘤及中枢神经系统受累等，预后很差。日本的 Kimura 等人对于 30 例 CAEBV 感染患者进行为期 68 个月的随访，其中 10 例（占 1/3）死亡，主要死因为肝功能衰竭和恶性淋巴瘤。因此，从淋巴瘤病因上讲，EBV 也是淋巴瘤的独立危险因素，其中鼻咽部原发的淋巴瘤合并 EBV 感染的较常见。国内张彬等曾研究了原发性鼻咽部非霍奇金淋巴瘤与 EB 病毒感染的关系，发现在所有的 NK（T）细胞和外周未成熟的 T 细胞鼻咽部淋巴瘤都有 EBV 感染，以潜伏感染为主，也有些病例可以出现病毒复制。另外，有文献报道，在极少数情况下，EB 病毒本身也可以引起肉芽肿性葡萄膜炎病变，尤其在移植后免疫缺陷的患者中，EBV 感染可引起淋巴系统增殖，从而导致肉芽肿样增生，在眼部可以出现肉芽肿样葡萄膜炎。但是本例患者眼部病变在病程的后期才出现，虽然没有病理证据，仍考虑肉芽肿性葡萄膜炎为淋巴瘤的表现可能性大。

至此，历经了 20 个月，该患者从 CAEBV 感染一直演变为非霍奇金淋巴瘤，整个过程的临床症状时隐时现，但自始至终都沿着一条发热、多系统受累的主线发展着。由于患者的淋巴瘤以 ENT、周围神经病变这些不典型症状出现，造成了该疾病诊断上的困难，最终依据病理获得了正确的诊断。但遗憾的是诊断时已是淋巴瘤的Ⅳ期。因此，对于 CAEBV 感染的病例要警惕其发展为淋巴瘤的可能，而对于模拟系统性血管炎表现为多系统受累的淋巴瘤更应高度警惕，需进一步寻找病理结果而获得最终诊断，以免延误病情。

（王汉萍　冷晓梅　赵　岩　董　怡）

专家点评

董怡教授：患者在一段时期（20个月）相继出现了多系统损害，这种患者应想到 HIV 感染、自身免疫性系统性血管炎及肿瘤。血清 HIV 抗体阴性可排除 HIV 感染。按其症状虽像韦格纳肉芽肿，但发展又不太符合免疫性血管炎，且虽经免疫抑制治疗病情仍迅速发展，先后累及头颅五官、上下呼吸道、肝脏、神经系统等几乎全身各系统。晚期在各器官出现软组织增生和团块影，都说明这是一个肿瘤性疾病，有赖病理以确诊。此患者的肿瘤部位都在较隐蔽或不易活检之处，故取得病理较晚。如能早期取得病理证据有可能改善其预后。

另外，本例患者发展过程显示了病毒感染与恶性肿瘤的密切相关性，以往认为 EB 病毒与鼻咽癌相关，而此例是 EB 病毒与淋巴瘤相关。

第2例　口眼干－肝脾大－双肺弥漫结节

病例摘要

　　患者女性，67 岁，主因口干 10 余年、眼干 5 年，发现肝脾大、双肺弥漫结节 1 年于 2007 年 7 月 19 日入北京协和医院风湿免疫科。患者 10 余年前出现口干，饮水频繁，5 年前出现眼干发涩，哭时泪少。2006 年春患者渐出现食欲减退、腹胀，伴反酸、厌油，自觉上腹有包块。2006 年 6 月至当地医院检查发现总胆红素（TBil）27.0μmol/L（升高），直接胆红素（DBil）14.97μmol/L（升高）；乙肝五项（－），腹部 B 超提示肝脾大，肝实质弥漫性病变；胸片显示双肺弥漫性小结节。2006 年 10 月口干加重，进干食需用水送服，并自觉腹部包块渐增大。一直未予诊治。2007 年 1 月出现低热，T 37.5℃，多于下午出现，伴咳嗽，咳少量灰白黏痰，同时出现乏力、盗汗。当地查血常规正常，红细胞沉降率（ESR）39mm/第一小时，TB－Ab（－），胸片基本同前，考虑慢性粟粒型（样）肺结核可能性大，予卷曲霉素＋异烟肼＋利福平三联治疗 20 余天后，低热、盗汗症状好转，患者自行停药，未再出现过发热。为明确口眼干、肝脾大情况，2007 年 6 月 27 日收入病房。自起病以来，患者食欲下降，小便频繁，夜间排尿 4～5 次，近两年体重下降 17.5kg。近 3 年出现牙齿片状脱落，否认皮疹、雷诺现象、关节肿痛史。既往史：20 余岁曾患"急性乳腺炎"，高血压病 10 余年，3 个月前胃镜发现胃窦部息肉。个人、月经婚育、家族史无特殊。查体：体温：36.2℃，脉搏74次/分，血压160/80mmHg，巩膜轻度黄染，全身浅表淋巴结未触及，双侧腮腺增大，质软无压痛。舌乳头萎缩消失，牙齿片状脱落，可见多枚义齿，咽充血。未见杵状指。心律齐，双肺呼吸音清。上腹稍饱满，肝肋下9.5cm，剑下14.5cm，脾肋下7.5cm。实验室检查：血、尿、便常规（－），TBil 26.0μmol/L，DBil 14.1μmol/L，γ谷氨酰转肽酶（GGT）478U/L，碱性磷酸酶（ALP）237U/L，谷草转氨酶（AST）59U/L，肾功能正常，乙肝五项、丙肝抗体（HCV－Ab）阴性。ESR 59mm/第一小时，免疫球蛋白A（IgA）4.36g/L，免疫球蛋白M（IgM）16.6g/L，γ球蛋白34.30%。抗核抗体（ANA）（＋）N（核仁型）1:640，核膜型1:640，抗着丝点抗体（ACA）（＋）1:640，抗心磷脂抗体（aCL）（＋＋）~（＋＋＋＋），抗线粒体抗体（AMA）（＋）1:640，抗线粒体M_2型抗体（AMA－M_2）124RU/ml，抗可提取性核抗原抗体（ENA）（－）。补体水平正常。免疫固定电泳未见单克隆区带。全身骨显像未见异常放射浓聚。眼科检查：滤纸试验（Schirmer）：R 4mm，L 4mm，符合干眼症。口腔科检查：唾液流率"0"；腮腺造影：末梢导管细索状扩张，排空不完全。唇腺活检病理：涎腺腺泡萎缩，小导管扩张，腺泡及导管周围见散在及灶性淋巴细胞浸润。腮腺B超：双侧腮腺弥漫性病变伴多发囊肿，PIH 2级。

患者胸片显示双肺弥漫结节影（图1），胸部CT则更为清楚地显示了双肺弥漫大小不等的小结节影（图2A），部分伴钙化（图2B）。心肺功能评估基本正常：动脉血气分析pH 7.435，$PaCO_2$ 38.3mmHg，PaO_2 65.8mmHg，SO_2 93.8%；肺功能检查显示通气及弥散功能正常。肺癌标志物均无升高。7月25日行支气管镜检查未见支气管异常改变，肺泡灌洗液（TBAL）细胞分类：吞噬细胞87%，淋巴细胞12%，中性粒细胞1%。T细胞亚群：T_3 62.9%，T_4 53%，T_8 8.8%，T_4/T_8＝6。毛刷的涂片（细

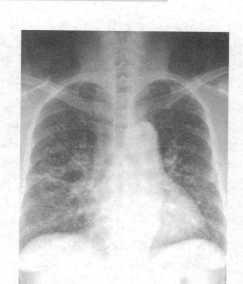

图1　患者立位X线胸片显示双肺弥漫粟粒样结节

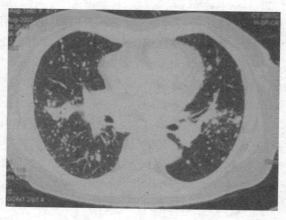

图2A　患者胸部CT肺窗显示弥漫粟粒样结节

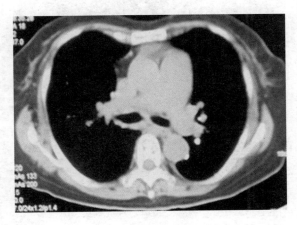

图 2B　患者胸部 CT 纵隔窗

菌、真菌、抗酸染色）及致病菌培养均为阴性，未见瘤细胞。
为明确肺部病变性质，8 月 13 日行胸腔镜下左下肺结节 + 胸壁
活检术。病理回报：肺多发纤维化结节并钙化，周边偶见类上
皮样肉芽肿，无干酪样坏死，考虑结核病，需结合临床除外结
节病，抗酸染色未见分枝杆菌（图 3A、3B）。经呼吸内科、病
理科的多科专家临床病理讨论后，考虑患者为慢性血行播散型
粟粒样肺结核，虽抗酸染色（ – ），但不能除外目前结核活动的
可能，建议在应用激素、免疫抑制剂治疗自身免疫病的同时上
用正规、足量抗结核治疗。

　　腹部 CT 提示肝脾大；胰颈部小片低密度影。7 月 25 日 CT
引导下肝脏穿刺病理显示：肝小叶被增生纤维结缔组织分割为
结节状，肝细胞部分浊肿，汇管区扩大，较多淋巴细胞浸润，
小胆管及纤维组织增生（图 4）。

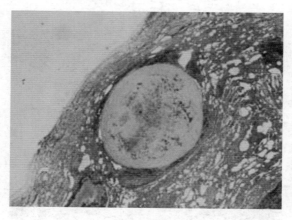

图3A　肺结节活检病理切片（HE，100×）

　　玻璃样变纤维组织包裹结节，结节中心有炭末沉积、坏死及钙化

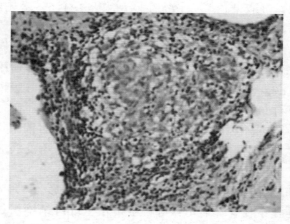

图3B　肺结节活检病理切片（HE，100×）

　　玻璃样变结节周边及肺组织内可见类上皮细胞结节，部分伴钙化，无坏死

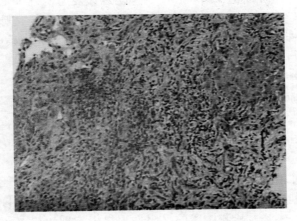

图 4　患者肝穿病理：肝小叶被增生纤维结缔组织分割为结节状，肝细胞部分浊肿，汇管区扩大，较多淋巴细胞浸润，小胆管及纤维组织增生

最终诊断：①原发性干燥综合征；②原发性胆汁性肝硬化；③慢性血行播散型粟粒样肺结核，经胸腔镜肺活检术后；④高血压病 3 级。

随诊：患者诊断明确，继续对症处理口眼干情况；停用激素及免疫抑制剂，口服优思弗 + 易善复延缓原发性胆汁性肝硬化病程，再未出现黄疸，定期监测胆红素及胆管酶水平，均在正常范围；异烟肼 + 利福平 + 乙胺丁醇 + 链霉素四联足量规律抗结核治疗，未出现过发热、盗汗、咳嗽等情况。2007 年 11 月经随诊，患者病情稳定。

诊断要点：
- 自身免疫性疾病常有肺部受累，可出现间质性肺炎、肺

　　间质纤维化、肺动脉高压等病理改变，明确肺部病变性质和程度，鉴别是自身免疫病的肺部表现还是肺部感染性病变，是制订自身免疫疾病治疗方案的先决条件；

- 目前结核病有复燃倾向，但无症状、体征的慢性粟粒样结核尚比较少见，需要引起临床医师的关注；
- 原发性胆汁性肝硬化作为一种独立的自身免疫病可单独存在，也可与多种自身免疫病如原发性干燥综合征并存。

启示：

- 血清抗体阳性＋靶组织特征性改变±（症状/体征）是诊断自身免疫性疾病诊断的重要标准。鉴于目前自身抗体的种类及检测手段的局限性，组织病理学检查才是实现最终诊断的金标准；
- "激素＋免疫抑制剂"是把双刃剑，在开始治疗前要充分评估获益及风险，加用有效保护策略对提高患者依从性、改善预后至关重要。

分析与讨论

　　患者为老年女性，慢性病程长达十余年，起病隐袭，以口干、眼干为主要临床症状，眼科 Schirmer 试验、口腔科腮腺造影、唾液流率检查及唇腺活检病理结果均支持干燥综合征的诊断。结合血清球蛋白增高，ANA、ACA 抗体阳性，干燥综合征的诊断成立。本患者无系统性红斑狼疮（SLE）、类风湿关节炎（RA）等原发病的证据，根据 2002 年欧洲干燥综合征国际诊断（分类）标准，原发性干燥综合征诊断明确。本例特点之一是自身抗体中 ANA 和 ACA 阳性，而抗 SSA/SSB 抗体均阴性。我们知道，抗 SSA/SSB 抗体是原发性干燥综合征（primary Sjögren syndrome, pSS）较为特异的抗体，也是诊断原发性干燥综合征的一个重要条件。据统计 70% 的 pSS 患者有抗 SSA（+）；抗 SSB 抗体特异性更强，有称其为 pSS 的标志抗体，见于 45% 的患者。但抗体阴性不能作为排除诊断的依据（非必要条件）。本患者 ACA，即抗着丝点抗体（anti – centromere antibody）阳性，这一抗体自 1980 年首次发现以来一直作为 CREST 综合征（钙质沉积、雷诺观察、食管功能障碍、指端硬化和毛细血管扩张）的血清学标志。然而近期人们发现 ACA 亦可见于其他多种疾病，最近 Salliot 等提出了 "SS 重叠综合征" 的诊断，特指某些 ACA 阳性、抗 SSA/SSB 阴性的 SS 患者。2004 年我院李玲等总结了 67 例干燥综合征患者的临床情况，发现 ACA（+）、抗 SSA/SSB（–）患者与抗 ACA（–）、SSA/SSB（+）者相比，口眼干症状、组织学检查无明显差异，但起病较晚、雷诺现象多见、RF 阳性率低，IgG 升高不明显。这与 Salliot、Katato 等发现的一致。另外还发现，排除 PBC 的可能干扰，ACA 阳性组肝损害发生率高于抗 SSA/SSB 阳性组，并且 ALP 和 GGT 的升高更为突出。而抗 SSA/SSB 阳性者全身脏器损害如肾小管酸中毒、肺动脉高压、神经病变等更为多见。该研究中结缔组织病按出现 ACA 阳性的频率排列依次为原发性胆汁性肝硬化（PBC 12.4%）、系统性硬化症（SSc 8.5%）、干燥综合征（pSS 8.3%）以及类风湿关节炎（RA 2.0%）和系统性红斑狼疮（SLE 1.6%）。另外，ACA 阳性患者的血清 ACA 效价可长期维持在较高的水平，可以作为回顾性分析的一项有价值的指标。因此，有必要对那些抗 SSA/SSB 阴性而符合 SS 表现的患者进一步检测 ACA。

患者有肝脾大、高胆红素血症、胆管酶水平升高，血清

AMA－M_2（＋），肝脏穿刺活检的病理结果符合原发性胆汁性肝硬化的早期表现。故原发性胆汁性肝硬化（primary biliary cirrhosis，PBC）的诊断成立。

原发性胆汁性肝硬化与干燥综合征（Sjögren syndrome/sicca syndrome，SS）具有明确的相关性，约半数 PBC 患者可有干燥症状，晚期尤为多见，其中 10% 的患者合并有典型的干燥综合征的表现；另一方面，肝脏是原发干燥综合征的重要靶器官，其中以胆管酶升高和胆汁淤积为主要表现者较多。研究发现 pSS 的肝脏损害在病理上表现为汇管区淋巴细胞浸润，类似于 PBC 的表现，而小胆管的破坏和广泛的纤维化少见。对于 ACA 阳性亚型的原发干燥综合征患者中 25.9% 合并 AMA 阳性，提示二者之间在发病机制中可能存在联系。Whyte 等研究发现 AMA 和 ACA 可同时出现并影响临床表现，但它们各自的抗原有不同的结构和免疫学特点，属于不同的自身抗体系统。本患者血清学的抗体检查结果与其临床上外分泌腺体及肝脏小胆管系统受累的情况是非常符合的。

本患者另一方面突出表现为双肺多发粟粒样结节，沿肺血管纹理束分布，部分伴钙化，有多发纵隔淋巴结肿大。对比患者不同时期胸部 CT 可发现结节的新旧程度不一。经血行、淋巴管播散的结节多沿支气管、血管束周围及肺小叶间隔或沿胸膜下分布，分布具有一定规律性。从影像学特点上分析，首先考虑血行播散性疾病，常见于：①急性血行播散型肺结核；②血源性转移瘤，尤其是弥漫性支气管肺泡癌、非霍奇金淋巴瘤、甲状腺癌、骨癌等均可引起肺内的粟粒－血行性结节；③血源性真菌感染；④矽肺/尘肺。但患者的病程、主诉、个人史以及入院后的各种相关检查对上述疾病都缺少提示。

从患者的自身免疫性基础疾病出发，肺部出现弥漫的粟粒样结节则应该考虑：①淋巴细胞间质性肺炎，为自身免疫性疾病多见的肺部表现，常表现为间质性肺炎、肺间质纤维化，也可表现为弥漫的粟粒样结节，病理可见大量的淋巴细胞浸润，另外也有淋巴浸润继发淀粉样变性的报道。但该患者肺部结节活检未见到明确的灶性淋巴细胞浸润及类生发中心样改变、刚果红染色阳性的粉染无定形物质沉积，故目前无相关诊断的支持证据；②弥漫性淋巴瘤，应为单克隆增殖；③淀粉样变性；④结节病，除肺门对称性肿大淋巴结及肺内浸润外，还可出现高球蛋白血症，肝脾、腮腺增大等多系统受累表现，可扪及皮下结节，上文也提到过自身免疫性疾病合并结节病的报道，本例患者支气管灌洗液的结果亦不能完全排除结节病的可能性，但患者sACE、血钙不高。肺部结节活检中可见若干舒曼小体，该小体多见于结节病，病理诊断特异性较星状小体差，亦可见于结核病。

故对本患者的肺部病变诊断上首先考虑慢性、血源性、播散性粟粒样肺结核，CT显示结节新旧程度不一（图5）。

肺部活检病理中除了玻璃样变纤维结节外亦可见到少许类上皮肉芽肿，后者是结核病近期活动的一种较为特征性的改变，提示本患者可能近期有结核活动，虽抗酸染色未发现阳性杆菌，但不能排除这种可能。患者的病史、主诉对其肺部病变没有特殊提示，结合影像学和组织病理学证据，考虑患者的肺部病变呈"一次血源播散→局部肺内粟粒样结节→激活机体免疫力→吞噬包裹→类上皮样肉芽肿等形成→玻璃样变结节形成"这样一个反复多次的过程。粟粒样结核多为急性血源性播散而来，临床上往往有急性出现的肺部体征，此例慢性反复发作的病例还是非常少见的。考虑到患者有再次结核活动的可能性，积极抗结核治疗非常有必要。患者有多种自身免疫病基础，在应用激素、免疫抑制剂等药物治疗原发基础病同时更应该有强效的抗结核方案保驾护航，避免结核的进一步播散，累及脑等其他

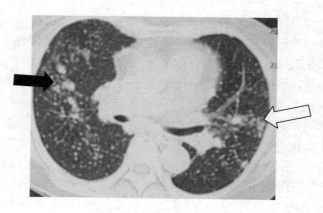

图 5　胸部 CT 显示结节新旧不一
➡箭头指示陈旧的实性粟粒样结节
⇨箭头指示新发磨玻璃样片影及结节

重要器官。故明确诊断后上应用四联抗结核治疗并加强保肝治疗。患者病情平稳出院。

　　本例重叠原发性干燥综合征和原发性胆汁性肝硬化两种疾病，给诊断造成了一定困难；在此基础上又合并了慢性反复发作的粟粒型肺结核更使得病情扑朔迷离，而自身抗体和积极的病理检查是我们的两大有力手段，最终获得了诊断并给予针对性的治疗。为临床正确诊断、合理治疗提供了一定的经验。

（冷晓梅　周小昀　李　国

费允云　张　烜　冯瑞娥）

专家点评

　　唐福林教授：原发性干燥综合征（pSS）的诊断并不困难，而本例被误诊达 10 年之久。患者早期的口、眼干燥症状一直被忽略，直至入院前一年发现双肺弥漫性结节、肝脾大才予以重视。实际上口眼干燥、牙齿片状脱落、夜尿次数增多即表明患者干燥症状严重，如能及早检测 ANA、抗 ENA，患者 10 年前即可得到诊断。

　　肝病是 pSS 中的肝损抑或合并 pBC，文中已给予较好的讨论。需强调指出的是 ACA 阳性不能认为是 CREST 或系统性硬化症的标志抗体。已有大量的临床资料表明，ACA 阳性与慢性肝病有关。从该例的诊治过程，使我们深感普及风湿免疫性知识甚为重要，而且这种普及不应仅仅针对风湿免疫专科医师，更需要全体临床医师给予充分的重视。

　　该例的另一个难点是肺内结节的诊断。临床工作中始终不能忘记多学科协作的重要性，只有组织病理学才是诊断的金标准。本例经多科专家会诊，结合病理检查诊为慢性血行播散性粟粒型肺结核，在诊断明确的基础上大胆地使用激素和免疫抑制剂，同时给予充分的抗结核治疗，使患者病情缓解出院。这是一例疑难而又成功诊治的病例。

第3例　发热、水肿、腹胀、皮疹－脂膜炎？

病例摘要

患者女性，39 岁。因"眼睑及双下肢肿胀 9 个月，腹胀、皮下结节 4 个月"入院。患者 9 个月前无诱因出现晨起双侧眼睑水肿，双下肢可凹性水肿、伴发热，体温 37 ~ 38℃。无畏寒、寒战，无尿频、尿急，无腹痛、腹泻，无关节肿痛，无皮疹。当地医院查血压 150/80mmHg，尿常规蛋白（＋＋），血白细胞（WBC）14.3×10^9/L，血红蛋白141g/L，血小板 400×10^9/L，抗核抗体（ANA）1∶100（正常 <1∶100），抗 SSA 抗体（＋）。予对症治疗，因病情缓解不明显，4 个月前当地行肾穿刺，病理诊断为不典型膜性肾病，荧光未见免疫复合物沉积。予泼尼松60mg/d，但患者渐出现腹胀，腹围增加，水肿加重，双侧股、腹壁及腰部皮肤暗紫色，部分破溃后有脓性液体流出和结痂。皮疹疼痛明显，并向双下肢放射，不能站立。同时双侧乳房渐出现大量硬结，触痛明显，左乳房皮肤破溃，流出脓性液体。就诊于北京协和医院，门诊考虑不除外"系统性红斑狼疮（SLE）合并脂膜炎"收入院。患者发病以来体重下降明显，手足轻度麻木，近期双下肢因疼痛不能行走。近 8 个月停经。无口干、眼干、光过敏，无脱发、口腔溃疡及雷诺现象，大小便正常。既往体健，个人史、婚育史、家族史无特殊。入院查体：营养欠佳，慢性病容，全身皮肤色素沉着，双上睑及双颊部可

见红色皮疹，双侧股、左下腹、左腰部皮肤暗紫色，触痛明显，部分破溃结痂（图1）。双侧乳房弥漫性硬节，有触痛，左侧乳房大片皮肤变黑、破溃，表面结痂，少量渗液（图2）。心、肺未见异常，腹部膨隆，腹壁静脉显露，因腹壁皮损疼痛影响腹部触诊，无压痛、肌紧张及反跳痛，未扪及肿块，肝脾触诊不满意，移动性浊音可疑。双下肢痛觉略减弱，病理征阴性。

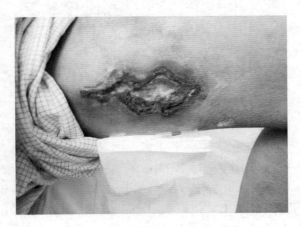

图1 左侧大腿皮损及破溃

入院诊断：蛋白尿、皮疹、皮下结节原因待查；脂膜炎？SLE？恶性肿瘤不除外。

入院后完善各项相关检查，血常规：白细胞 $16.02 \times 10^9/L$，中性粒细胞 66.3%，血红蛋白 $114g/L$，血小板 $834 \times 10^9/L$，尿蛋白（＋＋），24小时尿蛋白定量 $0.68g$。大便常规正常，潜血（－）。肝、肾功正常，血白蛋白 $25g/L$。红细胞沉降率：$34mm/$第一小时，C反应蛋白 $17.3mg/L$。血 ANA：弱阳性 HS 1：80，抗双链 DNA 抗体（ds－DNA）、抗可提取性核抗原抗体（ENA）、抗心磷脂抗体（aCL）、抗中性粒细胞胞质抗体（AN-

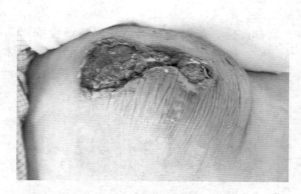

图 2　左侧乳房破溃

CA）均阴性。血清补体水平正常。甲状腺功能：T_3 0.14ng/ml（0.66～1.92ng/ml），T_4 0.73μg/dl（4.3～12.5μg/dl），FT_3 0.07pg/ml（1.8～4.1pg/ml），FT_4 0.35ng/dl（0.81～1.89ng/dl），促甲状腺素（TSH）9.04μIU/ml（0.38～4.34μIU/ml）。免疫球蛋白定量：IgA 8.82g/L，IgM、IgG 正常。免疫电泳发现 M 蛋白，为 IgA λ 型。24 小时尿轻链：κ 11.1mg/dl，λ 5.26mg/dl。骨髓涂片：增生活跃，浆细胞稍多，占 3.2%，可见成堆分布。骨髓活检未见异常，刚果红染色阴性。核素全身骨显像示双侧大小关节浓聚，考虑炎症所致。头颅、胸腰椎、骨盆 X 线未见异常。肌电图示上、下肢周围神经源性损害。乳腺钼靶像及 B 超：双乳腺腺体增生，皮下脂肪回声增强，呈分叶状。乳腺活检病理为纤维脂肪组织中见钙化灶，未见瘤细胞。胸部 CT：双肺多发斑片影，双侧少量胸腔积液，心包少量积液。腹部增强 CT：肝脏增大，少量腹腔积液。双侧肾周筋膜增厚，肠系膜及大网膜水肿（图 3）。腹腔积液穿刺检查为渗出性，瘤细胞和病原学检查均阴性。支气管镜：支气管管腔内大量黏性分泌物，病原学阴性，未见癌细胞。肺组织病理呈慢性炎症，肺泡间隔增宽。肠系膜活检病理为少许纤维、血管、脂肪及肌肉组织，少量淋巴细胞浸润，刚果红染色阴性。皮肤及皮下组织活检：基底细胞色素增生，真皮浅层小血管周围有极少量炎细胞浸润。

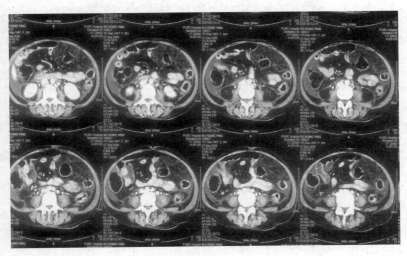

图 3 腹部增强 CT：少量腹腔积液，双侧肾周筋膜增厚，肠系膜及大网膜水肿

入院后患者仍发热，虽多次行皮肤和乳腺破溃处涂片和培养均阴性，但因不除外感染予以左氧氟沙星治疗。同时予甲泼尼龙 40mg，每天一次，环磷酰胺 0.2g 隔日静脉推注。患者体温正常，但皮损无好转，病情恶化，且腹胀加重，检查证实存在不全肠梗阻。最终考虑患者诊断为 POMES 综合征。患者因经济问题要求回当地治疗，建议继续使用糖皮质激素，如血白细胞正常，可加用苯丁酸氮芥（马法兰）治疗。

出院诊断：POEMS 综合征

不全肠梗阻

分析和讨论

　　患者病史和辅助检查的突出特点为脂肪组织受累，如皮肤和皮下组织病变、乳腺痛性结节以及肠系膜和大网膜水肿、增厚等均提示脂肪组织可能存在炎症反应。肝大、肺部受累和病程中出现不全肠梗阻也提示系统性损害。因此，脂膜炎的诊断不能除外。脂膜炎的主要病理改变为脂肪细胞变性、坏死和炎症细胞浸润，伴有不同程度的血管炎症改变。根据病理改变不同临床上脂膜炎可分为韦伯病（Weber – Christian disease），即复发性发热性非化脓性脂膜炎、狼疮性脂膜炎和结节性红斑等。韦伯病患者主要临床表现为痛性皮下结节，部分结节可自行破溃，流出油样液体。多数患者伴发热、关节痛。内脏损害包括肝、小肠、肠系膜、大网膜、腹膜后脂肪组织、骨髓、肺、心肌、乳腺等。然而本患者经全身多处组织活检病理未提示脂膜炎表现，且通常大多数脂膜炎患者对糖皮质激素治疗反应良好，而本例患者经糖皮质激素治疗后病情无明显改善。基于上述原因，我们否定了脂膜炎的诊断。

　　接下来的问题是，由于患者为育龄期妇女，有发热和多器官受累，如皮肤改变、蛋白尿、周围神经和胃肠道病变等，当地医院血中 ANA 抗体弱阳性，因此很容易想到该患者可能存在系统性红斑狼疮。然而，患者病程中无蝶形或盘状红斑，无关节炎、脱发、口腔溃疡及雷诺现象等 SLE 常见临床表现。入院后我们重复检测了 ANA、抗 ds – DNA、抗 ENA 以及 aCL 等自身抗体，除发现低效价 ANA 外，其他抗体均为阴性。患者血中补体水平也正常。患者皮肤等组织荧光染色未见免疫复合物沉积，这非常不利于 SLE 的诊断。同样，大剂量糖皮质激素治疗症状无改善，因此 SLE 的诊断也可排除。此外，患者的皮肤损害和周围神经病变等高度提示可能存在以中小血管受累为主的原发性系统性血管炎或继发于恶性肿瘤的血管炎。然而，多处病理活检均无血管受累证据，且血 ANCA 阴性，故血管炎的诊断也不能明确。由于患者病情进行性恶化，治疗过程中我们又考虑到是否存在肿瘤的可能。有报道 T 细胞淋巴瘤以及其他恶性肿瘤可以皮肤脂膜炎样损害为突出表现，但无论从各种影像学还是包括皮肤、乳腺、肺、肠系膜以及骨髓在内的活检均未发现肿瘤证据。

最后，在蛋白电泳检查时发现患者血清中存在单克隆 M 蛋白。虽然 M 蛋白只有轻度升高，我们进一步通过免疫电泳和血、尿轻链检查等证实该 M 蛋白为 IgA 轻链 λ 型。顺着这一线索，我们把诊断重点转向浆细胞增殖性疾病，如淀粉样变、多发性骨髓瘤以及 POMES 综合征等疾病。患者为中年女性，无骨痛症状，X 线检查无溶骨改变，骨髓浆细胞 <15% 等均不支持多发性骨髓瘤。淀粉样变可以解释患者皮肤病变、肾脏受累和 M 蛋白，但诊断淀粉样变的重要标准刚果红染色阴性否定了本病的诊断。由于患者双股皮损疼痛剧烈，使患者不能站立和行走，其双下肢轻度麻木的症状未被重视，在发现 M 蛋白后，我们进一步对其周围神经进行了检查，最终明确患者存在多发性周围神经病变。根据患者周围神经病变（P）、肝大（O）、停经及甲状腺功能低减（E）、M 蛋白（M）以及全身皮肤色素沉着（S），确诊了本病为 POEMS 综合征。因此，对于多系统受累的患者，除自身免疫性疾病外，还应考虑血液系统疾病。

POEMS 综合征又称 Crow－Fukase 综合征，是浆细胞疾病的一种少见类型。POEMS 是五种临床表现的英文首字母缩略词。P：polyneuropathy，多发性神经病变，主要涉及周围神经，表现为从四肢末端对称性、进行性加重的感觉和运动障碍。O：organomegaly，脏器增大，主要为肝、脾和淋巴结增大。肝和淋巴结增大约占 2/3，脾增大占 1/3。E：endocrinopathy，内分泌腺体病变，常见性腺功能障碍、2 型糖尿病，也可有甲状腺或肾上腺功能低减。M：monoclonal gammopathy，单克隆 γ - 球蛋白增高，多为 IgG 或 IgA 伴 λ 轻链，κ 轻链升高罕见。S：skin - changes，皮肤改变，主要表现为皮肤色素沉着。除上述主要临床表现外，少见的表现有骨质硬化、颅压升高和视盘水肿、非特异性腹腔和胸腔积液、心脏扩大、白细胞或血小板增多以及发热等。该病的诊断多参照 1984 年 Nakanishi 提出的标准，2003 年 Dispenzieri 提出新的标准，诊断时有两项必备标准：多发性神经病和单克隆浆细胞增生性疾病。常规治疗一般参考多发性骨髓瘤化疗方案，使用糖皮质激素和马法兰，但有效率仅 40%，激素与其他细胞毒药物，如环磷酰胺、硫唑嘌呤等药物合用也被认可，但总的疗效和预后均不佳。已有人尝试对 POEMS 综合征患者进行自体干细胞移植治疗，疗效显著。本例患者虽使用大剂量糖皮质激素和环磷酰胺，但病情进展，因此预后很差。

（张　文　吴　炜　林一聪）

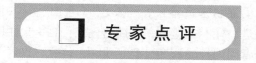

专家点评

张奉春教授：本例患者最终诊断为 POEMS 综合征，并在病例分析与讨论中做了较为详细的论述，可供读者参考。整个病例中有两点应引起临床医师的注意：第一，在发病初期，患者已经出现发热、尿蛋白，血清免疫学检查发现 ANA（＋）、抗 SSA 抗体（＋），而未予针对性治疗是不对的。ANA 抗体不特异，在许多情况可以出现，特别是低效价阳性，但抗 SSA 抗体几乎只在结缔组织病（CTD）中出现，因此在同时出现 ANA 及抗 SSA 抗体时应诊断 CTD。有些轻度的 CTD 无系统损伤时，如未分化 CTD、干燥综合征、系统性硬化等，可在临床密切观察的前提下对症治疗。因为很多患者会在很长时间内病情处在相对稳定期，对机体不会造成严重损伤。而一旦出现系统损伤和危及健康的情况，就一定要进行针对性治疗。本例患者既然发病时已经出现发热及蛋白尿，显然应给予糖皮质激素或加用免疫抑制剂的治疗。第二，有关 CTD 诊断，血清免疫学检查至关重要，自身抗体的出现在多数情况下就决定了一个疾病的诊断、治疗及预后，因此要求有关检查一定要准确。本例患者以后多次检查仅有低效价的 ANA，而未查到抗 SSA 抗体，这就使诊断发生了改变。近几年中华医学会风湿病分会曾多次在全国进行了自身抗体检测的质量控制，结果并不令人满意，很多实验室检查结果不准确，因此要提高对 CTD 的诊断及治疗水平，加强实验室检测工作，提高检测质量，是风湿病学发展的关键问题之一。

第4例 肾性尿崩－肾小管酸中毒－口眼干燥－肥厚性心肌病

病例摘要

　　患者女性，41岁。因"多饮、多尿10余年，眼干6年，双下肢淤点2年"于2006年5月29日入院。患者1994～1995年无明显诱因逐渐出现多饮多尿，夜间为著，每夜饮水量多达12L，每半小时排尿1次，400～500毫升/次。当时饭量正常。当地诊为"尿崩症"。同年产后停止哺乳半年仍有泌乳。行头颅CT检查，考虑不除外"脑垂体瘤"，对症治疗后症状无缓解。1996年3月在我院内分泌科门诊治疗。查尿常规：比重＜1.005，渗透压＜200mOsm/（kg·H_2O），pH 7.0～8.0，尿 β_2－微球蛋白：350μg/L；经禁水加压试验等检查后除外了中枢性尿崩症，诊断为肾性尿崩症。进一步检查血钾3.1mmol/L。血气分析：pH 7.389，PaO_2 106mmHg，$PaCO_2$ 29.1mmHg，HCO_3^- 18.5mmol/L。肝、肾功能正常。抗核抗体（ANA）（均质型、斑点型）1:640（＋），抗双链DNA抗体（ds－DNA）（Farr法）26.6%；抗可提取性核抗原抗体（ENA）：抗SSA 1:64（双扩散法），52kD（免疫印迹法），抗SSB（－），类风湿因子（RF）1:64；蛋白电泳：γ 40.29%。口腔科检查：唾液流率0.02ml/min；腮腺造影：导管狭窄，腺泡扩张；唇腺活检：可见较多灶性淋巴细胞浸润，支持口干燥症。眼科检查：Schirmer试验、泪膜破碎时间及角膜染色均正常。诊为"原发性干燥综合征

（pSS），Ⅰ型肾小管酸中毒"。予口服泼尼松，30～40mg 每天 1 次，治疗后全身症状好转，但多饮多尿症状无明显改善。患者未规律随诊，自行调整治疗，口服激素 2 周后开始减量，半年后停服。每 2～3 年重复上述治疗一次，共约 3 次，至 2005 年后未再使用激素。因顾虑免疫抑制剂不良反应，患者一直未使用。肾小管酸中毒方面，一直给予补钾、补钙、维生素 D 及碳酸氢钠口服治疗，其间多次发作心悸、乏力、恶心、呕吐，给予静脉输注碳酸氢钠、补钾治疗后好转。1998 年出现牙齿片状脱落。2000 年后渐出现眼干，2004 年眼部疼痛、干涩，经检查诊为"眼干燥症"，人工泪液治疗后症状缓解。2004 年起反复出现双下肢淤点，下肢低垂或行走后明显，4～5 天后自行消退，不伴腹痛、血尿。2005 年因髋关节疼痛行 CT 检查，诊为双侧股骨头坏死，立即停用激素，以后未再使用。但口干、眼干症状进行性加重，双下肢淤点发作频繁，心悸，心前区不适，为进一步诊治收入院。患者患病以来，有全身大小关节游走性关节痛，无红肿，无晨僵，无脱发、溃疡及雷诺现象，无腮腺增大。食欲、睡眠可。体重无变化，大便正常。

既往史：患者间断出现胸骨后压榨样疼痛 3 年余，放射至左肩背，休息 10 余分钟可自行缓解，2002 年来我院就诊，查超声心动示肥厚性心肌病（非梗阻性），先后间断服用心得安、维拉帕米（异搏定）、合心爽、倍他乐克治疗，症状有缓解。个人史：无特殊。月经婚育史：月经正常，G_2P_1，第一胎胎死宫内，原因不详。家族史：家中多人患糖尿病或甲亢。

体格检查：体温 37.4℃，脉搏 90 次/分，呼吸 20 次/分，血压 140/80mmHg。一般情况可，体型中等。口唇无发绀，牙齿均为义齿。双肺呼吸音清，心界不大，胸骨左缘收缩中晚期 3/6 喷射样杂音，心尖部收缩期 3/6 杂音，无震颤及传导。双下肢弥漫分布紫癜样皮疹。四肢肌力正常。

辅助检查：血常规：白细胞 8.14×10^9/L，中性粒细胞 68.2%，血红蛋白 112g/L，血小板 326×10^9/L。尿常规：比重 1.004，蛋白 0.25g/L，红细胞 10/μl，尿糖 3mmol/L，尿氨基酸（＋）。24h 尿蛋白 1.91g，24 小时尿电解质：无机磷 4.64mmol/L（23～48mmol/L），余正常。肝肾功能：总蛋白 100.0g/L，白蛋白 37g/L，白球比例为 0.6，总胆汁酸 16.7μmol/L，血肌酐 165μmol/L。免疫球蛋白：IgG 40g/L，IgA、IgM 正常。红细胞沉降率：80mm/第一小时。ANA（均质型、斑点型）1：320（＋），抗纺锤体抗体 1：320（＋）。抗 ENA：SSA 1：64（＋），52kD（＋），抗 SSB 45、47kD（＋）。类风湿因子 626U/ml。抗心磷脂抗体、狼疮抗凝物正常。血气分析：pH 7.384，$PaO_2$93.5mmHg，$PaCO_2$ 28.8mmHg，HCO_3^- 16.8mmol/L。心电图：窦性心律，左室高电压。肺功能：通气及弥散功能正常。腹部 B 超：脂肪肝，双肾弥漫性病变。X 线胸部正位片：未见异常。双手像：双手骨质疏松。超声心动：心脏各房室内径正常；室间隔非对称性肥厚，室间隔厚度 16mm，左心室后壁 9mm，与左心室后壁之比 >1.3，心肌回声增强，收缩增强；余室壁运动及左心室收缩功能未见异常；各瓣膜形态结构及启闭未见异常；极少量心包积液；左心室流出道血流速度增快，二尖瓣可见少量反流束，二尖瓣血流频谱示左室舒张功能减退；射血分数 75%，肥厚型心肌病（梗阻性）。专业组查房认为 pSS 诊断明确，存在肾脏受累。由于本次入院后检查免疫球蛋白显著升高，且患者反复出现高球蛋白性紫癜，因此仍需进行正规治疗。治疗方案在维持针对肾小管酸中毒、股骨头坏死以及肥厚梗阻性心肌病等对症治疗基础上，给予中等剂量激素泼尼松 40mg qd 治疗，环磷酰胺每周约 0.4g。针对高球蛋白血症行血浆置换，但第一次置换当天下午患者四肢骨及关节剧烈疼痛、拒触，局部无红肿，同时白细胞计数迅速升至 21.63×10^9/L，中性粒细胞 88.4%，完善检查除外了横纹肌溶解、动静脉栓塞、溶血性贫血，予对症镇痛后好转，1 周后再次发作，同前对症治疗后好转，因此未再进行血浆置换。经上述治疗后患者症状明显改善，出院前尿量降至 3500～4000ml/d，复查各项指标均较入院时好转：血常规：白细胞 7.98 × 10⁹/L，中性粒细胞 70.8%，血红蛋白 127g/L，血小板 315 × 10⁹/L；肝功能：乳酸脱氢酶 376U/L，血肌酐 146μmol/L，尿素氮 10.36mmol/L，余正常。24 小时尿蛋白：1.02g。球蛋白：IgG 16g/L，IgM、IgA 均正常。出院诊断：pSS、肾性尿崩、肾小管酸中毒（Ⅰ型）慢性肾功能不全（CKD 4 期）、股骨头坏死、肥厚梗阻性心肌病、类固醇糖尿病可能性大。

分析与讨论

这是一例肾脏受累非常典型的 pSS 患者，通过对该患者的诊治，我们有以下收获：

第一，重视尿崩症的鉴别诊断，pSS 是引起肾性尿崩症的主要原因之一。当患者出现多饮、多尿、烦渴时，应与糖尿病、高钙血症、精神性多饮等疾病相鉴别。在确定存在尿崩症后，首先区分是中枢性尿崩症还是肾性尿崩症。本例患者最初因无其他系统性临床表现而误诊为中枢性尿崩症和"脑垂体瘤"。然而，我院内分泌科进行全面检查和仔细分析后发现，患者尿呈碱性，存在低钾血症和代谢性酸中毒，加之禁水加压素试验等检查，推翻了原有的诊断，而确诊为肾性尿崩症，同时合并肾小管酸中毒。进一步检查肾小管酸中毒和肾性尿崩的原因证实患者的原发病为 pSS。如未能对 pSS 充分认识，则该病导致的肾小管酸中毒和肾性尿崩常被误诊为原发性。我院一项研究表明，20世纪70年代前（当时我国普遍对干燥综合征一病还不认识）诊断为肾小管酸中毒的住院病例共32例，均认为是原发性，后经回顾性分析发现，大约有50%以上的患者是由干燥综合征肾小管病变引起的。因此，对于肾小管酸中毒患者，特别是合并系统性表现的患者，应高度警惕干燥综合征的可能。

第二，肾小管和肾间质病变是pSS肾脏受累的特征性表现。国内报道有30%～50%的pSS患者存在肾脏损害，但由于在临床上未对每一例SS患者进行详细的肾功能尤其是肾小管功能的检查，因此估计其实际发生率要更高。大部分pSS导致的肾损害为肾小管间质性肾炎，典型病理改变活动期为肾间质内大量淋巴细胞浸润，后期为肾间质萎缩、纤维化。目前认为，抗肾小管上皮细胞胞质抗原的抗体和抗腮腺上皮细胞抗原的抗体（与肾小管上皮抗原有交叉反应）是造成肾组织破坏的主要原因。本例患者突出的表现是多饮、多尿，夜间显著，肾性尿崩，肾小管酸中毒，低血钾，尿β_2-微球蛋白升高，因此存在远端肾小管浓缩和调节酸碱平衡功能障碍以及集合管受累；另外，尿糖的出现以及尿氨基酸阳性还提示存在近端肾小管受损。总之，肾小管的受损在本例患者中表现出非选择性，患者先后出现了多种肾小管功能缺陷。患者虽未使用免疫抑制剂，但多次应用糖皮质激素治疗，多饮、多尿症状及低钾、酸中毒未达到完全缓解，可能因病程较长，肾间质慢性病变为主，因此，肾小管损坏不能完全逆转。当然，也有少数pSS的肾损害为肾小球肾炎，或在肾间质病变的基础上发生肾小球肾炎。文献报道SS发生肾脏损伤时，24h尿蛋白大于0.5g者不足3%。本例患者24h尿蛋白1.91g，不能完全用肾小管损伤解释，应当高度怀疑存在肾小球的损伤。由于患者肾脏皮质较薄，未行肾活检，上述推测无法明确。

　　第三，pSS 的肾脏损害可为首发症状。本例患者尿崩症和肾小管酸中毒为首发症状，之后 12 年的随诊中，患者逐渐出现全身多系统受累，包括口眼干燥症状、猖獗龋齿、双下肢高球蛋白性紫癜、游走性关节痛等。文献也有报道，部分 pSS 患者以肾脏病变为突出表现，且发病早于其他系统表现，此时，进行血中炎症指标，如血沉、C 反应蛋白、免疫球蛋白等和自身抗体的检测，对该病的早期诊断有很大帮助。

　　第四，患者肥厚梗阻性心肌病与 pSS 是否相关？pSS 累及心脏较少见，主要表现为心肌炎、心包炎、心脏舒张功能减退。本例患者临床上表现为反复发作的心绞痛，超声心动诊断肥厚型心肌病（梗阻性），心脏舒张功能减退。检索国内外文献未发现 pSS 继发肥厚型心肌病的相关报道，但我院 2007 年收治另一例 pSS 患者，显著的高球蛋白血症，心脏超声也提示心肌肥厚。因此，本例患者心肌病变是 pSS 所致还是巧合，很难判断。我们试图从治疗反应分析两者的相关性，然而，经过糖皮质激素和免疫抑制治疗后，尽管患者尿崩症和肾小管酸中毒以及高球蛋白血症和紫癜样皮疹均有好转，但心脏方面无论从症状还是心脏超声测定上无明显改善，二者似乎并无干系，因此其相关性还需要进一步研究。目前我们暂时认为肥厚型心肌病与干燥综合征可能为合并关系，或许将来随着对 pSS 认识的深入以及创造条件进行病理等方面的检查，我们能找到两者之间的相关性。

　　此外，患者股骨头坏死的原因：由于弥漫性结缔组织病患者体内血管炎的存在，常常导致组织或器官缺血性损伤，因此，血管炎是结缔组织病患者股骨头坏死的原因之一。当然，糖皮质激素的应用是导致股骨头坏死的重要因素，发病机制可能包括脂肪栓塞、髓质间血管被肥大的脂肪细胞压迫等。分析本例患者股骨头坏死一方面可能与激素使用相关，也不除外是疾病本身所致。此外，患者肾小管酸中毒、钙磷代谢异常也是加重股骨头坏死的原因之一。

最后，治疗方面，pSS 虽尚无根治之法，但可根据治疗指南，在临床实践中个体化调整治疗。本例患者肾脏病变较重，又伴有高球蛋白血症，治疗上应积极，但其病程中出现双侧股骨头坏死，不能除外激素所致，故综合分析后予以中等量激素加免疫抑制剂治疗原发病较为妥当，并严密监测病情。对于高球蛋白血症，血浆置换是很好的治疗方法，可迅速减少血浆中免疫球蛋白的水平，但血浆置换后还需进行免疫抑制治疗，以维持免疫球蛋白不再反弹。由于患者出现罕见不良反应，全身骨及关节剧痛，伴发热，白细胞升高（请肾内科会诊和查阅文献未见类似情况报告），因此血浆置换未能充分进行。经上述治疗半月后，患者蛋白尿减轻，IgG 已降至正常，尿量也较入院时有所减少。

本例 pSS 临床表现多样，提出来分析一方面有助于更深刻地认识 pSS 的肾脏受累表现，包括非选择性的肾小管受累以及肾小球的受累。再者，对于本例患者的心肌受累，究竟用一元论还是二元论解释尚未可知，还需进一步研究，本例仅仅是个例报告。最后，在治疗上，激素、免疫抑制剂、血浆置换都是双刃剑，如何更好的利用这些手段，应该强调个体化治疗。

（张　文　朱卫国）

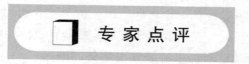

专　家　点　评

曾小峰教授：这是一例典型的原发性干燥综合征（pSS）肾脏受累的病例。pSS 肾脏损伤主要表现为肾小管间质病变，以Ⅰ型肾小管酸中毒最为多见，严重者可出现肾性尿崩症。回顾本例的诊治过程，确有值得我们从中加深认识的地方：①重视临床基本功，提高分析问题的能力：本例患者以尿崩症起病，在我院内分泌科的协助下、通过禁水加压素试验很快明确了肾性尿崩的诊断，为最终确定 pSS 的诊断指明了方向；同样，在临床上我们也经常会遇到从低钾血症、到肾小管酸中毒而最终诊断 pSS 的病例。因而，要成为合格的风湿免疫科医师，应具备扎实的内科基本功，有能力分析纷繁复杂的临床信息；②善于抓住重点，避免以偏概全：本例肾小管间质损伤为 pSS 的典型表现，这也是我们在临床中与系统性红斑狼疮（SLE）的鉴别要点——此乃重点；而当患者出现大量蛋白尿、难以用肾小管损伤来解释时，我们也可毫不犹豫的肯定 pSS 亦可有肾小球肾炎的表现——却实属少见。因此具备客观评判的能力，我们才不会在今后的临床工作中"以偏概全"地混淆 pSS 肾损害的概念；③"一元论"的观点：本例分析心肌病变和股骨头坏死的病因时，始终保持了"一元论"的观点，有利于在临床工作中坚定不移的制定治疗方针；但在"一元论"难以解释全部病情或治疗反应时，就应以批判的观点思考进一步的诊治。

第5例　发热–皮下结节

病例摘要

　　患者女性，21岁。因结节性红斑伴发热2年于2003年7月25日入院。患者于2001年9月无明显诱因反复出现持续发热、体温39℃左右，伴躯干部多发红色皮疹、皮下痛性结节（直径3～10cm），无畏寒、寒战、咳嗽、腹痛等伴随症状。曾予多种抗生素治疗无效，遂于外院先后2次行皮下结节活检，病理提示"非化脓性脂膜炎"；给予糖皮质激素（地塞米松最大剂量10mg/d）及环磷酰胺（具体不详）治疗后体温恢复正常，皮下结节逐渐消退。但激素减量过程中，病情多次反复。患者病程中，曾出现双膝、双踝、双腕关节游走性疼痛及双上肢肌肉疼痛、乏力；无口腔溃疡、口眼干燥、光过敏及雷诺现象。既往体健，无类似家族史。入院查体：体温36.6℃，血压105/60mmHg，皮肤、巩膜无黄染；腹部、臀部及四肢可见红色充血性皮疹及色素沉着斑；腹部及四肢可触及皮下硬结，直径1.0～2.0cm，触痛（＋）；全身浅表淋巴结未及肿大；双肺呼吸音清，心界不大，心率80次/分钟，律齐；腹平软，肝脾肋下未及；无关节肿痛、畸形。辅助检查：血常规示：白细胞1.5×10^9/L，中性粒细胞58%，血红蛋白114g/L，血小板145×10^9/L；尿常规示：蛋白（＋）；24小时尿蛋白定量0.43g；大便潜血（－）；肝肾功能示：丙氨酸氨基转移酶（ALT）89U/L，天冬氨酸氨基转移酶（AST）99U/L，乳酸脱氢酶（LDH）787U/L，总胆红素（TBil）0.6mg/dl，血清肌酐（Cr）53.0μmol/L，尿素氮（BUN）4.64mmol/L；凝血酶原时间（PT）12.6s，激活的部分凝血活酶时间（APTT）26.5s；红细胞沉降率 12mm/第一小时，抗结核抗体（－）；风疹病毒、巨细胞病毒、疱疹病毒、EB 病毒抗体均阴性；C 反应蛋白（CRP）9.84mg/L，血清铁蛋白 1888mg/dl，总补体（CH50）58.6U/ml，抗核抗体（ANA）、抗双链 DNA 抗体（ds－DNA）、抗可提取性核抗原抗体、抗中性粒细胞胞质抗体（ANCA）、抗心磷脂抗体（aCL）均阴性；甲胎蛋白、CA125、癌胚抗原、CA50、CA19－9、CA242 基本正常；胸部、腹部及盆腔 CT 示：肝脾大，纵隔、腹膜后未见肿大淋巴结；上消化道造影（－）；超声心动图正常、未见心包积液；骨髓涂片示：组织细胞易见，并有吞噬血小板现象；骨髓活检病理未见明显异常；下肢皮肤、皮下结节活检病理示：皮下脂肪小叶内较多组织细胞、淋巴样细胞浸润，围绕在脂肪细胞周围（图 1），组织细胞有明显吞噬现象、内含细胞碎片，呈典型"豆袋细胞"形态（图 2），免疫组化 CD45RO（＋＋）（图 3）、CD20（－）、CD68（＋＋＋）（图 4）。诊断考虑组织细胞吞噬性脂膜炎（cytophagic histiocytic panniculitis, CHP）。患者入院后继续予泼尼松 40mg/d 及非甾体类抗炎药物对症退热治疗，其体温基本正常，但皮下结节未消退。遂于 2003 年 8 月 22 日起予 CVP 方案（环磷酰胺 600mg 每天 1 次，长春新碱 2mg 每天 1 次，泼尼松 40mg/d 每天 1 次）化疗，患者体温正常、皮下结节逐渐消退。目前患者继续规律随诊、联合化疗中，病情稳定。

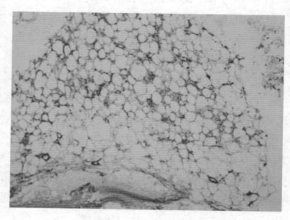

图 1　皮肤活检示：脂肪小叶内较多组织细胞、淋巴样细胞浸润（HE×40）

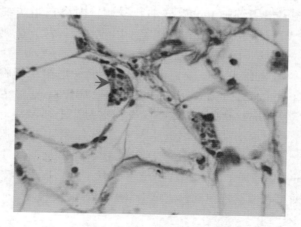

图 2　皮肤活检示：组织细胞有明显吞噬细胞碎片现象，呈"豆袋细胞"（↑）形态（HE×640）

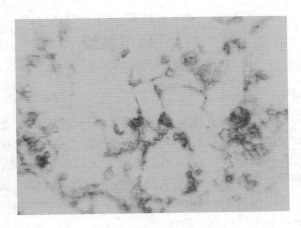

图 3　皮肤活检免疫组化示：CD45RO（++）
提示 T 细胞来源

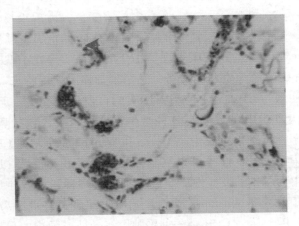

图 4　皮肤活检免疫组化示：CD68（+++）
提示组织细胞（↑）

分析与讨论

本例为一年轻女性，慢性病程 2 年余，以反复发热、皮下结节为主要表现，用糖皮质激素治疗有效、但减量病情复发。仔细检查发现患者有系统性损害，包括肝脾大、肝酶谱升高及白细胞减少；但结缔组织病的相关抗体并无阳性提示。结合其为年轻患者，尤其是 LDH 升高明显，首先考虑淋巴瘤可能。但进一步行皮下结节、骨髓病理学检查却诊断为 CHP。那么，CHP 是否能解释本例的临床全貌呢？

复习文献，CHP 最早由 Winkelmann 于 1980 年报道，指形态学良性的组织细胞浸润脂肪组织，并吞噬白细胞、红细胞和血小板的一类炎性疾病。本病可有多器官受累，表现为反复发热、浆膜炎、肝脾大等，与复发性结节性非化脓性脂膜炎（Weber - Christian 综合征）的临床表现类似。Masayuki 等在 1999 年通过对 37 例 CHP 临床资料的分析，总结了其临床病理特点。①病因学：最初认为 CHP 是一种病因不明的自发性脂膜炎。而近年多数学者认为 CHP 的发生与各种微生物感染有关，包括病毒、细菌、真菌乃至寄生虫感染。Alegre 和 Winkelmann 发现 CHP 的皮下损害中有大量良性 T 淋巴细胞，故认为 CHP 可能是以 T 淋巴细胞增生为基础的反应性疾病或本身就是一种 T 淋巴细胞疾病；而 Peters 和 Winkelmann 报道了 1 例 CHP 患者最终进展为 B 细胞淋巴瘤，因而认为 CHP 是一种副肿瘤综合征或肿瘤的早期表现。Marzano 则比较了 4 例 CHP 和 3 例皮下脂膜炎样 T 细胞淋巴瘤（SPTL）的免疫组化、分子生物学特点，同样认为 CHP 是进展为 SPTL 的前期阶段。②临床表现：CHP 临床上以慢性、复发性可伴触痛的皮下结节为特点，主要分布于肢端，也可见于面、颈、躯干等处。系统性表现包括反复高热、肝脾大（62.1%）、淋巴结肿大、全血细胞减少、肝酶谱升高、凝血功能异常，乃至出现弥散性血管内溶血（DIC）导致病死率较高。少数病例可有黏膜溃疡及浆膜腔积液。病情进展迅速往往提示潜在恶性疾病的可能，尤其应首先与 SPTL 鉴别。③病理学：CHP 的诊断及与恶性疾病的鉴别（尤其是 SPTL）均依赖于病理。因此诊断上需要反复行皮下结节活检，并由经验丰富的病理科医师仔细检查。CHP 受累脏器都可有组织细胞吞噬的特点，包括脂肪组织、骨髓、淋巴结及肝脾等。光镜下表现为小叶脂膜炎和灶性脂肪坏死，病灶内除分化良好的淋巴细胞浸润外，可见组织细胞吞噬红细胞、白细胞、血小板及核碎片等成分，形成特征性的"豆袋状"细胞。免疫组织化学检查显示浸润细胞为 T 淋巴细胞来源，且组织细胞的标志抗原 CD68 阳性。④治疗和预后：改善CHP 预后的治疗选择仍是临床上的难题。发病机制研究认为组织细胞的吞噬功能是由增生的 T 淋巴细胞释放的细胞因子所激活，所以针对淋巴瘤采用的积极联合化疗方案是必要的，以达到有效抑制 T 细胞的增生。Masayuki 总结了 37 例 CHP 病死率发现：总病死率达 43.2%（16/37），但 1989 年前的病死率（12/20，60.0%）明显高于 1990 年后的病死率（4/17，23.5%）。而如此的差异与不同的治疗选择直接相关：在 1989 年之前，CHP 的治疗方案为单独应用糖皮质激素或与环磷酰胺合用；而在 1990 年之后，如 CHOP 方案（环磷酰胺、柔红霉素、长春新碱、泼尼松龙），或包括环孢菌素 A 的联合化疗方案逐步成为 CHP 的治疗首选。随之，6 例采用 CHOP 方案治疗的 CHP患者仅有 1 例死亡，而采用环孢菌素 A 联合化疗的 8 例患者亦仅有 1 例死亡。这些结果充分证实了 CHP 的治疗应针对 T 淋巴细胞增加化疗强度。

本例的临床特点与文献报道基本相符，且病程已2年余，进一步病理学检查未见异形淋巴细胞，亦不支持 SPTL 的诊断。同时本例筛除了自身免疫病相关抗体指标，也除外了继发于结缔组织病的脂膜炎可能。最终，根据目前的病理诊断，采用 CHP 需强化治疗的原则，本例采用了 CVP 联合化疗，随诊过程中病情平稳。由此可见，我们对 CHP 认识的也在不断提高、深入。

综上所述，虽然 CHP 是 Weber – Christian 综合征的一个亚型，但其独特的临床特点已给临床医师相当多的提示。进一步行皮肤、骨髓病理检查对 CHP 的诊断意义重大。CHP 的治疗方案提倡联合化疗，同时需要严密随诊，警惕其发展为恶性疾病、特别是 SPTL 的可能。

（李梦涛）

专 家 点 评

曾学军教授：患者的皮下结节曾被诊为"非化脓性脂膜炎"，但是随后的治疗反应不理想，这促使我们重新思考患者的皮下结节的诊断是什么？鉴别诊断包括结核感染、脂膜炎样淋巴瘤、脂膜炎等，这些鉴别诊断单从临床表现难以区分，要依赖病理检查。病理结果使患者明确诊断。由此病例我们认识到，密切观察疾病的进展、结合病情反复推敲、寻找诊断依据是我们临床医师的工作法宝；同时，病理学的认识提高对于帮助临床医师认识疾病、正确合理诊治疾病提供了有力的证据。然而，CHP 是否为最终诊断仍需密切随诊，特别是观察单核巨筮细胞系统增生的体征变化，尤其应警惕淋巴瘤的发生。

第6例 口眼干－双足麻木、脚踩棉花感、闭目难立－升主动脉扩张

病例摘要

患者女性，60岁，因"口干、眼干30年，发现升主动脉扩张1个月"于2007年2月1日入院。患者于1977年起出现口干、眼干、牙齿片状脱落，进食干性食物需用水送服，无腮腺增大、发热、关节痛、皮疹等，未诊治。1982年起逐渐出现双下肢麻木、脚踩棉花感、闭目难立，时有穿鞋上床而不自知的情况，无肢端烧灼感或针刺感。1985年外院行眼科检查偶然发现双侧瞳孔不等大，跟－膝－胫试验（＋），行腰穿未见异常，未特殊处理。2006年11月患者因心悸、头晕于北京阜外医院查UCG"升主动脉扩张，主动脉瓣关闭不全"。2007年1月就诊于北京协和医院。查：血尿便常规、肝肾功能正常，C反应蛋白（CRP）56.6mg/L，免疫球蛋白G（IgG）24.2g/L，类风湿因子（RF）222U/ml；抗核抗体（ANA）（＋）S 1：320，抗双链DNA抗体（抗ds-DNA）（－）；抗可提取性核抗原抗体（抗ENA）：（双扩散法）抗SSA（＋）1：64；（免疫印迹法）抗Sm、抗SSA（＋）；自身抗体：ANA（＋）S 1：320，抗线粒体抗体（AMA）（＋）1：640，AMA-M$_2$ 24RU/ml；抗心磷脂抗体（aCL）（－）、抗中性粒细胞胞质抗体（ANCA）（－）；我院眼科检查滤纸实验（Schirmer test）：R 3mm，L 2mm；泪膜破碎实验（BUT）：R 1s，L 1s；角膜染色（＋）。口腔科检查：唾液流

率 0.01ml/min；腮腺造影：主导管正常，分支不显影，末梢导管小球状扩张，排空不完全。病程中于 1982 年起出现低热，伴双手中指近段指间、腕、踝、髋关节疼痛，有晨僵，30～40min可缓解，无关节肿胀，自服去痛片，1 年余疼痛渐缓解。多年来自觉出汗减少。无光过敏、面部红斑、脱发、雷诺现象等，二便正常，体重无变化。既往史：30 年前患肺结核，已治愈。2006 年 4 月出现阵发性房颤，外院头颅 CT 发现脑梗死。2006 年 11 月发现血压高，最高 180/90mmHg，规律药物治疗，血压控制佳。体格检查：血压 （90～100）/（60～90）mmHg，卧位血压 100/60mmHg，立位 110/70mmHg，立位 1、3、5 分钟后均为 110/70mmHg。卧立位心率：卧位 70 次/分，立位 78 次/分。双侧瞳孔不等大，左 4mm，右 2mm，对光反射不灵敏，辐辏反射正常，眼球运动可。心界稍大，心率 68 次/分，心律齐，心尖部可及 2/6 级收缩期杂音，胸骨左缘第 3 肋间可及舒张期杂音。双肺及腹部查体无异常。双下肢无水肿。四肢骨关节无畸形，活动障碍。肌力、肌张力正常，无震颤、舞蹈样动作、手足徐动等。指鼻试验、跟 - 膝 - 胫试验、快速轮提动作、闭目难立征均于闭目时阳性，睁眼时阴性。生理反射存在，病理反射未引出。以"原发性干燥综合征"收入病房。

实验室检查：血尿便常规、肝肾功能正常，乙肝"小三阳"；丙肝、梅毒血清学实验（RPR）（-）；红细胞沉降率（ESR）51mm/第一小时，蛋白电泳：γ 球蛋白 28.1%。腹部 B 超：肝回声欠均。X 线胸片：双肺纹理可，右下肺可见钙化灶。心血管方面检查：心电图正常。Hloter：窦性心律，1 次室性期前收缩（早搏），19 次房性期前收缩（早搏），未见 ST - T 改变，心率变异率 （HRV） 879.67 ± 93.11ms。超声心动图（UCG） 示"升主动脉扩张（内径 47mm），主动脉瓣中重度关闭不全，左心室舒张功能减低"。冠脉 CTA：右冠状优势型，各分支未见明确狭窄，EF 67%，升主动脉扩张，根部直径44.9mm。血管超声：左颈总动脉粥样斑块形成，右侧锁骨下动脉中膜局限性增厚，左肾动脉主干阻力指数增高；右颈总、左锁骨下、右肾、双下肢、腹主及双侧髂动脉未见异常。神经系统方面：脑电图提示轻度异常；头颅 MRI 平扫＋增强（－）；腰穿：压力 1.47kPa（150mmH$_2$O），CSF 常规、生化、细胞学无异常，单克隆蛋白带阴性、IgG 合成率正常、髓鞘碱性蛋白（MBP）正常；肌电图：上下肢周围神经源性损害（感觉纤维受累），右侧上、下肢 MEP（运动诱发电位）大致正常，右下肢体感诱发电位（SEP）示周围性损害，右上肢 SEP 示可疑周围性损害。唇腺活检病理：可见大量灶性淋巴细胞浸润。

最终诊断：原发性干燥综合征（pSS）：①周围神经、自主神经病变；②升主动脉扩张、主动脉瓣关闭不全、心脏扩大、心律失常、阵发性心房颤动、心功能 Ⅱ级。

治疗方面：考虑患者 pSS 成立，短期内病情明显活动，炎症指标明显升高，故给予美卓乐 40mg qd、纷乐 0.2g bid、CTX 0.2g qod iv 等治疗，复查炎症指标：ESR、CRP、Ig、RF、蛋白电泳均正常；复查 UCG：升主动脉内径 44mm（变化不大）。闭目难立征、脚踩棉花感等神经系统表现无好转。2 月 28 日至 3 月 4 日予静脉用丙种球蛋白 20g qd iv×5 天，用药次日即觉双足麻木感、脚踩棉花感减轻，指鼻试验、跟－膝－胫试验准确度增加，闭目难立征有所改善。停药 2 周后症状再次加重，遂于 3 月 22 日至 3 月 26 日予第 2 疗程 IVIG 治疗，方案同前，用药次日上述症状再度改善，并持续好转，3 月 31 日出院。关于升主动脉扩张的处理，心外科认为升主动脉扩张及主动脉瓣关闭不全不能经内科治疗恢复，目前为代偿期，心室尚未扩大，心功能尚可，积极治疗干燥综合征，病情控制后则为最佳手术时机。

分析与讨论

患者为女性，病程 30 年，起病隐匿，以口眼干为首发症状，眼科 Schirmer 试验、角膜染色、口腔科唾液流率、腮腺造影、抗 SSA 阳性、唇腺活检病理结果均支持干燥综合征的诊断，本例患者无系统性红斑狼疮、类风湿关节炎等原发病的证据，无头面部放疗史、丙肝感染、肿瘤等病史，诊断为原发性干燥综合征是明确的。

本例的诊断方面主要存在两个问题：①患者双足麻木感、脚踩棉花感、闭目难立征、跟 – 膝 – 胫试验阳性、指鼻试验阳性、双侧瞳孔不等大等神经系统表现的原因是什么？可否用原发性干燥综合征这一元论来解释？②患者无高血压病史，冠脉 CTA 正常，而升主动脉显著扩张，其原因是什么？是否也可以用原发性干燥综合征来解释？

关于本例多种多样的神经系统病变，我们进行了一系列相关检查：①头颅 MRI 平扫 + 增强正常，提示可除外血肿、肿瘤、多发性硬化、脑梗死等中枢神经系统病变；②脑脊液各项检查正常，提示不存在中枢神经系统脱髓鞘病变（单克隆蛋白带和 IgG 合成率反映了神经系统体液免疫异常的状态和程度，对炎性脱髓鞘病的诊断有重要价值；MBP 是反映中枢神经系统有无实质性损害，特别是有无髓鞘脱失的较为特异性的生化指标）；③肌电图的结果表明存在周围感觉神经受累。因此，患者的多发性周围感觉性神经病变诊断明确，这可以解释其脚踩棉花感、双足麻木、穿鞋上床而不自知等。除此之外，患者的闭目难立征、跟 – 膝 – 胫试验、指鼻试验均在闭目时阳性、睁眼时阴性，提示患者存在本体感觉异常，称为共济失调性感觉性神经病（感觉性神经元神经病）。最后，上述两种神经病变还不能解释患者长期以来的瞳孔改变，其自1985年至今双侧瞳孔一直不等大，对光反射减弱，但视力并无影响。我们将这种瞳孔称之为强直瞳孔，又称为Adie瞳孔，是睫状神经节受累表现。患者的Adie瞳孔、出汗减少和心率变异率下降都是自主神经功能异常的表现。综上，本例pSS者同时合并多发性周围感觉性神经病变、共济失调性感觉性神经病和自主神经功能异常等三种神经病变，是极为罕见的。

文献报道，约20%的pSS患者可合并神经系统受累，受累人群多分布在50~60岁之间，根据病情进展可分为亚急性、延迟进展、慢性病程，以远端感觉神经和感觉运动轴突神经元病变最为常见，前者表现为四肢远端的感觉异常如麻木、烧灼感、针刺感，下肢比上肢易受累，多对称，肢体远端的肌无力、肌萎缩仅见于少数病例，肌电图示感觉神经传导波幅降低，运动神经较少受累；后者表现为感觉性共济失调，如闭目难立征、指鼻试验、跟-膝-胫试验阳性等。在实验室检查方面，pSS合并外周神经受累时，抗Ro/SSA或抗La/SSB抗体效价的异常在外周神经系统受累的患者中比在中枢神经系统受累的患者中更常见。出现上述两种表现时常伴有自主神经受累，可以出现Adie瞳孔，甚至可作为干燥综合征的首发症状。其他的自主神经受累包括分布广泛的无汗症和代偿出现的局部多汗症，表现为体位性低血压、心率血压变异率下降、胃排空异常、逼尿肌收缩力下降的心脏、胃肠道、泌尿系统的自主神经功能紊乱等。相对来讲，pSS的中枢神经系统受累少见。

治疗方面，文献报道应用丙种球蛋白、青霉胺、干扰素、血浆置换等可改善感觉性共济失调，该型神经病变尚有自发缓解的报道。其中丙种球蛋白用于痛性感觉性神经病变有较好的疗效，并且于复发时也有显著的疗效。如本例，在给予 IVIg 次日其神经系统症状即明显缓解，而两个疗程后持续缓解。但 IVIg 对自主神经病变未观察到明显疗效。

本例需讨论的第二个问题就是关于其升主动脉扩张的原因。可引起升主动脉扩张的病因有很多，如主动脉夹层、先天性主动脉瓣上缩窄（伴远端升主动脉扩张）、风湿性心脏病、高血压心脏病、退行性主动脉病变、先天性二叶主动脉瓣等心血管系统疾病。而本例患者多次 UCG 未发现主动脉夹层的存在；先天性心脏病和风湿性心脏病无相关病史支持；患者无高血压病史，无左心室肥厚等长期高血压所致的心脏受累表现，不能用高血压性心脏病解释其升主动脉扩张。那么伴随 pSS 活动而近期出现的升主动脉扩张是否可用干燥综合征这一明确的原发病来解释呢？患者的神经病变的病理基础是血管炎，那么升主动脉的扩张是否也是血管炎的表现呢？文献报道，pSS 血管炎可能的机制是免疫复合物的沉积、内膜中膜肥厚、内皮细胞依赖的血管扩张功能受损等因素引起动脉壁失去弹性，滋养血管受压，血管壁缺血，在血流的冲击下动脉壁变薄、扩张。因此，我们可以作一大胆的设想，即用一元论 pSS 血管炎来解释其所有的临床表现，包括神经系统表现和升主动脉扩张。我们期待患者病情稳定后行心外科手术，届时取得病理标本即可证实或排除 pSS 血管炎的诊断。

（冷晓梅　万　利　张卓莉）

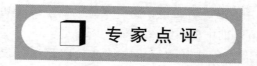

专 家 点 评

赵岩教授：本例为一诊断明确的干燥综合征（SS）患者，

除 SS 常见的临床表现外，主要特点在于：①神经系统损害；②升主动脉显著扩张。这两点能否用 SS 解释？

关于 SS 合并神经系统损害其实并不少见（约 20%），但其不同于 SLE 的神经系统受损，SS 的神经系统损害以周围神经和脑神经损害为多见，也可见到类似 SLE 样的中枢神经受损，但较为少见。本例神经系统损害就主要表现在周围神经和自主神经系统。

我们临床上也经常遇到以周围神经系统损害为主要表现的病例，遇到此类患者分析其神经病变的原因时主要按以下思路分析：首先考虑有无炎症表现？如果有炎症表现，如发热、ESR 或 CRP 升高等现象，要考虑血管炎所致的周围神经病变；如果无炎症表现则要考虑血管病所致的周围神经病变。本例有炎症表现，所以要考虑其有血管炎的存在。其次，要考虑有无原发病，原发病是什么？如有炎症表现但无原发病则要考虑原发性血管炎的可能；如无炎症表现也无原发病则要考虑原发性血管病所致的周围神经病变的考虑；如有炎症也有原发病（如 SLE、RA、SS 等结缔组织病）则要考虑继发性血管炎的可能。本例则属后一种情况，有炎症表现，有 SS 的病史，所以其周围神经病变为继发于 SS 的血管炎所致可能性最大。这样，治疗就应以糖皮质激素和免疫抑制剂为主。本例治疗使用了糖皮质激素和 CTX，但在使用丙种球蛋白后似乎效果更为明显，关于此点不完全同意作者的观点。糖皮质激素和 CTX 的治疗是有效的和基本的，丙种球蛋白起着辅助治疗作用，对于本例可能是时间上的巧合。

本例患者升主动脉显著扩张的原因作者作了大胆的推理，认为也是继发性血管炎所致，但此点表现在 SS 患者中并不多见，要想得到证实尚需更充分的临床证据。

第7例 咳嗽、气短－肺间质病变－关节肿痛

病 例 摘 要

患者女性，34 岁，因"咳嗽、气短 14 年，多关节肿痛 8 年，加重 1 年余"入院。

1992 年患者无诱因出现咳嗽、咳黄痰，伴活动后气短，进行性加重。在外院行 CT 见"双肺间质病变"（图 1），诊断"特发性肺间质纤维化、肺炎"，给予泼尼松 40mg 1 次/日，环丙沙星静点，症状明显好转，泼尼松逐渐减量，6 个月后停用，以后仍有活动后气短。1998 年出现双手近端指间关节（PIP）、掌指关节（MCP）、腕关节、双膝关节肿痛，晨僵持续 30～60 分钟，查血类风湿因子（RF）阳性，诊断为"类风湿关节炎（RA）"，给予雷公藤及双氯灭痛，症状好转。2004 年 5～8 月，上述关节肿痛加重，新出现双肘、双肩、双颞颌关节肿痛，同时双肘关节伸侧出现皮下结节，外院予甲泼尼龙 80mg 1 次/日静点，口服柳氮磺胺吡啶、羟氯喹后症状好转，泼尼松逐渐减量，3 个月后自行停用上述治疗。2005 年后关节逐渐变形，加用雷公藤、非甾体类抗炎药，症状波动。为进一步诊治来我科就诊。患病以来有雷诺现象，无脱发、光过敏，口眼干、口腔溃疡。

入院查体：生命体征平稳，双颌下及左侧锁骨上数枚淋巴结大 0.5cm 左右，活动度可，无压痛及触痛。双下肺爆裂音，右侧为著。心界无扩大，心律齐，肺动脉听诊区第二心音亢进。

肝肋下未及，脾肋下5cm，质韧，无触压痛，移动性浊音阴性。双手指尺侧偏斜、1~4指钮扣花样畸形，双手各PIP、MCP、双腕、双膝肿胀及压痛。双腕、双肘、双肩、双髋、双膝关节均有活动受限。双肘关节伸侧多枚皮下结节。

诊治过程：入院后检查：血常规：白细胞 $2.18 \times 10^9/L$，血红蛋白 100g/L，血小板 $90 \times 10^9/L$。尿、便常规：无异常。肝肾功能正常。C反应蛋白（CRP）22.4mg/L，红细胞沉降率：83mm/第一小时。血免疫球蛋白定量：IgG 23.7g/L，IgA 4.3g/L，余无异常。RF：467 U/L。抗核周因子抗体（APF）：阴性。抗角蛋白抗体（AKA）：阴性。抗环瓜氨酸多肽抗体（Anti-CCP）：159.1U/L。抗核抗体、抗双链DNA抗体：阴性。胸部高分辨CT示：双肺间质纤维化，呈网状蜂窝样改变（图2）。肺功能：限制性肺通气功能障碍，弥散功能减低。残气量占预计值的59%，一氧化碳弥散量占预计值的23%。超声心动图：少量心包积液，中度肺动脉高压，肺动脉收缩压为64mmHg。双手X线：骨质疏松，腕关节间隙变窄，可见囊性变（图3）。双膝X线：关节间隙变窄。腹部B超：脾大，肋下4cm。

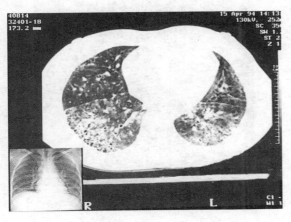

图1 起病之初胸部CT示弥漫性肺间质病变

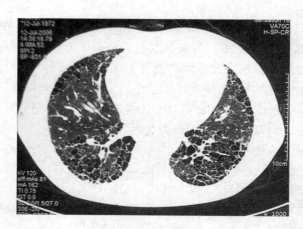

图2 14年后胸部CT示双侧肺野纤维网格影

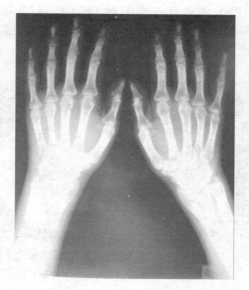

图3 双手X线示骨质疏松，腕关节间隙变窄

入院后给予患者泼尼松每日 40mg，静脉使用甲氨蝶呤（MTX）15mg 每周一次，来氟米特 10mg 每日 1 次。辅以美洛昔康 7.5mg 每日 2 次，关节疼痛有所好转。后因出现血小板进行性下降，停用 MTX 及来氟米特，开始使用环孢素 A 100mg 每日两次。针对骨质疏松及股骨头坏死，给予患者钙剂、维生素 D、阿仑膦酸钠治疗。针对肺动脉高压，给予持续吸氧，西地那非 25mg 每日 3 次，华法林钠抗凝治疗，后因血小板减少停用华法林钠。患者于 2006 年 8 月 18 日症状好转出院。

出院诊断：类风湿关节炎，费尔蒂（Felty）综合征，肺间质纤维化，肺动脉高压。

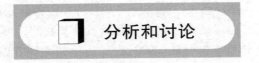

分析和讨论

类风湿关节炎（rheumatoid arthritis，RA）是以慢性、对称性多关节炎为主要临床表现的系统性疾病。最常累及关节包括近端指间关节、掌指关节、跖趾关节和腕关节。该患者出现对称性、多发性小关节肿痛，晨僵，累及近端指间关节、掌指关节、腕、肘、肩、膝及颞颌关节，伴有关节尺侧偏斜、类风湿结节，抗 CCP 抗体、RF 阳性，双手 X 线存在双手骨质疏松，腕关节间隙变窄，符合类风湿关节炎放射学改变，因此类风湿关节炎诊断明确，而且患者存在血三系减低，以中性粒细胞减少为主，脾大，而无脾大的其他原因，Felty 综合征诊断明确。

该患者关节外表现突出，其关节外表现包括：①肺间质纤维化；②肺动脉高压；③心包积液；④Felty 综合征；⑤类风湿结节。RA 炎症表现可以出现在关节外器官。据报道，约 50% 的类风湿关节炎患者具有关节外表现，如胸膜炎、肺纤维化、血管炎、心包炎等。肺受累在类风湿关节炎患者中是常见的，文献报道具有高效价类风湿因子的 RA 患者出现肺受累相对常见。根据北京协和医院资料统计，自 1990 年 1 月至 1997 年 6 月收治的 RA 患者中，约 22.5%（32/142）有肺间质病变，重度的肺间质病变为 6.3%（2/32）。类风湿关节炎相关的肺间质病变通常起病隐匿，进展较为缓慢，病变早期可无典型的症状和体征，逐步进展，晚期发展成为肺间质纤维化。

本例患者的一个突出特点为以肺间质病变起病，数年后出现多关节肿痛和类风湿因子阳性。RA 患者的肺间质病变常出现的病程中晚期，而该患者则以肺间质病变为首发症状，是较为罕见的，类似的病例在文献中鲜见报道。

影像学上 RA 相关性肺间质病变与特发性肺间质纤维化有诸多类似之处，两者病变多分布在胸膜下及基底部，但 RA 相关肺间质病变有分布较为不对称的特点。病程和预后方面，RA 相关肺间质病变通常进展缓慢，而特发性肺间质纤维化患者进展较快，治疗反应和预后均明显差于继发于 RA 者。因此，两者不同的临床过程有助于鉴别。该患者肺间质病变病程已 14 年，因此考虑为与 RA 相关性肺间质病变。

该患者为 Felty 综合征，有多种关节外表现，包括肺间质纤维化、肺动脉高压、心包积液、类风湿结节，提示预后不良。患者持续 ESR 增快，持续高效价类风湿因子阳性，提示预后不良及病情活动，应积极治疗。治疗方面，给予激素泼尼松每日 40mg，雷公藤多甙 20mg 每日 3 次、来氟米特 10mg 每日 1 次治疗。有循证医学证据，环磷酰胺对结缔组织病的肺间质病有效，但本例患者血白细胞低，故未使用。因 MTX 可能引起患者肺间质病变加重，治疗之初未使用甲氨蝶呤。在使用激素、雷公藤多甙、来氟米特 2 周后，患者仍有关节疼痛及晨僵，双手及双膝伸展活动受限，无明显改善，提示疾病活动未完全控制，因此停用雷公藤多甙，开始静脉使用 MTX 15mg 每周 1 次。然而在联合使用 MTX 及来氟米特后，患者血小板出现进行性降低，血小板由 $90 \times 10^9/L$ 降至 $38 \times 10^9/L$，因此停用 MTX 及来氟米特，将免疫抑制剂更换为骨髓抑制作用较弱的环孢素 A 100mg 每日两次。在使用环孢素 A 18 天后，血小板缓慢上升至 $60 \times 10^9/L$。关节疼痛基本缓解，但双手及双膝活动仍有受限，较前略有改善。

多种病情缓解药的联合治疗方案，未使患者病情完全缓解，该患者属于难治性类风湿关节炎，对免疫抑制药物治疗反应差。分析其原因可能有：①患者为 Felty 综合征，存在肺间质纤维化、肺动脉高压、心包积液、类风湿结节等多种关节外表现，提示预后不良，药物治疗反应差；②患者前期治疗不规范，导致病情进展，使其对以后的治疗反应差。因该患者以肺间质病变为首发症状，关节症状少，诊断不明确，在治疗初期仅使用了糖皮质激素的治疗。在肺间质病变出现 6 年之久后，出现了明显关节肿痛及晨僵之时，患者使用了非甾体类抗炎药及雷公藤多甙的治疗，症状有所控制，而病情进一步进展，至 2004 年患者已受累关节肿痛加重，并新出现多处关节肿痛及类风湿结节，而此时患者治疗仍不规范，在使用了糖皮质激素、柳氮磺胺吡啶及羟氯喹 3 个月后即停止用药。患者长期的不规范治疗致使病情未得到控制，关节病变不断加重，严重的关节病变可能导致了药物治疗效果差。

（罗 玲 张 文）

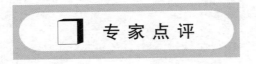

专 家 点 评

张烜教授：肺间质病变是结缔组织病包括类风湿关节炎

（RA）常见并发症，是影响预后的重要因素。本病例提示肺间质病变可在关节症状前很多年就出现。因此对于以肺间质病变为首发症状的患者，不要贸然诊断特发性肺间质纤维化，应警惕继发于结缔组织病的可能。对于难治性 RA，可考虑使用生物制剂如肿瘤坏死因子抑制剂，但肿瘤坏死因子抑制剂对 RA 肺间质病变是否有作用目前缺乏证据，尚有争议。

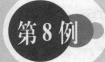

腹痛、蛋白尿、发热－系统性红斑狼疮？

病 例 摘 要

患者男性，32 岁。因间断腹痛 1 年，双下肢水肿、腹胀 4 个月，发热 1 月余于 2006 年 5 月入院。患者从 2005 年 6 月开始间断发作腹部绞痛，部位不固定，以右下腹居多，每次持续数分钟到半小时不等，可自行缓解。无发热、黄疸、腹泻、恶心、呕吐、黑便等。外院查血、尿、便常规正常，红细胞沉降率 112mm/第一小时；结核菌素试验（＋＋）；B 超示腹腔少量积液；胃镜、结肠镜、全消化道造影均未见异常；考虑结核性腹膜炎，予四联抗结核 2 个月效果不佳，停用。2005 年 8 月再次腹痛，性质同前，查血免疫球蛋白定量 IgG 24.9g/L，抗核抗体（ANA）弱阳性，血 κ 轻链 6.55g/L，λ 轻链 3.69g/L，尿 κ 轻链 72.7mg/L，λ 轻链 17.5mg/L，血中无 M 蛋白，尿本－周蛋白阴性；骨髓涂片、活检示浆细胞比例轻度升高，占 3% ~ 5%，余未见异常；全身骨扫描未见异常；腹部 CT 及 MRI：肝脏右叶后下段异常信号，感染性病变可能性大，脾大。考虑高球蛋白血症，多发性骨髓瘤（MM）待排，肝占位病变。予抗感染、血浆置换后腹痛有所缓解。

2006 年 2 月起患者双下肢可凹性水肿、腹胀；尿常规示红细胞（＋），蛋白（＋＋＋）；24h 尿蛋白 13g；血 IgG 30.4g/L，乙型肝炎指标 HBsAg、HBcAb、HBeAb 均阳性。上腹部 CT：肝右叶占位性病变，脾大，腹腔积液；上腹部磁共振显像（MRI）：肝脏右叶后下段异常信号，考虑感染性病变可能性大。腹腔积液常规：淡黄微混，李凡他试验（＋），RBC $50 \times 10^6/L$，有核细胞 $42 \times 10^6/L$；生化：乳酸脱氢酶（LDH）107U/L，腺苷脱氨酶（ADA）2.3U/L；细胞学：见淋巴细胞，间皮细胞，少许中性粒细胞；腹腔积液培养、结核分枝杆菌核酸（－）；未见肿瘤细胞。当地行肾穿，病理示：免疫荧光满堂亮，IgG（＋＋＋），IgA（＋），补体C3（＋＋），C1q（＋），FRA（＋），粗颗粒状沉积于毛细血管壁和系膜区；IgM（＋），节段性沉积于系膜区和毛细血管壁；乙肝 HBs（－），HBc（－）；符合膜性肾病。诊断：未分化结缔组织病，系统性红斑狼疮可能性大？狼疮性肾炎，继发肾病综合征；慢性乙型肝炎。予血浆置换、环磷酰胺、霉酚酸酯及泼尼松 40mg/d 治疗，病情无缓解。近 1 个月来发热，体温 37～38℃，热型无规律，不伴畏寒、寒战，无咳嗽、咳痰，无腹泻，体温可自行降至正常，未予特殊处理。因病情加重，诊断不明转入北京协和医院进一步诊治。发病以来体重下降明显。否认光过敏、关节肿痛、口眼干、口腔溃疡、肌痛、肌无力、手足麻木及雷诺现象。既往史：2002 年发现乙肝"小三阳"，2006 年 3 月起服用拉米夫定 100mg 每日一次。入院查体：心率 110 次/分，余生命体征平稳；营养差，消瘦，贫血貌；巩膜轻度黄染；双下肺呼吸音低；腹膨隆，腹壁静脉显露，触诊张力高，未扪及包块，无压痛及反跳痛，移动性浊音（＋）；双足背可凹性水肿。

入院后查血常规：白细胞 $13.2 \times 10^9/L$，血红蛋白 74g/L，血小板 $768 \times 10^9/L$；血生化：谷丙转氨酶（ALT）26U/L，白蛋白 8～13g/L，总胆红素（TBil）29.3μmol/L，直接胆红素（DBil）18.2μmol/L；腹腔积液检查：黄色微混，细胞总数 550/μl，白细胞 150/μl，单核 20%，多核 80%，总蛋白 29g/L，白

蛋白 8g/L，LDH 157U/L，ADA 6.2U/L，肿瘤标志物系列
（－），细菌培养、抗酸染色及找瘤细胞均（－）；腹部B超：腹
膜弥漫性增厚，胰腺周围多发淋巴结可能。腹、盆CT示：肝
大、脾大，肝右叶小片状低密度，胰周多发低回声，腹腔积液，
中下腹腹膜呈弥漫囊实性改变；盆腔内软组织影，密度不均
（图1）。全消化道造影未见明显异常。肾脏方面：尿沉渣阴性，
24h尿蛋白定量4.21g。血液系统：血κ轻链1120mg/dl，λ轻链
731mg/dl；免疫电泳：未见M蛋白；骨髓涂片及骨髓活检：大
致正常，刚果红染色（－）；牙龈刚果红染色（－）。免疫方面：
红细胞沉降率145mm/第一小时，C反应蛋白267mg/L，抗核抗
体、抗双链DNA、抗可提取性核抗原抗体（ENA）、抗心磷脂抗
体（aCL）均阴性；血清补体正常；乙型肝炎DNA 1.7×10³拷

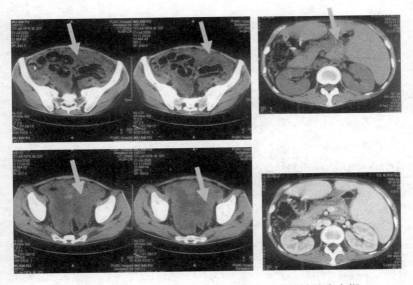

图1 CT扫描示患者胰腺尾部占位，盆腔大部被肿瘤占据

贝/毫升。血肿瘤标志物系列：CEA 10.18ng/ml，CA242 76U/ml，CA19－9、CA50、甲胎蛋白均（－）。予 CT 引导下行经皮腹腔、盆腔（耻骨联合上方）多点穿刺活检，病理回报均为胰腺实性假乳头瘤。患者因一般情况差，转移较广泛，请外科会诊后决定不予手术，患者要求回当地保守治疗。出院诊断：胰腺实性假乳头瘤，胰周淋巴结、腹盆腔多发转移，肿瘤相关膜性肾病，肾病综合征，慢性乙型肝炎。

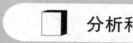

分析和讨论

　　该患者曾辗转多家三级甲等医院诊治，由于症状不典型，先后拟诊为结核性腹膜炎，高球蛋白血症、多发性骨髓瘤不除外，以及未分化结缔组织病、系统性红斑狼疮（SLE）等。分别给予抗结核、糖皮质激素、免疫抑制剂和血浆置换等，但症状均无改善。

　　对于这样一个诊断未明、尝试了多种治疗均无效的患者，明确诊断后再给予针对性治疗是至关重要的。由于患者带来许多化验和影像学资料，因此我们首先根据现有的材料总结了患者的临床特点，试图找到诊断的突破口。本例患者病程 1 年，多系统受累，临床特点如下：①消化系统：间断腹痛，腹胀，腹腔积液，肝脾大；肝功、胆红素正常；2005 年 8 月影像学发现肝内占位病灶，经抗感染治疗后消失；胃镜、结肠镜、全消化道造影（－）；②肾脏：全身水肿，血白蛋白低，大量蛋白尿，肾病综合征明确；肾穿示"满堂亮"，膜性肾病；但糖皮质激素和免疫抑制剂治疗无效；③血液系统：血尿 κ 和 λ 轻链升高，贫血，外院骨穿示浆细胞比例轻度升高；无 M 蛋白，尿中无本周蛋白，全身骨显像（-）；④自身免疫方面：无常见免疫病表现，如皮疹、关节肿痛、口腔溃疡、光过敏、雷诺现象等；ANA核颗粒型弱阳性，抗 ds - DNA、ENA 抗体（-）；ESR、CRP 升高明显；IgG 明显升高；补体不低。

　　诊断方面，首先是否存在自身免疫病（如 SLE）？患者为多系统表现，肾穿免疫荧光呈满堂亮，胃肠道受累，ANA 弱阳性，应高度怀疑。但不支持点有：无 SLE 常见的临床表现，如皮疹、光过敏、关节肿痛、雷诺现象等；患者外周血中白细胞和血小板均显著升高，这在 SLE 较罕见；此外，在北京协和医院进行的自身抗体检查无阳性发现；加之在激素和免疫抑制剂治疗后患者的症状进一步恶化。因此，尽管肾脏病理有"满堂亮"，该患者的 SLE 的诊断证据不足。其次，是否为感染性疾病？患者病程 1 年，起病时无发热，仅入院前 1 个月出现低至中度发热，血象高，不伴明显畏寒、寒战，体温可自行下降，普通细菌或病毒感染不能解释疾病全貌，但不排除在原发病和使用免疫抑制治疗的基础上合并感染。结核感染：患者低热，消耗乏力明显，ESR 快，胸部 CT 无结核提示，故肺结核无证据；但腹部 B 超提示腹膜增厚有分隔，虽腹腔积液检查没有找到病原学证据，应抽取腹腔积液进一步化验。但如患者起病时即为结核感染，病程中使用激素和免疫抑制剂很可能造成全身播散，而目前患者仅有低热，因此整个病程不能用结核解释。第三，是否为肿瘤性疾病？一般导致发热的肿瘤以血液系统肿瘤为最常见，特别是淋巴瘤。本例患者有低热，消耗明显，肝脾大，要考虑。但目前浅表淋巴结不大，上腹部 CT 未见明显深部淋巴结肿大，应注意复查胸腹部 CT 以进一步除外。最后，患者在外院检查发现高球蛋白血症，血和尿中轻链升高，需警惕多发性骨髓瘤或其他浆细胞增殖性疾病如淀粉样变等。MM：患者年轻，无骨痛症状，血中无 M 蛋白，IgG 升高非单克隆性，骨髓穿刺多次浆细胞轻度升高或正常，骨骼 X 线像和全身骨扫描无溶骨性改变，不支持。此外，淀粉样变方面的检查，包括刚果红染色等均无阳性发现。入院检查 2 周，结合外院和我们入院后的检查，未得到上述疾病相关的阳性证据。正当我们一筹莫展时，腹部 B 超声检查结果给了我们一定提示，即腹膜呈弥漫囊实性改变，胰腺周围多发淋巴结可能。我们给患者进行了腹部和盆腔的 CT 检查，结果证实中下腹腹膜呈弥漫囊实性改变，盆腔内密度不均软组织影。循着这一线索，我们进一步在 CT 引导下行经皮腹腔、盆腔（耻骨联合上方）多点穿刺活检，各部位活检标本的病理回报均为胰腺实性假乳头瘤。患者的疾病终于得到了确诊。

胰腺实性假乳头瘤（solid - psudopapillary, tumor, SPT）是一种罕见的胰腺肿瘤，占胰腺外分泌肿瘤的 0.17%～2.6%。截止到 2005 年 8 月，全球共报道 887 例。大多数学者认为肿瘤起源于多功能干细胞，即胰腺胚胎细胞。该肿瘤多为良性或低度恶性，囊性或囊实性，少数为实性，好发于胰体尾，总的来说生物行为较好，一般肿瘤包膜完整，粘连较轻，即使有粘连亦容易分离，故切除率较高。但偶有浸润和转移。文献报道的女性发病占 90%，临床表现不典型，大多数患者因扪及上腹包块就诊。包块生长缓慢，可压迫周围脏器，胰管受压胰液排出受阻时产生中上腹痛或腹胀、食欲减退等，梗阻性黄疸少见。

当 SPT 的诊断确定后，我们再次回顾病史，是否 SPT 可圆满解释患者除胃肠道以外的所有临床表现，特别是肾脏受累？文献报道，部分肿瘤患者血清中可产生针对肿瘤抗原的自身抗体，从而形成免疫复合物沉积于肾脏，导致免疫荧光"满堂亮"表现。因此，该患者肾病综合征可以用肿瘤相关性肾病解释，一般情况下肿瘤相关性肾病随肿瘤的去除而好转。而肿瘤相关的免疫反应亦可出现高球蛋白血症和不特异的血、尿轻链升高。

患者入院时我们曾考虑过是否存在恶性肿瘤，但由于合并发热，我们更多地把重点放在血液系统和其他常见能引起发热的恶性肿瘤上，本例患者之所以在多家医院未能确诊，其胰腺实性假乳头瘤有几方面特殊之处：第一，瘤体在腹腔分布较少，仅胰尾周围，大部分位于中下腹，特别是盆腔；第二，肿瘤的种植转移部位较多，在肝包膜、大网膜等处；第三，出现发热和肿瘤相关性肾病。由于该患者肿瘤的特殊性，致使其辗转多家三级甲等医院一直未能确诊。因此，胰腺实性假乳头瘤虽多为良性或低度恶性，少数生物行为较恶，甚至可导致肿瘤相关的免疫反应。

胰腺实性假乳头瘤的治疗主要是手术切除，本例患者由于发现肿瘤时瘤体范围广泛，有多处腹腔种植性转移，失去了手术时机。

(张 文 吴 炜 张海华)

专家点评

赵岩教授：阅读完全文之后眼前才豁然一亮，本文所讨论患者不是 SLE，而是一罕见病例——胰腺实性假乳头瘤。对于后者的病例特点本文讨论中已经简述，对我们风湿科医师来讲更为重要的是本例患者在病程中能否诊断 SLE？按 ACR 标准，本例患者有贫血（但不是溶血性贫血）、有肾脏损害且荧光提示"满堂亮"、ANA 弱阳性，提示有 SLE 的可能，但更多的临床表现不能用 SLE 解释：如消化系统表现非常突出、白细胞和血小板显著升高、皮质激素治疗无明显疗效等；尤其是如此大量的蛋白尿而患者 ANA 仅为弱阳性（我院复查后为阴性）和抗 ENA

阴性，此点极为实为罕见。从本例中我们应注意到多系统和器官受损的疾病除结缔组织病外尚有常见的肿瘤和感染性疾病，而作为结缔组织病除多系统和器官受损外，尚应具备中高效价的 ANA（而不是低效价或可疑的 ANA 阳性）和皮质激素治疗有效等基本特点。本例显然不具备后两点。

第9例 发作性软瘫－雷诺现象－指端溃疡－肾结石

病例摘要

患者女性，46岁，以发作性软瘫20年，口眼干19年，双手遇冷变白变紫2年入院。患者自1986年初劳累后出现全身无力，下肢酸痛，当地查血钾：3.2mmol/L，予口服补钾，症状好转。但此后反复发作，严重时不能行走，每次发作时均发现血钾减低，遂坚持补钾治疗至今。1987年无明显诱因出现眼干，眼中异物感，哭泣无泪，需每日使用人工泪液5~6次；同时有口干，饮水频繁，吞咽干性食物需水送服，并伴有多枚牙齿片状脱落及双侧腮腺反复肿大。同时出现夜尿增多，每晚4~5次，尿量最多时一日约6000ml。当地给予枸橼酸合剂治疗，未使用激素和免疫抑制剂。1992年自觉全身关节酸痛，予口服钙剂治疗，同时加用硫唑嘌呤（依木兰）100mg qd，使用至1998年。2000年查X线腹平片和腹部超声显示双肾钙化。2004年无诱因出现四肢肢端遇冷变白变紫再变红的现象，并逐渐加重，后出现指端破溃，外院予泼尼松20mg qd后减量至10mg qd维持，同时应用环磷酰胺（CTX）、来氟米特等治疗。为进一步诊治入北京协和医院。发病以来，无面部红斑、光过敏及脱发。体重无明显变化。家族史：大姐和二姐分别患有"干燥综合征"和"雷诺征"。查体：双颧部见红斑，双手示指指端溃疡，指尖凹陷性瘢痕，末端指骨短缩畸形，双手指、手背皮肤不紧。浅表淋巴结未触及。牙齿多为义齿。关节活动自如，无压痛，四肢肌力和肌张力正常。辅助检查：血常规：正常；尿常规：尿比重小于 1.005，pH 6.5，蛋白（-）；24h 尿蛋白 0.25g；血 K^+ 3.48mmol/L，Na^+ 145.2mmol/L，Cl^- 110.3mmol/L。血气分析：pH 7.39，PaO_2 97mmHg，$PaCO_2$ 41mmHg，HCO_3^- 24.8mmol/L；红细胞沉降率（ESR）：30mm/第一小时，C 反应蛋白（CRP）< 1.0mg/L，抗核抗体（ANA）S 1∶80（+），抗 SSA 1∶64（+），抗 SSB 1∶4（+），类风湿因子（RF）288U/ml，抗 Jo-1（-），抗中性粒细胞胞质抗体（ANCA）（-），狼疮抗凝物（LA）（-），抗心磷脂抗体（aCL）（-），补体：CH50 61.7U/ml，C3 116mg/dl，C4 15.4mg/dl。免疫球蛋白 G（IgG）13.7g/L，免疫球蛋白 A（IgA）4.59g/L，免疫球蛋白 M（IgM）0.543g/L。蛋白电泳：ALB 50.6%，α_1 4.60%，α_2 11.3%，β_1 6.60%，β_2 6.30%，γ 20.6%。眼科检查：泪膜破碎时间（BUT）R ls"，L ls；滤纸（Schirmer）试验：R 0mm/5min，L 0mm/5min。口腔科检查：唾液流率为 0。血清 Ca 2.32mmol/L，P 1.17mmol/L；尿 Ca 2.3mmol/L，P 1.4mmol/L；X 线片：心肺未见明显异常；双侧肾区沙粒状高密度影；双手未见明显骨质异常。泌尿系超声：双肾多发结石；上消化道造影：未见明显器质性病变，纵隔淋巴结钙化；肾图：右肾血流灌注及功能正常；左肾血流灌注及功能稍差；双肾盂引流欠通畅。

　　诊断考虑原发性干燥综合征、继发肾小管酸中毒（RTA）、代谢性骨病、双肾多发肾结石。考虑原发病无明显活动，故继续维持泼尼松 10mg qd，并应用枸橼酸钾和枸橼酸合剂、碳酸氢钠等治疗。

> ## □ 分析与讨论

本例患者有口眼干的临床表现，眼科检查提示 BUT 和 Schirmer 试验阳性，口腔科检查发现唾液流率减低，血清学中 ANA 1∶80（+）斑点型，抗 SSA 1∶64（+），抗 SSB 1∶4（+）。结合上述有力证据，又明确除外了颈头面部放疗史、丙型肝炎病毒感染、艾滋病、淋巴瘤、结节病、移植物抗宿主病、抗乙酰胆碱药物的应用等，依据 2002 年欧洲干燥综合征国际分类（诊断）标准，考虑该患者原发性干燥综合征（pSS）诊断明确。

干燥综合征是一种以外分泌腺炎性细胞浸润和破坏为主的系统性自身免疫病（AID），该病除具有外分泌腺受累的临床表现外，还可出现多种腺体外的系统损害，如本例患者所表现的雷诺现象和肢端溃疡。国外报道干燥综合征患者雷诺现象的发生率在起病时为 21%，确诊时为 36%~52.4%，而北京协和医院赵岩等分析 pSS 患者 116 例，雷诺现象在发病时的发生率仅为 3.4%，确诊时为 12.9%，与国外资料的差异较大。雷诺现象是系统性自身免疫病的非特异性表现之一，在系统性硬化症和混合性结缔组织病很常见，但在其他自身免疫病如系统性红斑狼疮、干燥综合征、各种系统性血管炎等均可出现，且可作为首发症状出现于确诊前数年。如对雷诺现象认识不足，轻则延误诊断，重则导致雷诺现象继续加重而出现肢端血管的闭塞、指骨缩短；更加严重的则可能发展为肺血管的雷诺现象而最终导致难以逆转的肺动脉高压。因此，认识雷诺现象，提高对 AID 诊断的警惕性对于及早诊断、改善预后十分必要。

本例的另一个重要特点是合并了 RTA。在我国，干燥综合征患者的肾脏损害并不少见。北京协和医院的资料显示，在116例pSS患者中，肾脏受累的有73例，占62.5%，其中又有36.2%的患者表现为RTA，与国外报道的33%~38%一致。任红等对103例pSS资料进行回顾性分析，发现其中有67例合并了RTA，占65.1%，远高于之前有关方面的统计。pSS患者的肾脏受累通常以肾小管间质损害为主，影响肾小管功能的表现包括RTAⅠ型、肾性尿崩症、低钾性麻痹，表现为氨基酸尿和肾性糖尿的并不多见，有临床症状的肾小球肾炎更为少见。pSS肾受损最突出表现为远端肾小管受累，肾泌氢、泌氨功能障碍和尿液浓缩功能障碍。肾小管酸中毒在临床上可表现为明显低血钾、血二氧化碳结合力降低，尿pH常持续大于6.0，而血气分析检查呈酸中毒表现，即所谓的"酸血碱尿"。而引起RTA的原因很多，由pSS所致者并不少见，且还可以此为pSS的首发表现，这种情况下诊断pSS的难度更大，也是本病诊断常常被延误的重要原因之一。正如本例即以低钾性麻痹、RTA起病，之后才出现口眼干的表现，最终诊断为pSS。而积极针对原发病治疗则可有效控制肾小管酸中毒的反复发作，改善预后。

　　pSS合并RTA的发病机制目前仍不十分清楚。可能为体内自身抗体与肾小管相关抗原存在交叉免疫反应。Winer等发现pSS患者肾小管基底膜上有IgG和补体沉积，从而推断由于肾小管释放抗原刺激机体产生抗体形成免疫复合物，造成小管及间质损伤。Montsopoulos认为机体免疫调节功能发生障碍，T淋巴细胞调节功能异常，并进一步导致B细胞功能亢进，产生多克隆免疫球蛋白和多种抗体，从而诱发免疫复合物形成，再激活补体使组织产生免疫复合物损伤，最终引起局部免疫性损害。但任红等分析30例pSS患者的肾病理，认为特异性的病理改变为慢性间质性炎症，肾间质中淋巴细胞、浆细胞浸润，部分间质纤维化，免疫荧光多为阴性，部分有少量免疫复合物沉积，30

例中仅 1 例可见肾间质内 IgG 沉积。因此，对于 SS 合并 RTA 的发病机制还有待继续研究。

pSS 还可引起钙磷代谢障碍、继发性甲状旁腺功能亢进，严重低血钙高尿钙者出现代谢性骨病，表现为骨痛、严重骨质疏松、骨畸形和肾结石等。由于本例从起病初即开始积极补钾补钙治疗，并多年严格随诊行骨密度检查，故 20 年的病程至今骨密度一直处于正常水平，亦未出现骨痛、骨畸形等。但仍发生了典型的双肾弥漫性、多发肾结石表现（图 1）。关于如何改进早期治疗手段，改善肾预后，避免肾结石的发生，还有待进一步探讨。

（陈　罡　冷晓梅　张卓莉　曾小峰）

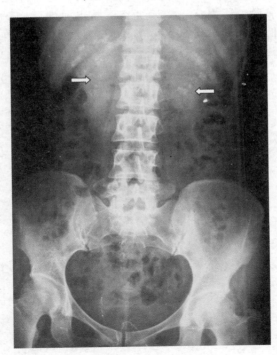

图 1　腹平片：双肾多发结石

专 家 点 评

　　唐福林教授：该患者是一例典型的原发性干燥综合征，由于肾受累导致继发性肾小管酸中毒，并因钙磷代谢紊乱导致代谢性骨病和肾结石。作为风湿免疫科医师不仅仅要重视原发性干燥综合征的早期诊断，更要时刻记住它是一种多系统、多脏器受累的疾病。对每一位临床医师而言，对临床上原因不明的发作性软瘫、尿崩症、雷诺征、下肢出血性紫癜、高球蛋白血症、肺间质变、肺大疱等要警惕原发性干燥综合征。加强风湿免疫性疾病的临床研究，提高对疑难杂病诊治水平刻不容缓。减少漏诊、误诊、造福于人民则要求全体白衣战士努力学习、扩大知识面，不断进行知识更新。

第10例 发热－肝脾淋巴结增大－活动后气短－杵状指

病例摘要

患者女性，39 岁，因皮疹、发热、淋巴结增大 8 年，关节肿痛 5 年，活动后气短 2 年于 2007 年 6 月 27 日入院。患者于 1999 年 8 月无诱因出现四肢、胸背部充血性皮疹，米粒至黄豆大小，伴明显瘙痒，反复出现，当地按"皮肤病"治疗稍好转。1999 年 12 月受凉后出现间断发热，多于下午、晚间出现，中高热为主，最高体温达 40.0℃，同时发现双颈部有多个增大的淋巴结，最大约 2.0cm×1.8cm，质软，活动好，无压痛。于当地医院先后行 2 次淋巴结活检，病理结果均为"反应性增生改变"。2000 年 6 月 7 日至北京某医院就诊，查血常规白细胞 $(11.4 \sim 15.7) \times 10^9/L$，谷草转氨酶（AST）41U/L，乳酸脱氢酶（LDH）548U/L，红细胞沉降率（ESR）21mm/第一小时；免疫球蛋白 G（IgG）9.09，免疫球蛋白 A（IgA）1.17，免疫球蛋白 M（IgM）1.16；腹部 B 超示肝弥漫损害、肝大、脾大。按"成人斯蒂尔病（成人 Still 病）"予泼尼松 30mg qd 后，热退，皮疹渐消。出院后激素规律减量，减至 20mg qd 时再次发热，将激素再加至 30mg qd 后，体温恢复正常，逐渐减量并停用。2001年底渐出现双腕关节、近端指间关节、掌指关节、双膝关节等多关节对称性肿痛，无明显晨僵，2～3 日后可自行好转，但常反复发作。2003 年初出现反复鼻出血，多次查血常规均示"三系降低"，骨髓涂片示"骨髓增生性改变"，未予特殊治疗。2005年2月患者渐感餐后腹胀、憋气，伴食欲减退、乏力，于当地查体发现脾较前明显增大，诊为"脾功能亢进"，于2005年3月31日行脾切除术，术中见肝表面多发结节性改变，质硬且脆，易出血，遂同时取小块肝组织送检，病理示"淤血性脾大，肝炎症性病变"。术后半年未再出现发热、鼻出血，血常规亦恢复正常。2005年11月始渐出现活动后气短，进行性加重，活动耐量较前下降，未系统诊治。2007年5月患者呼吸困难较前加重，稍活动即憋喘，夜间多次憋醒，严重时不能平卧。于2007年6月27日收入我院。病程中，近2年来曾出现口干、反复口腔痛性溃疡，偶有眼发涩、发干。自发病以来，体重减轻6~7kg。既往史：2年前行脾切除术，否认肝炎、结核病史，2007年2月曾输血2次。个人史：吸烟10余年，日4~5支，不饮酒。入院查体：体温36.6℃，脉搏20次/分，心率62次/分，血压100/70mmHg，SPO_2 87%（自然状态下），双颧部潮红，面部皮肤晦暗，可见肝掌、蜘蛛痣。双颈部、左腋下可扪及多个增大淋巴结。巩膜略黄染。口唇发绀，颈静脉明显充盈，可见颈静脉搏动。肝颈静脉回流征（＋）。双上肺呼吸音粗，未闻及干湿啰音。心界向左扩大，肺动脉瓣区P_2亢进，S_2分裂，各瓣膜区未闻及明显杂音。腹壁浅表静脉显露，肝肋下5cm，剑下8cm，质韧，边钝圆，无压痛，移动性浊音阴性。双手呈杵状指，指端发绀，双下肢可凹性水肿，病理征阴性。实验室检查：血常规：白细胞（6.43~10.12）×10^9/L，中性粒细胞比例44.8%~64.0%，血红蛋白135g/L，PLT（59~165）×10^9/L。血涂片：红细胞大小不等，部分红细胞形态不规则。血小板轻度减少，白细胞中淋巴细胞增多，达85%，其中异形淋巴细胞2%。肝功：ALT 38~107U/L，AST 34~152U/L，γ谷氨酰转肽酶（GGT）326~1457U/L，碱性磷酸酶（ALP）234~450U/L，

LDH 315 ~ 764U/L，总胆红素（TBil）25.5 ~ 54.3μmol/L，直接胆红素（DBil）15.8 ~ 40.9μmol/L，白蛋白（ALB）27 ~ 38g/L。肾功正常。乙肝五项均（ – ）。凝血功能正常。D – 二聚体（D – Dimer）508 ~ 1933μg/L。补体正常。自身抗体：抗核抗体（ANA）一次 1∶160 阳性，一次 1∶320 阳性，抗肝肾微粒体抗体（抗 LKM）两次 1∶160 阳性，抗可提取性核抗原抗体（抗 ENA）、抗心磷脂抗体（aCL）、狼疮抗凝物（LA）、梅毒血清学试验（RPR）、抗中性粒细胞胞浆抗体（ANCA）均（ – ）。自然状态下动脉血气：pH 7.503，$PaCO_2$ 19.7mmHg，PaO_2 45mmHg；吸氧 5L/min，pH 7.411，$PaCO_2$ 27.9mmHg，PaO_2 51.2mmHg，SPO_2 81.9% ~ 96%，F shunt 40.4%，PaO_2（A – a）203.7mmHg。X 线胸部正侧位片：右上肺小结节影，左肺门影重，心影饱满。肺功能：通气无异常，弥散功能障碍。心电图：窦性心律，电轴右偏 116°；Ⅱ、Ⅲ、AVF、V_3 ~ V_6 导联 ST 段压低、T 波低平、倒置；右心室肥大改变。超声心动图：右心房右心室增大，左室短轴呈 "D" 形，左右肺动脉轻度增宽；极少量心包积液。超声心动图：二尖瓣少量反流束，三尖瓣见中等量反流束，估测肺动脉收缩压为 83mmHg，下腔静脉增宽。下肢血管和全身浅表淋巴结超声检查：双下肢动脉、深静脉无异常，双颈部、双腋下及腹股沟多发淋巴结增大。腹部 B 超：肝稍大，肝弥漫性病变。胆囊结石，胆囊壁增厚。胸部增强 CT：右中叶外侧段后亚段肺动脉栓塞，相应肺段出血梗死灶；双肺多发钙化性结节；主肺动脉增宽，提示肺动脉高压，右心房、右心室扩大；上腔静脉和右心房间侧支循环形成；纵隔、双侧肺门多发肿大淋巴结，部分钙化。腹部增强 CT 与 2006 年 12 月 19 日 CT 老片相比，肝内弥漫浸润性病变较前明显，肝静脉未见明确显示；脾切除改变同前（图 1）。入院诊断：①皮疹、发热、淋巴结肿大、肝脾大原因待查；②弥漫性肝病性质待定，肝硬化？

门静脉高压症，脾功能亢进，脾切除术后；③门脉高压性肺动脉高压，右心功能不全，Ⅰ型呼衰；④肺栓塞。

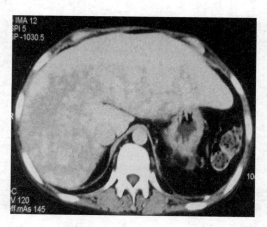

图1 肝内弥漫浸润性病变，呈结节样

入院后诊断方面，首先考虑能否用结缔组织病解释全貌。行口腔科、眼科相关检查，未发现干燥综合征的证据；查自身抗体：两次发现抗LKM高效价阳性，结合多年来的肝功能异常，考虑患者存在自身免疫性肝炎（AIH）。取既往外院手术所取肝、脾及淋巴结病理组织我院会诊，镜下肝细胞呈模糊结节状分布，周边无明确纤维化，结节中心肝细胞肿胀，周围肝细胞萎缩。结论：符合肝结节性再生性增生（nodular regenerative hyperplasia of the liver, NRHL）；淤血性脾大。关于肺动脉高压（PAH）的原因，由于患者胸部CT提示双肺多发结节和肺门、纵隔多发淋巴结肿大，须考虑到结节病的可能，查血清紧张素转换酶（sACE）：89.2U/L，较正常为高；遂行CT引导下肺结节活检，未见明显肿瘤和肉芽肿性病变。行右心漂浮导管检查，测肺动脉平均压62mmHg，吸入依洛前列环素和腺苷静脉泵入急性血管扩张试验均（－）。至此，考虑 PAH 为门脉高压性肺动脉高压。另外，还进行了肺核素灌注检查，提示存在轻度肺内分流 12%，因此认为门脉高压性肺动脉高压与肝肺综合征两种并发症均存在，这也是导致患者进行性加重的呼吸困难的原因。治疗上，予小剂量地高辛及氢氯噻嗪治疗，下肢水肿逐渐消失，呼吸困难减轻。同时予保肝及万艾可（西地那非）、抗凝等降低肺动脉压治疗。住院期间再次发热，未发现感染灶，且三次行血培养均（－），考虑发热为原发病活动所致，故给予泼尼松 1mg/kg，在密切检测肝功能的情况下给予小剂量硫唑嘌呤，之后患者体温逐渐恢复正常，活动耐力明显好转，出院。

最终诊断：

自身免疫性肝炎

肝结节性再生性增生

门脉高压症

门脉高压性肺动脉高压

肝肺综合征

右心功能不全

肺栓塞

脾切除术后

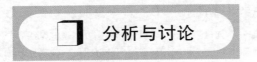

分析与讨论

患者为中青年女性，慢性病程，病史已 8 年，进行性加重。以皮疹、发热起病，突出表现为淋巴结、肝脾大、肝功能损害，之后相继出现关节肿痛及进行性活动后气短，右心增大等右心功能不全表现。累及到皮肤、关节、肌肉、淋巴结、肝、脾、心肺等多个系统，又有 ANA 阳性，很容易考虑系统性疾病，尤其是弥漫性结缔组织疾病（CTD）的可能。但本患者所有自身抗体除 ANA 和抗 LKM 两次阳性外，其他相对特异的抗 Sm、抗双链 DNA（抗 ds－DNA）、抗 SSA、抗 SSB、抗核糖核蛋白抗体（抗 RNP）、类风湿因子（RF）等均阴性，且按系统性红斑狼疮、原发性干燥综合征、类风湿关节炎等诊断（分类）标准均不能诊断。

　　肝损害是患者自始至终贯穿整个病程的重要线索，由此可作为诊断的入手点。患者在病程初期即表现为肝酶升高，以胆管酶、胆红素升高为主，逐渐出现巩膜黄染、肝掌、蜘蛛痣等肝功能失代偿的表现，结合超声及 CT 检查，患者的肝弥漫性病变是明确存在的。那么其肝损害的可能原因是什么呢？①病毒性肝炎、肝硬化：这是肝损最常见的原因，但本例在病程中曾多次查肝炎病毒指标均为阴性，故难以诊断。②心功能不全、长期肝淤血：患者入院给予强心、利尿治疗后肝脏曾有明显缩小，提示右心功能不全、肝淤血是存在的，但这是原因还是结果？患者肝损害的病史已有 8 年，而进行性劳力性呼吸困难仅两年，故很难用此解释全程。③ 血管因素：布－加综合征可有肝脾大、肝功能损害，其中某些患者有因抗磷脂综合征所致，但该患者 aCL、LA 均阴性，且布－加综合征患者常伴大量腹腔积液，而本患者 8 年的病程中一直未见腹腔积液是最大的不支持点；肝静脉闭塞病：常见于骨髓移植后，本患者不考虑。④其他：慢性酒精中毒、胆汁淤积、脂肪肝、化学毒物或药物、遗传及代谢疾患如血色病、抗 α 胰蛋白酶缺乏等均可出现肝损，但病史上均无支持点。⑤自身免疫性肝损害：临床常见的自身免疫性肝病包括自身免疫性肝炎（AIH）、原发性胆汁性肝硬化（PBC）和原发性硬化性胆管炎（PSC）。本例有发热、关节痛、皮疹等自身免疫病常见的非特异性表现，抗 LKM 这一对 AIH 特异性很高的抗体两次高效价阳性，糖皮质激素治疗有效，因此从临床上看，AIH 可以成立。而 PBC 和 PSC 均无证据。但 AIH 能够解释 8 年来疾病一步一步的进展吗？如果 AIH 未得到及时治疗可以发展为肝硬化，再进一步出现门脉高压症，但本患者并不具备肝硬化的临床特征，肝硬化的诊断并不能成立，那么门脉高压从何而来？非肝硬化性门脉高压症是如何形成的？到底是什么病理生理基础导致患者在仅仅 8 年的时间内逐步发展为如此严重的门脉高压，甚至 PAH 呢？这正是促使我们将外院的手术病理再次进行仔细复习的原因。在仔细读片之后，真相大白：并非仅仅是外院曾经描述的"淤血性脾大，肝炎症性病变"，而是"肝细胞呈模糊结节状分布，周边无明确纤维化，网织纤维染色阳性。淤血性脾大。"这是一个典型的肝结节性再生性增生的病理描述，肝细胞呈结节状分布，但周围却未见纤维组织包绕，再加之网织纤维染色阳性，更是与肝硬化明确鉴别开来。如此，一系列的病理生理过程即可得以解释了：AIH 和 NRHL 共同作用，导致非肝硬化性门脉高压症，继而出现门脉高压性肺动脉高压和肝肺综合征，再进一步出现右心衰的临床表现。

　　肝结节性再生性增生是一种极其少见的疾病，是一个病理诊断名词，典型组织病理学特征为肝内弥漫分布再生性结节，其间无纤维分隔存在，可见肝实质细胞萎缩改变。临床上有 50% 的患者可发展为非肝硬化性门脉高压。其病理特征虽已明确，但发病机制仍不清楚。该病很少单独出现，常与各种自身免疫性疾病伴发，包括 Felty 综合征、RA、PBC、AIH、CREST 综合征、SSc、pSS、结节性多动脉炎、SLE 等等，如本例即与 AIH 伴行出现。松本等报道了 52 例 SLE 患者的尸检结果，发现伴发 NRHL 的占 5.8%（3/52）。相当一部分患者是在腹部超声检查或尸检时偶然发现的，提示其发病率要远高于实际所见。

其临床表现及辅助检查均不特异，常见肝脏酶学尤其胆管酶增高及黄疸等，Perez – Ruiz 等报道血清转氨酶（AST 和或 ALT）、ALP 及 GGT 等增高可分别见于 50%、75%、65% 的患者。影像学方面，超声下可表现为各种回声；增强 CT 动脉期不均匀强化，门脉期或延迟期可呈等密度改变；MRI 一般表现为高 T1 等 T2 信号改变。最终的确诊必须依靠组织病理学检查。

　　肺高压为本例的另一突出表现，临床表现为进行性活动后呼吸困难，经右心导管测压，肺动脉平均压 62mmHg。导致肺高压的原因众多，如何鉴别呢？据 2003 年威尼斯肺高压的最新分类，患者无呼吸系统基础病，无左心相关疾病或瓣膜疾病，则低氧性肺高压和肺静脉高压可排除；肺动脉 CT（CTPA）提示局限亚段肺栓塞，但慢性血栓和或栓塞性 PAH 表现为多发肺灌注缺损或不足，与之不符；其他：结节病，肺淋巴管肌瘤病、肺组织细胞增生症等亦缺乏相应原发病表现。在 PAH 中，特发性、家族性、先心病相关 PAH 均无证据；经上文分析，患者不能诊断弥漫性结缔组织病，故结缔组织病继发肺高压也不支持。应注意的是本患者门脉高压明确，并曾行脾切除术，以上两因素均可致肺动脉逐渐增高。美国 NIH 和法国的两组门脉高压患者中分别有 8% 和 13% 存在 PAH。一项回顾性尸检材料表明，在 17901 例肝硬化和门脉高压者中 PAH 发生率高达 0.73%，而 PAH 在总的尸检者中发生率仅为 0.13%，前者是后者的近 6 倍。另外两项前瞻性研究表明：2% 的肝硬化和门脉高压患者继发了 PAH。其发生机制尚不清楚，可能是由门 – 体分流使肺血流量增加和正常情况下由肝脏清除的血管收缩物质和血管增殖物质直接进入肺循环，使肺血管收缩以及门静脉栓塞，从而产生 PAH。另外，现已发现脾切除后发生 PAH 危险性较大，其原因可能由于脾切除后脾过滤清除异常红细胞作用丧失，血循环中长期滞留的异常红细胞激活血小板，后者进入肺血管床中发生血栓栓塞。2002 年，Hoper 等报道 61 例脾切除者，11.5% 发生了 PAH，自脾切除到诊断 PAH 时间间隔为 4～32 年。脾切除发生 PAH 者的肺动脉病理改变表现为肺动脉内膜纤维化、丛状损害和多发肺小动脉内血栓形成。本例 PAH 的成因应是门脉高压症和脾切除术后两方面因素共同作用的结果。

肝肺综合征（HPS）和门脉高压相关性肺动脉高压是最常见的两种肝脏疾患相关的肺损害。本患者肺核素灌注显像可清楚显示肺核素首次通过时脑肾均显影，故肺内分流是明确存在的，再结合患者低氧血症、杵状指、蜘蛛痣等表现，考虑肝肺综合征可成立。HPS 主要表现为肝功能不全、低氧血症和肺血管扩张，常见于肝炎后肝硬化，酒精性肝硬化及其他原因肝硬化，也可见于慢性活动性肝炎、急性暴发性肝炎、胆汁淤积、非肝硬化性门脉高压、α-抗胰蛋白酶缺乏症、Wilson 病和酪氨酸血症等。用一元论解释，本例肝肺综合征的原因即为 HRHL 所致的非肝硬化性门脉高压。

本例在最初入院时，各种临床表现纷繁复杂，孰因孰果难以分辨，但在找到了贯穿病程始终的肝脏病变这一入手点后，环环相扣的各层因果关系便逐一浮出水面，如抽丝剥茧，最终水落石出，使得延续了 8 年之久的疾病获得了正确的诊断和相应的治疗。

（冷晓梅 李 国 费允云 肖 雨 张 烜）

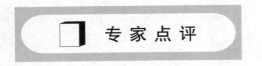

专 家 点 评

唐福林教授：肝结节性再生性增生是一种罕见的疾病，此病为病理学上的诊断，只有通过肝脏病理学检查才能诊断，仅凭临床症状、体征、实验室检查和影像学检查无法确诊。

　　该患者漫长病程（8年）中，在确诊前2年因血"三系"降低行脾切除，同时行肝活检，病理报告为："淤血性脾大、肝炎性病变"，术后尽管血"三系"恢复正常，但其呼吸困难、肺动脉高压和心衰等临床表现实难用一种疾病予以解释。值得指出的是该患者病初曾因高热、皮疹、淋巴结肿大、关节肿痛被拟诊为"成人Still病"。风湿免疫科医师常常将排除感染、肿瘤等疾病而有发热伴多系统受损的患者考虑为弥漫性结缔组织病，我们一方面要强调自身抗体（尤其是ANA，该患者有过低效价阳性的ANA）阳性的重要性，但另一方面更应重视自身抗体的效价及相关的特异性抗体，如抗ds-DAN，抗Sm、抗SSA、抗SSB或抗CCP抗体等。在一些疑难疾病中，只有病理检查才是诊断的金标准。该患者的确诊要感谢主管医师不人云亦云，紧抓肝损害这一主要矛盾，调出两年前肝病理活检的标本，进一步组织病理科专家会诊，从而确定了诊断。

系统性红斑狼疮－妊娠－蛋白尿、高血压

 病 例 摘 要

患者女性，28 岁。因关节痛 7 年，水肿 10 天，发现血压高 1 周，于 2006 年 4 月 7 日入住北京协和医院。患者 1999 年 7 月无明显诱因出现双手掌指关节（MCP）及腕关节疼痛，无红肿及活动受限，伴晨僵，持续 30 分钟。外院查血、尿常规正常，红细胞沉降率（ESR）105mm/第一小时，抗核抗体（ANA）（－），给予泼尼松 10mg，每日三次。关节疼痛缓解，以后患者泼尼松逐渐减量，约 2 周后停药。2000 年 4 月患者再次出现双手 MCP 及腕关节疼痛，伴双上臂肌肉酸痛，查血、尿常规正常，ESR 35～56mm/第一小时，给予青霉素治疗 1 周，效果不佳。2000 年 8 月患者开始发热，体温 37～38℃，无畏寒、寒战及其他伴随症状。1 周后患者查血白细胞 $3.7 \times 10^9/L$，尿蛋白（＋），尿红细胞（＋＋＋）；ANA（＋），抗 Sm（＋），补体降低，诊为"系统性红斑狼疮（SLE）"，给予泼尼松 50mg，每日一次，环磷酰胺（CTX）0.2g 隔日一次，关节疼痛缓解，体温降至正常。20 余天后患者补体恢复正常，ESR 明显降低，开始激素逐渐减量，同时 CTX 0.8g 每月一次，定期复查血、尿常规、肝肾功能及补体均正常。1 年半后泼尼松减至 15mg 与 10mg 隔日交替维持，CTX 累积量 12.2g 时停药。2005 年 4 月体检发现尿蛋白（具体不详），未予诊治。2005 年 12 月患者妊娠后在北京

协和医院门诊查血常规正常；尿 RBC 265.5/ml，异形 100%；24 小时尿蛋白 0.86g；ANA 1∶1280 均质、斑点型，抗 ds - DNA（-），抗 SSA 1∶64，抗 Sm 28、29、13.5kD，抗 RNP 73、32、17.5kD，抗心磷脂抗体（aCL）（-），狼疮抗凝物（LA）58.5s，补体正常。给予泼尼松 15mg qd。2006 年 3 月 13 日查血压 110/70mmHg，24 小时尿蛋白 1.15g，补体正常。1 周后患者感尿中泡沫增多，出现双踝关节可凹性水肿，晨轻暮重，后水肿逐渐加重，眼睑、颜面、双下肢均出现水肿，体重增加 5kg。2006 年 4 月 3 日患者再次就诊于北京协和医院，查血压 140/90mmHg，24 小时尿蛋白 10.73g，将泼尼松加至 40mg/d，并给予双氢克尿塞后患者水肿减轻，体重减少 4kg，但血压波动在（150 ~ 170）/（95 ~ 110）mmHg，为进一步诊治收入院。月经史无特殊，无自然流产史。否认家族遗传病、传染病、类似病史。查体：体温 36.2℃，脉搏 75 次/分，呼吸 18 次/分，血压 140/90mmHg。发育正常，营养中等，自动体位，神志清楚，查体合作。皮肤黏膜色泽基本正常，无苍白、黄染，无肝掌、蜘蛛痣。全身浅表淋巴结未触及增大。双肺呼吸音清。心率：75 次/分，律齐，未闻杂音，腹部略膨隆，触诊柔软，无压痛、反跳痛及肌紧张，肝脾肋下未及，于脐下一指可触及增大的子宫，肝区及双肾区无叩痛，肝浊音界正常。双手近端指间关节肿胀，无压痛、四肢动脉搏动对称有力，足背动脉可及，双下肢不肿。四肢肌力正常，深浅反射正常存在，病理反射未引出。入院诊断：①系统性红斑狼疮，狼疮肾炎；②孕 24$^+$ 周；③妊娠期高血压？

诊治经过：患者入院后无不适主诉，双踝处可凹性水肿，测 BP 波动在（130 ~ 155）/（80 ~ 90）mmHg 之间。查血常规：白细胞 13.61 × 10^9/L，血红蛋白 126g/L，血小板 133 × 10^9/L；尿 BLD 80/μl，异形 100%；24 小时尿蛋白 9.26 ~ 9.38g；肝肾

功能正常，血脂升高，血白蛋白（ALB）2.7g/dl；ESR 26mm/第一小时；CRP 0.847mg/dl；补体正常；ANA（+）HS 1∶640；抗 ENA 同前；LA 41.5s；眼科会诊：动脉硬化眼底改变Ⅱ期；心脏彩超：未见异常。给予泼尼松 60mg 每日一次，氨氯地平控制血压，血压维持在（150～160）/（90～100）mmHg 之间。经风湿免疫科、妇产科和肾内科会诊认为：患者目前情况为 SLE 活动期，存在肾病综合征、妊高症先兆子痫可能，建议终止妊娠。2006 年 4 月 18 日患者及家属同意转入产科，次日给予羊膜腔穿刺注入利凡诺 75mg，4 月 22 日娩出胎儿后因胎盘、胎膜不完整给予刮宫。术后患者病情平稳，转入免疫内科继续原发病治疗。4 月 25 日开始给予 CTX 0.2g 静脉推注，隔日一次。2006 年 5 月 9 日复查 24 小时尿蛋白 1.6g，血常规、肝肾功能正常。患者无不适主诉。血压波动于（110～120）/（60～80）mmHg，双下肢不肿，患者出院。出院后门诊随诊，激素规律减量，口服 CTX，患者病情稳定，肾病变一直处于缓解状态，多次 24h 尿蛋白均小于 0.5g。

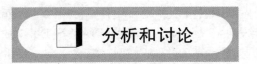

分析和讨论

　　患者青年女性，1999 年以关节疼痛起病，呈慢性病程；2000 年 8 月开始出现发热，关节痛，外周血白细胞减少，尿蛋白和尿红细胞，ANA、抗 Sm 抗体阳性，补体降低，确诊为系统性红斑狼疮和狼疮肾炎，经过正规大剂量激素及 CTX 治疗症状消失，尿检恢复正常，病情缓解。激素逐渐减量，1 年半后减至 15mg 与 10mg 隔日交替维持。2005 年 4 月患者体检发现少量尿蛋白未予诊治，并于半年后怀孕。患者妊娠初期即有尿蛋白，但血压正常；孕 22 周后蛋白尿增加，并出现高血压、水肿，24小时尿蛋白达 10.73g。因此，SLE、狼疮肾炎、病情活动，合并妊娠期高血压。

　　本例患者需要讨论的是：①妊娠时机是否合适？②SLE 患者妊娠期间可能的风险？③妊娠期间出现狼疮肾炎活动和妊娠期高血压病如何处理？④病情活动时是否需要终止妊娠？什么情况下要终止妊娠呢？

　　狼疮患者在妊娠前一定要进行病情的评估，选择合适的妊娠时机。SLE 孕妇妊娠期总的复发率在 34%～70%，1/2～2/3 SLE 孕妇会发生病情加重。Urowitz 等发现妊娠初期疾病控制者妊娠期间 SLE 复发率显著降低，提示妊娠前疾病的稳定对妊娠有保护作用，也证明了病情缓解是妊娠的先决条件。因此，妊娠前必须证实狼疮缓解≥12 个月，即：不服激素或口服泼尼松≤15mg/d 而病情不活动，停用细胞毒类药物（CTX、MTX 等）≥6 个月。本例患者妊娠前没有进行病情评估，妊娠前曾发现有蛋白尿，也没有重视，在疾病未完全缓解的情况下妊娠是后期病情加重的主要原因。

　　SLE 患者妊娠对母亲和胎儿均有一定风险。首先对母亲，妊娠期间可能发生病情活动，尤其围产期是 SLE 活动的高危阶段，对患者身体甚至生命可能造成威胁。其次，对于胎儿，SLE 母亲的胎儿发生低体重儿、宫内发育迟缓以及胎死宫内的几率均明显高于正常孕妇。SLE 孕妇血中的 LA（+），可损伤胎盘组织，使胎盘组织大面积梗死，蜕膜血管病变，蜕膜血栓形成。是胎儿死亡的危险因素。Ginsberg 等对 42 例 SLE 孕妇做了横断面研究，发现 LA 阳性胎儿丢失的相对危险度为 20.0。大量蛋白尿导致低蛋白血症加之母亲应用激素治疗影响胎儿成熟及造成低体重儿甚至胎死宫内，出生后也有新生儿狼疮的风险。此外，母亲抗 SSA 阳性可能导致相应的免疫复合物沉积在胎儿心脏，导致胎儿心脏弹性纤维组织增生，传导系统纤维变性，因此新生儿可以出现心动过缓、心律不齐、完全性或不全性心脏传导阻滞。本例患者出现大量蛋白尿，抗SSA（＋），因此，胎儿的上述危险因素较多。

本例患者在妊娠早期即出现尿蛋白0.86g/24h，尿蛋白在10天之内由1.15g增至10.73g，尿沉渣示红细胞100%异形，且出现高血压，说明患者狼疮活动，同时合并妊娠期高血压病及重要脏器的损害，病情较重。因此，入院后的首要问题是：继续妊娠，还是终止妊娠？一般认为，狼疮患者妊娠过程中出现以下并发症要终止妊娠：①高血压脑病；②精神异常；③严重脑血管病变；④Ⅲ度心力衰竭；⑤广泛肺间质病变伴呼吸衰竭；⑥大量蛋白尿伴重度水肿。无以上并发症者，可继续妊娠。一旦发生以上并发症，如果继续妊娠母子均有风险，对母亲可能导致狼疮活动加重、病情恶化。患者入院初时，由于已妊娠24周，我们希望创造条件，争取机会在保证母亲安全的情况下继续妊娠，那么，可以选择的药物有哪些？妊娠期间泼尼松是防治SLE病情活动和恶化的主要药物。胎盘可产生$11-\beta-$去氢酶，能将母体循环中进入胎盘的泼尼松氧化成为无活性的$11-$酮基形式，避免了药物对胎儿的影响。因此小剂量泼尼松对胎儿是安全的，但大剂量泼尼松仍可能抑制胎儿的生长和发育。此外，目前公认的相对安全的免疫抑制剂如羟氯喹也可以使用，但羟氯喹对狼疮肾效果不显著，如病情需要必须使用较强的免疫抑制剂时，硫唑嘌呤相对安全，而环磷酰胺、甲氨蝶呤等药物因致畸作用在妊娠时应避免使用。大剂量静脉输注免疫球蛋白对该患者SSA、LA阳性可能有帮助，但对迅速控制狼疮肾活动、减少大量蛋白尿等也并非全能。但由于本例患者迅速出现大量蛋白尿，迫使我们加用大剂量糖皮质激素（泼尼松60mg/d）。出于对免疫抑制剂致畸作用的担心，加之考虑到免疫抑制剂的起效较慢，我们暂时未使用免疫抑制剂。然而，经过近2周的治疗，患者24h尿蛋白仍在9g以上，无好转趋势，血压也控制不理想。经过免疫科、产科和肾内科联合会诊认为，目前情况为SLE活动期、大量尿蛋白与妊娠期高血压疾病合并，继续妊娠过程中可能发生子痫、胎盘早剥、胎死宫内、肝肾功衰竭，甚至DIC等，风险很大，危及孕妇和胎儿的生命，目前即使加大激素用量，短期内很难控制大量蛋白尿和低蛋白血症，胎儿难以维持至足月，如早产也可能脏器不成熟，终止妊娠是最好的选择。因此，在慎重衡量利弊，并征得患者和家属的同意后及时终止妊娠，并加用免疫抑制剂，患者病情很快缓解。

　　本例患者的诊治过程给我们的提示是：狼疮患者在妊娠前病情稳定非常重要，应在符合条件下由医师指导进行妊娠，妊娠期间必须定期进行狼疮活动的评价。妊娠期如病情活动，需要治疗时应权衡疾病严重性和药物治疗对母、子的利与弊，确保母亲的安全为主，做出正确的判断和处理。如果出现严重的并发症及重要脏器损害时，应当机立断立即终止妊娠。

（张　岩　张　文　田新平）

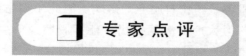

专家点评

　　赵岩教授：本例情况在临床并不少见，而且导致母亲和胎儿死亡的病例时有发生，应引起关注。本文作者在讨论中充分阐述了SLE患者妊娠前的条件和评估、妊娠的风险、妊娠中的注意事项尤其母亲病情反复时终止妊娠的指征等问题，应仔细阅读和品味。

　　除此之外尚应引起我们高度关注的是医师的感情问题。有一些医师（可能是多数）往往在这些时候（如无指征妊娠而妊娠的 SLE 患者、妊娠后病情复发该终止妊娠而未终止的 SLE 患者）表现出太多的"同情心"，默许或支持患者继续妊娠，当然，其中大多数患者可以顺利分娩，但应看到一些患者因此而丧失生命。对于后者即使是少数也不应该！仅 2008 年上半年北京协和医院就有至少 4 例 SLE 妊娠患者（均为外院转诊来）因此死亡，其中无一例患者符合妊娠的指征或在妊娠后本应及早终止妊娠而未终止的。关于这点，我们风湿科医师应仔细阅读本文，尤其是本文讨论中的关于 SLE 患者妊娠的时机、妊娠的风险、妊娠期间病情活动的处置和终止妊娠的指征等问题。

第12例 胸痛－腰骶部、骶髂关节疼痛－脓疱疹

病例摘要

患者女性，43岁，因"胸痛25年，腰骶部、髋关节疼痛伴脓疱疹2年"于2007年3月12日入北京协和医院风湿免疫内科。患者25年前（1982年）起反复前胸壁疼痛，咳嗽或深吸气时加重，无局部红肿及其他伴随症状，与活动或饮食无关，每于发作时自服非甾体类抗炎药（NSAIDs）治疗1周可减轻，每年发作3~5次，未系统诊治。2005年患者胸壁疼痛较前加重，局部有压痛，伴有腰骶部、双侧髋关节疼痛，晨起时明显，活动后可减轻，并出现双手掌多发红斑疹，直径0.1~0.4cm，上有脓疱，可融合、破溃，2~4周逐渐结痂愈合。于北京某医院就诊查红细胞沉降率（ESR）40mm/第一小时，C反应蛋白（CRP）36.7mg/L，HLA－B_{27}阴性，抗核抗体（ANA）、抗双链DNA抗体（抗ds－DNA）、抗可溶性核抗原抗体阴性（抗ENA）阴性；X线示：双侧髋臼稍硬化。诊为掌跖脓疱病性关节炎，予柳氮磺胺吡啶（SASP）0.5g tid及布洛芬治疗，疼痛、皮疹略好转，但仍有反复发作。2007年1月初患者前胸壁疼痛、腰骶部、双侧髋关节疼痛再次加重，伴有双肩、肘、膝、腕、踝、双手第2~5掌指关节（MCP）和第2~5近端指间关节（PIP）等多关节疼痛，并有右膝关节明显肿胀，余关节无红肿，同时双手脓疱疹也加重，性质同前。外院就诊查B超：右膝髌上囊积液，右膝髌下深囊少量积液；全身骨显像：双侧胸锁关节、胸骨柄、$T_{5,8,10}$、

$L_{2\sim5}$ 及左骶髂关节代谢增高灶。脓疱皮疹活检病理：表皮上见大脓疱形成，下方真皮浅层较弥散的淋巴细胞浸润。为进一步诊治入院。病程中患者无腹痛、腹泻、口腔及外阴溃疡等，体重无变化。既往史、个人史、月经婚育史无特殊。家族史：一兄患牛皮癣，一姐有足跟痛、腰痛、外周多关节疼痛史。入院查体：双手掌、足底、足背、双小腿可见散在 0.2~0.5cm 大小脓疱疹，部分破溃，脱屑，结痂并色素沉着（图 1）。前胸壁、胸腰椎压痛阳性，双侧肩、肘、腕、MCP、PIP、髋、膝、踝关节压痛，右侧浮髌试验阳性，双侧 4 字试验阳性，骨盆倾压试验阳性，各关节无畸形，关节活动度可。心肺腹查体无特殊。双下肢无水肿。

　　辅助检查：血常规：白细胞、血红蛋白正常，血小板（368~402）×10^9/L。肝肾功能、电解质正常。尿常规、便常规、便潜血阴性。ESR 35mm/第一小时，CRP 21.2mg/L。HLA - B_{27} 阳性。

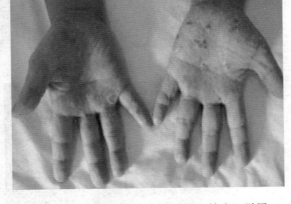

图 1　双手掌脓疱疹，部分破溃、结痂、脱屑

ANA（+）1:40 均质和斑点型，抗 ds - DNA 及抗 ENA 阴性；类风湿因子（RF）、抗环瓜氨酸多肽抗体（抗 CCP）、抗核周因子（APF）、抗角蛋白抗体（AKA）均阴性；免疫球蛋白正常；补体：CH50 65.6U/ml，C3 170mg/dl，C4 正常。锁骨像：右侧锁骨较左侧明显增粗、肥厚（图 2）；双侧胸锁关节 CT：胸骨柄及

胸骨体连接部肥大，伴骨质破坏（图3）。胸腰椎正侧位：曲度可，序列齐，各椎体轻度骨质增生。双骶髂关节CT：双骶髂关节间盘退行性变，伴左髂骨面骨质增生硬化。胸骨组织病理：少许软骨组织中见软骨化骨组织及少许纤维组织。

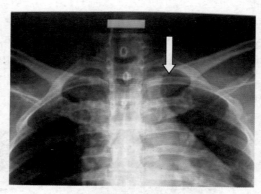

图2　左锁骨明显增粗、肥厚

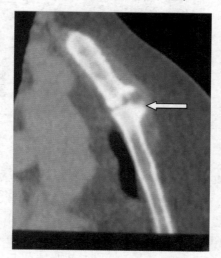

图3　胸骨柄可见骨质破坏

　　请皮肤科会诊，结合皮肤病理考虑患者手足皮疹为典型的掌跖脓疱病。分析该患者的临床表现，患者除皮疹外有明确的锁骨增粗、肥厚，有右膝滑膜炎，有胸骨柄的骨炎，因此考虑 SAPHO 综合征诊断成立。鉴于患者全身炎症反应指标如 ESR 等明显升高，关节症状表现突出，故予泼尼松 20mg qd、SASP 1g bid、甲氨蝶呤（MTX）10mg/w、羟乙磷酸钠 200mg bid 等治疗。患者 ESR、CRP 降至正常，出院。随诊 1 年，病情持续稳定。

　　最终诊断：SAPHO 综合征

诊断难点：

- SAPHO 综合征较为罕见，临床医师认识不足；
- 缺乏特异的检查手段，仅仅依靠临床表现和影像学检查难以与其他疾病鉴别；
- 临床表现多样，皮肤与骨关节症状不平行，两者发病间隔可长达 20 ~ 38 年，甚至部分病人缺乏皮肤表现。

启示：

- 对仅有皮肤损害或骨关节病变的患者，应仔细问诊既往病史，仅有骨关节病变的疑诊患者应密切随访；
- 熟悉 SAPHO 综合征的特征性表现，提高对该病的认识。

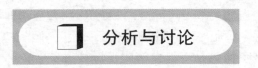

分析与讨论

　　患者病程长达 25 年，症状反复发作，并于短期内明显加重。其主要病例特点为：①皮肤病变：反复出现的手足脓疱疹，病理证实为典型的掌跖脓疱病。②骨关节病变：a 胸锁肋部关节受累：反复发作前胸壁疼痛，胸骨 X 线检查提示胸锁肋部骨肥厚，骨扫描显示双胸锁关节、胸骨柄放射性增高，有较特异的"牛头征"表现（双侧胸锁关节和胸骨柄放射性增高，外形似牛头）。放射性增高区提示存在慢性骨髓炎，胸骨活检也证实为无菌性骨髓炎。b 脊柱及骨盆关节受累：反复发作的炎性下腰痛及骶髂关节疼痛，双骶髂关节 CT：双骶髂关节间盘退行性变，伴左髂骨面骨质增生硬化。c 外周关节受累：双手小关节及膝、踝、肘等关节疼痛，右膝关节肿痛，关节囊积液。③家族史：哥哥有银屑病，姐姐有反复发作的足跟痛、腰痛、外周多关节疼痛。④辅助检查中 ESR 等炎性指标升高，我院查 HLA - B$_{27}$ 阳性，RF、ANA 等均无明显异常。

Benhamou 等于 1988 年制定了 SAPHO 综合征（synovitis, acne, pustulosis, hyperostosis and osteitis）诊断标准，符合下述一条或以上，同时除外感染、肿瘤等疾病可诊断：①关节损害合并严重痤疮；②关节损害合并掌跖脓疱病；③肢端、脊椎或胸锁肋部关节的骨肥厚；④慢性复发性多灶性骨髓炎。因此，该患者的 SAPHO 综合征可确诊。

患者有明确的银屑病家族史，HLA - B$_{27}$ 阳性，很容易考虑到银屑病关节炎的诊断，但患者皮肤损害主要表现为掌跖脓疱病（PPP），不是银屑病的常见表现，而且胸锁肋部关节不是银屑病关节炎常见受累部位，骨炎、骨肥厚也不能用银屑病关节炎解释，因此银屑病关节炎可除外。SAPHO 综合征，即滑膜炎 - 痤疮 - 脓疱病 - 骨肥厚 - 骨髓炎综合征，是一种非常罕见的疾病，目前较多观点认为是一组血清阴性脊柱关节病，部分学者认为是一种慢性反应性骨炎。儿童和成人均可发病，女性略多于男性。由于病例数少，人群发病率尚缺乏详细数据。

该综合征主要累及骨关节和皮肤，骨关节受累部位的分布与年龄相关。在成年人骨髓炎最常发生于前胸壁，早期主要症状为前上胸壁肿痛，病程后期可出现胸锁肋部骨肥厚和融合，也可发生于脊柱、长骨、髂骨、下颌骨和耻骨。滑膜炎最长发生在前胸壁（65%～90%），其次为脊柱（33%）、骶髂关节和外周单关节或多关节。骨肥厚最常见于前胸壁，偶可见于椎间盘，少见于骨盆和四肢长骨。在儿童和青少年，SAPHO综合征主要表现为慢性复发性多灶性骨炎，主要累及前胸壁，尤其是锁骨，多有四肢长骨干骺端多灶或对称性受累。本例患者病变特点与文献报道相符，以胸锁肋部骨炎起病，逐渐累及脊柱、骶髂关节，病程较晚阶段出现外周关节的受累。但因对该病认识的不足，导致病程长达25年才得以确诊。

关于SAPHO的皮肤损害，文献报道本病有60%可出现皮肤病变，最常见的为掌跖脓疱病、严重痤疮（暴发性或聚合性），分别占55.7%和18.3%，化脓性汗腺炎较少见。皮肤病变和骨关节病变可以同时或先后出现。大部分出现间期在两年内，也有长达20～38年的报道。Hayem等长期随诊120例SAPHO综合征患者，发现84%合并皮肤损害（掌跖脓疱病32%，痤疮18%，寻常型银屑病10%），而16%一直未发现皮肤受累。上述文献报道中SAPHO综合征皮肤病变发生率有较大差异，可能与随诊期限不同有关。本例患者皮肤病变主要表现为掌跖脓疱病，发生于骨关节症状后23年，这也是该患者长期未能诊断的重要原因。

该病实验室检查无特异性，WBC、ESR、CRP正常或稍增加。RF、ANA大多阴性，$HLA-B_{27}$的阳性率为13%～30%。如本例$HLA-B_{27}$即为阳性，加之有皮疹，更易误诊为银屑病关节炎。在影像学方面，早期X线检查正常或肋锁韧带轻微骨化。晚期则除上述部位外其他区域也可骨化，特征性的X线表现为胸锁肋部位骨肥厚，胸锁关节骨性连接、肋锁区骨化，胸锁肋部CT扫描、MRI检查较X线更敏感。全身骨扫描提示受损区放射性增高，典型者呈"牛头征"表现。SAPHO综合征可引起多发或严重的骨质破坏，应与肿瘤骨转移鉴别。如本患者CT发现明确骨质破坏后，为除外肿瘤而进行了胸骨活检，除外了肿瘤，证实为炎性病变，即为SAPHO的表现之一。Kawai等发现皮肤、滑膜在组织学上表现与骨组织相似，可见相同炎症细胞浸润。本例患者皮肤病理表现与文献报道相符，有淋巴细胞浸润，提示慢性炎症反应，骨组织中仅见软骨化骨及纤维组织，未发现淋巴细胞浸润，提示病变为晚期。病理学检查并不是诊断SA-PHO综合征所必需的，但在除外感染、肿瘤、结节病、贝赫切特综合征（白塞病）方面有重要意义。

　　该病病程多迁延，症状反复发作，但很少进展引起脊柱或外周关节功能障碍，主要为慢性疼痛影响生活质量，治疗首先选用NSAIDs和镇痛药，效果不理想时可应用糖皮质激素、SASP、MTX等。有临床研究发现氨羟二磷酸二钠和唑来磷酸等双磷酸盐类药物是SAPHO综合征有效治疗方法，但该药价格较高且可引起骨硬化症和肾功能损害，临床应用受到限制。近期研究发现抗TNF α抑制剂可显著改善皮肤和骨关节症状，骨扫描可见到病变部位放射性较治疗前明显减弱，但停药后易复发。也有报道应用抗TNF α抑制剂改善骨关节病变时皮肤病变改善不明显，甚至可能诱发或加重掌跖脓疱病。因此该类药物疗效尚需进一步研究。

　　本例患者病程长达25年，在胸骨疼痛症状出现后23年才出现皮肤受累，且临床症状严重。在积极行影像学和病理学检查后除外了肿瘤、银屑病关节炎等，最终得以确诊。并在给予糖皮质激素、SASP、MTX和羟乙磷酸钠等相应治疗后，患者短期内症状明显缓解，随诊观察病情稳定。SAPHO作为一种罕见的疾病，常易漏诊、误诊，因此临床医师应提高对本病的认识，可早期诊断、早期治疗，改善预后。

（朱　岩　冷晓梅　田新平　曾小峰）

专家点评

唐福林教授：关节疾病的诊断看似简单，实际复杂，尤其是出现腰骶部、髋关节痛、膝肿痛、HLA-B$_{27}$阳性时，常被风湿科医师诊断为强直性脊柱炎或未分化脊柱关节病。本例病初表现为胸痛，且在病程中出现右锁骨增粗、肥厚，胸骨柄连接部肥大，伴骨破坏及掌跖脓疱病，难以用典型的血清阴性脊柱炎来解释。临床主管医师通过参阅文献，最后以一元论思路诊断为 SAPHO。通过该例的诊断进一步提示临床工作必须结合患者的症状、体征、实验室和影像学检查进行全面分析，不要主观臆断。对诊治少见、罕见的疾病能促使医务人员读书、读书、再读书。

第13例　发热-皮疹-鼻塞、流涕-黑便、咯血

病例摘要

　　患者男性，22岁，因"流涕、鼻塞、耳痛伴发热1月余，鼻出血半月，咯血3天"入院。患者于2006年5月中旬受凉后出现流涕、咽痛，几天后出现鼻塞、双耳痛，右耳明显，伴发热，体温最高39℃，当地医院查尿常规：红细胞25/μl，尿蛋白（+），白细胞100/μl，以及红细胞沉降率（ESR）36mm/第一小时。给予利巴韦林、先锋霉素、青霉素、甲硝唑等治疗后病情无好转。发热加重，双耳溢脓，听力下降。2006年6月间断鼻出血（2~3天1次）。外院鼻窦CT：双侧上颌窦、蝶窦及鼻腔内可见不同程度高密度影，双侧中耳乳突炎，右侧为著。诊断为化脓性中耳炎，给予右耳鼓膜切开引流脓液，并给予环丙沙星滴耳，静滴菌必治治疗，耳痛有缓解。发热加剧，高热，体温高于39℃，且双耳听力明显下降。6月下旬有一过性右膝关节严重肿痛，影响步行，同时发现有尿中泡沫增多。发病以来体重减轻10kg。6月25日因病情进行性加重来北京协和医院急诊就诊。查腹部超声：肝脾大；胸片：双肺炎性病变；血气：SO_2 75mmHg（管道吸氧2L/min）；肝功：丙氨酸转氨酶101U/L，总胆红素（TBil）29.1μmol/L；尿常规：尿蛋白1.0g/L，葡萄糖5.5mol/L，红细胞200/μl。6月25日开始出现黑便、咯血，全身皮肤广泛分布紫癜、淤斑，为进一步诊治收入院。既

往：近 2 年常有鼻塞、流脓涕。2004 年曾无诱因出现双侧腕关节肿痛明显。入院查体：全身多处皮肤可见紫癜、淤斑。双侧鼻腔可见干燥血块，乳突及鼻窦区无压痛。嘴唇、唇黏膜、颊黏膜、上下鄂黏膜、舌缘均可见大小不等的溃疡，咽后壁可见血性分泌物。心率 115 次/分，左下肺可闻及少量湿啰音。入院后监测 Hb 呈下降趋势，由 87g/L 逐渐降至 57g/L，ESR 66mm/第一小时，C 反应蛋白（CRP）83.3mg/L，类风湿因子（RF）36.4U/ml。6 月 29 日查谷氨酸氨基转移酶（ALT）114U/L，白蛋白（ALB）27g/L，γ谷氨酰转肽酶（GGT）130U/L，碱性磷酸酶（ALP）192U/L，肾功能正常。抗中性粒细胞胞浆抗体（ANCA）（＋）1∶1280，抗髓过氧化物酶 ANCA（MPO－AN-CA）（－），抗蛋白酶 3 ANCA（PR3－ANCA）＞300RU/ml。心脏超声：少量心包积液。6 月 30 日行鼻黏膜及口腔溃疡活检，病理示鼻黏膜显慢性炎症，黏膜下见肉芽组织形成。6 月 28 日至 6 月 30 日行甲泼尼松龙冲击治疗（1g/d），同时给予静脉丙种球蛋白20mg×5 天。7 月 1 日患者体温上升至39.1℃。血气分析（吸氧 5L/min）：pH 7.523，$PaCO_2$ 26.9mmHg，PaO_2 47mmHg，SO_2 85.7%。床旁胸片：右侧中下肺大片高密度影。考虑肺部感染可能，予马斯平 2g q12h。患者呼吸衰竭进一步加重，查胸部 CT：双上肺可见小结节影，双侧中下肺可见大片实变影。7 月 3 日转入内科重症监护室（MICU）。入 MICU 后予气管插管，呼吸机辅助呼吸，插管后气道内吸出大量鲜红色血性液体。行床旁支气管镜，肺泡灌洗液为鲜红色血性，结合病史，弥漫性肺泡出血诊断明确。BALF 及气道吸出物行多次细菌培养（－），真菌培养均（－），并行多次血培养（－）。考虑呼吸衰竭为弥漫性肺泡出血所致，而弥漫性肺泡出血则是原发病活动未能控制的结果，故再次予甲泼尼松龙 1g，连续 3d 冲击治疗。治疗后患者血氧曾一度改善，但于冲击后第 4 天病情急转直下，出现血压下降，$PaCO_2$ 逐渐升高 43.1mmHg，升至 126mmHg，pH 逐渐降至 7.03。考虑患者感染风险大，不除外感染性休克，加用泰能、稳可信抗感染治疗。行漂浮导管检查提示血流动力学状态为高排低阻型，感染性休克成立。虽积极控制感染并调整血流动力学状态，但分钟通气量在 15L/min 时仍出现渐加重呼吸性酸中毒，原因可能为肺泡出血引起死腔通气增加。后血培养回报为肺炎克雷伯杆菌。之后出现 SpO_2、心率、血压骤然下降，抢救无效死亡。死亡原因考点为 II 型呼吸衰竭和感染性休克。

分析与讨论

本例是一青年男性，病史仅 1 个月，起病急，进展迅速。主要临床表现①全身症状：发热、关节疼痛、体重减轻；②皮肤黏膜：全身出血性皮疹，口腔溃疡；③上呼吸道：流涕、鼻塞、鼻出血，鼻窦占位以及中耳感染，耳痛，听力下降明显；④肺部：咳嗽、痰中带血，咯血，低氧血症；⑤肾：血尿、蛋白尿；⑥消化系统：肝功异常，上消化道出血，黑便，便潜血（ + ）。患者多系统受累非常突出，全身炎症指标显著升高，又有 C - ANCA 高效价阳性，活检提示肉芽肿形成，因此韦格纳肉芽肿（WG）诊断明确。本例的特点在于累及脏器的范围非常广泛，且每一受累脏器的表现都很严重，而病情变化又极其迅速。这种情况下，敏锐的判断、积极的治疗是非常重要的。

韦格纳肉芽肿是一种坏死性肉芽肿性血管炎，病变可以累及小动脉、静脉、毛细血管，偶尔累及大动脉。典型表现在头颈区（ENT 范围）、下呼吸道（L）及肾系统（K），简称 ELK。

表现为鼻炎、鼻窦炎、肺部病变和进行性肾功能衰竭。此外 WG
还可累及皮肤、消化道、关节、心脏、中枢神经系统等，出现
结肠炎、消化道出血、心脏房室传导阻滞、面瘫等表现，还有
少数报道泌尿系统、内分泌系统受累，可以表现为尿道炎、糖
尿病。

　　WG 病理特征分为主要表现和次要表现。典型的 WG 的主要
病理表现（同时也是病理诊断标准）有三条：①组织坏死；②
血管炎；③肉芽肿伴中性粒细胞、淋巴细胞、浆细胞、嗜酸细
胞炎性浸润。次要表现通常不被注意且不是 WG 的诊断标准，它
包括肺间质纤维化（26%）、肺泡出血（49%）、组织嗜酸细胞
浸润（100%）、组织腔内纤维化（organizing intraluminal fibrosis，
70%）、内源性类脂性肺炎（endogenous lipoid pneumonia，
59%）、淋巴细胞聚集（lymphoid aggregates，37%）和多种的支
气管损伤包括急性、慢性支气管炎，肺泡细支气管炎（follicular
bronchiolitis）在内的多种支气管损伤（28%）和闭塞性支气管炎
（bronchiolitis obliterans，31%）。这些次要的肺部表现通常出现在
典型的 WG 结节周围，但次要表现在 18% 标本中为主要特点，
其中 7% 为弥漫性肺泡出血。

　　韦格纳肉芽肿并发弥漫性肺泡出血（diffuse alveola hemor-
rhage，DAH）的病例极为少见，国内相关报道较少，国外多为
个案报道。肺部受累的常见临床表现主要为咳嗽、脓痰、血痰、
咯血、气短、呼吸困难等。WG 中 85% 以上有肺部受累，近 1/2
为首发症状。影像学双肺受累较单侧肺更常见，CT 可表现为肺
部多发的大小不等的结节（胸膜下多见）、团块、厚壁或薄壁空
洞、渗出或实变，要注意与肺脓肿、肺结核、肺炎和肺癌鉴别，
需要通过多次的病理活检来明确诊断。患者的胸片提示有双肺
炎性病变，胸部 CT 既可以看到团块影，又可以看到双侧中下肺
肺泡实变影，符合肉芽肿结节形成同时并弥漫性肺泡出血的改

变。没有并发 DAH 的 WG 对治疗的反应通常较好，正规治疗可使 90% 以上病患得到缓解，生病存期平均提高 5 个月，病死率降至 20%，尚未累及肾者效果更好。但是并发 DAH 使病死率明显升高，可大于 50%。

弥漫性肺泡出血是由于肺泡毛细血管膜损伤所致的弥漫性肺泡内出血，是极为少见而且危及生命的病症。引起 DAH 最常见的免疫性系统性疾病为小血管炎，第一位是显微镜下多血管炎（MPA），其次是韦格纳肉芽肿、Goodpasture 综合征、系统性红斑狼疮和 Churg－Strauss 综合征，贝赫切特综合征及其他系统性血管炎也可以发生 DAH，但更为罕见。

弥漫性肺泡出血的病理表现为肺泡毛细血管炎，研究证明其与抗中性粒细胞胞浆抗体（ANCA）密切相关，称之为 ANCA 相关性肺泡出血。ANCA 主要包括抗蛋白酶 3 抗体（抗 PR3，c－ANCA）和抗髓过氧化物酶抗体（抗 MPO，p－ANCA）。WG 患者主要为抗 PR3 阳性，而 MPA 患者主要为抗 MPO 阳性。不论原发病是什么，有肺泡出血的患者只要 ANCA（＋），则是肺泡毛细血管炎存在的强有力证据。也有 ANCA 阴性的 WG 并发 DAH 的病例报道，这些患者的治疗反应很好，比 ANCA 阳性者预后好。

DAH 的诊断包括：临床表现有呼吸困难、咯血，查体有肺部弥漫性爆裂音，检查有低氧血症、肺部渗出或实变影、贫血、血性和（或）有含铁血黄素吞噬细胞的支气管肺泡灌洗液或痰中找到含铁血黄素细胞及胸部以外的血管炎证据、血小板数量和功能正常、无明显的凝血功能障碍。这些对诊断 DAH 有很大帮助。DAH 也可以无明显的临床表现。放射影像学新出现了难以解释的双肺肺泡渗出影，同时血红蛋白下降，这时应怀疑 DAH。

我们所能检索到的比较早的报道是 Hensley 等报道的一例 57

岁的女性 WG 患者，表现为弥漫性肺泡出血和急性肾衰的病例报道是这例 WG 患者的最初表现，与 Goodpasture 综合征尤为相似。患者肺部多发结节并有空洞形成，肺组织病理明确诊断 WG，肾组织病理活检为急进性肾小球肾炎和血管炎，并有免疫荧光着色的免疫复合物沉着。Sanchez－Masiques 复习文献并总结了 18 例 WG 合并肺泡出血的临床病例特点：与典型 WG 相比较，有肺泡出血的 WG 患者有更多的系统性血管炎和肾小球肾炎的表现和证据，而较少有上呼吸道受累的证据。DAH 是 WG 极为严重的并发症，部分病例表现为"爆发性"的特点，病死率大于 50%。Sauvaget 等回顾性研究了 9 例并发肺泡出血的 WG 病例，全部的 9 例都同时有急进性肾小球肾炎，数月前或数年前有上呼吸道病变。所有的患者均接受了激素的治疗，有 8 例联合应用了环磷酰胺，5 例患者呼吸道的症状有很快的改善，相反肾病变却加重了。2 例患者在急性期死亡，1 例死于肾衰，1 例死于感染性休克。WG 是一种系统性的疾病，但发病可能仅为肺部孤立的团块，在老年人很容易误诊为肿瘤，外科肺叶切除术后依靠病理才得以诊断为 WG。这种病例虽然没有临床症状，但仍需要全身的内科药物治疗，否则可能会复发，并可表现为突发的肺泡出血。

　　治疗方面，除了常规治疗血管炎的糖皮质激素和免疫抑制剂以外，Iwatani 等人用双滤过血浆置换法（double filtration plasmapheresis，DFPP）联合激素和免疫抑制剂，成功地治疗了 WG 合并弥漫性肺出血。在 DFPP 治疗后患者的病情很快得到控制并缓解。DFPP 在治疗 WG 尤其是 WG 合并的肺出血方面有很大的效果和潜力。血浆置换通常还应用于 Goodpasture 综合征和治疗反应差的狼疮。国内通常也在系统性血管炎以及其他自身免疫性疾病的急性加重期行血浆置换，这时患者血浆里与病情相关的自身抗体效价往往很高，血浆置换可以在比较短的时间里将带有这些抗体的血浆置换掉，以达到快速阻止病情恶化的目的。置换血浆可以是冰冻人血浆，也可以用5%白蛋白作为替代血浆，称为代血浆置换（therapeutic plasma exchanges，TPE）。血液透析（hemodialysis）也可以有相同的作用，只不过是将自身血液中的抗体用透析的方法祛除掉。

　　弥漫性肺泡出血是WG少见的严重并发症，正确的诊断和快速果断的处理才能挽救生命。正因如此，本患者在收入院当天就立刻进行了大剂量激素的冲击治疗。尽管当时我们不能完全除外肺部感染，而且激素冲击会加重感染，但是由于原发病急进性加重并危及生命，较感染更加剧烈和危险，因此激素冲击成为必然。对于本病例，我们的治疗是积极的，但是由于患者病情进展太快而且合并了院内感染，很遗憾我们没有救治成功。对于WG合并DAH这样严重而病死率极高的疾病，尽快根据临床表现、ANCA、胸部CT、支气管镜肺泡灌洗、病理活检等作出诊断，并抓住时机积极治疗，同时兼顾积极有力的抗感染应是控制病情、减少并发症的有效途径。

（钟　华　冷晓梅　张　烜　唐福林）

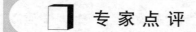

专 家 点 评

　　董怡教授：本患者病情凶险，发展迅速，自发病到死亡仅2月余。患者诊断明确，为韦格纳肉芽肿。造成恶性结果的是严重的毛细血管壁的破坏后引起多部位的出血，其中尤以弥漫性肺泡出血最为危重。弥漫性肺泡出血一方面引起呼衰缺氧，使血管壁更难修复，同时为继发各样病原体感染的温床。肺泡出血的基本治疗是治疗原发病，即妥善治疗韦格纳肉芽肿。此患

者应用甲基泼尼松龙冲击为主的治疗，这是合理而必需的，如
静脉给环磷酰胺或血浆置换并用则可能改变患者预后。糖皮质
激素加环磷酰胺是治疗免疫性血管炎的基础疗法。

第14例 双下肢结节、破溃－血管闭塞－HCV 感染

病例摘要

　　患者女性，53 岁，主因双下肢皮疹、结节、皮肤破溃 18 年，伴疼痛半年于 2007 年 8 月 20 入北京协和医院。患者于 1989 年无明显诱因双下肢出现散在皮疹，大致呈对称性。皮疹大小不一，最大者 1.5cm × 1.0cm，高出皮面，红色，压之可褪色，皮下可扪及结节，有压痛。数日后皮疹中心变白，破溃，流出清亮液体伴少量坏死物。2 ~ 3 个月可自行愈合，遗留局部皮肤凹陷、色素沉着及瘢痕形成。同时伴有双下肢乏力，无明显感觉障碍。未诊治，上述症状反复发作。2006 年初，患者于上海华山医院行病变皮肤活检，病理提示"血管炎"改变，予帕夫林、雷公藤多苷治疗，效果不明显。2006 年冬天开始出现左下肢疼痛，活动后加重，并逐渐累及右下肢，伴麻木、无力，行走踩棉花感，肢体皮温降低。症状逐渐加重，于 2007 年 5 月，运动耐量明显下降，平地行走 100m 即感右下肢胀痛，出现间歇性跛行，进行性加重。至 2007 年 8 月，行走 10m 即感下肢胀痛。2007 年 8 月 9 日于我院门诊查血常规白细胞 2.34 × 10⁹/L，血红蛋白及血小板大致正常；肝脏生化检查：天冬氨酸转氨酶（AST）101U/L，余均正常；肾功能正常；红细胞沉降率（ESR）50mm/第一小时；补体：CH50 61.5U/ml，C3、C4 正常；HCV – Ab（＋）；HCV – RNA 拷贝数 1.8 × 10⁵/L；抗核抗体

（ANA）1∶160，斑点型（S），抗中性粒细胞胞浆抗体（ANCA）
（－）。血管超声提示右上肢、右下肢动脉、左胫前动脉、左胫
后动脉血流速度减低。病程中无明显发热。既往史：2004 年查
体发现丙肝抗体（HCV－Ab）阳性，给予干扰素治疗（具体治
疗方法不详）2 个月，后因发热而停用，未行其他治疗。无输血
史，否认传染病史，否认其他特殊疾病史。家族中无类似患者。
入院体格检查：右上肢 BP 120/80mmHg，左上肢 BP 140/
90mmHg。右侧颈动脉、肱动脉及桡动脉搏动减弱，左侧上颈动
脉及上肢动脉搏动正常；双侧腘动脉、足背动脉搏动减弱，以
右侧为著；双侧内踝动脉搏动消失。双下肢多发、散在淤点，
可见陈旧性皮疹，部分遗留色素沉着、瘢痕形成，局部皮肤凹
陷，小腿屈侧多见。右小腿肌肉萎缩。双下肢胫骨中部以下皮
肤痛觉减弱，右侧明显，肢端皮温降低。四肢肌力 V 级。诊治
经过：入院后完善实验室检查。血常规：白细胞（2.8~3.5）×
10^9/L，血红蛋白及血小板正常；肝肾功能正常。ESR 28mm/第
一小时；C 反应蛋白（CRP）正常；ANA S 1∶40（＋），ANCA
（－），抗 ENA（－），补体及免疫球蛋白（Ig）定量正常。两次
冷球蛋白试验均为阴性；肌电图未见肯定神经源及肌源性损害。
2006 年上海华山医院皮肤活检蜡块经我院病理科会诊提示符合
"结节性血管炎改变"。双上肢动脉 CTA 检查提示右侧腋动脉中
度狭窄（图 1）。双下肢动脉 CTA：右侧腘动脉完全闭塞，侧支
循环形成（图 2），左侧股浅、胫后动脉中度狭窄。患者丙肝抗
体阳性，HCV－RNA 拷贝数明显升高，丙肝诊断明确，丙肝病
毒感染相关性血管炎可能性大，予以干扰素 α－2b＋利巴韦林抗
病毒治疗。同时根据 CTA 结果，考虑在血管炎基础上合并血栓
形成，同时应用低分子肝素抗凝治疗，并逐渐过渡至华法林抗
凝治疗，使 INR 维持在 2.0~3.0 之间。治疗 3 周后，复查 HCV
－RNA 拷贝数下降至 5.1×10^4，但下肢疼痛症状无明显改善，

皮疹无变化。经全科病例讨论后，拟诊慢性丙型病毒性肝炎（活动期）。HCV 感染相关性血管炎、PAN 可能性大。治疗上，于 9 月 11 日开始应用泼尼松龙 40mg，qd，CTX 0.4g qw 治疗，并严密监测 HCV – RNA。1 周后患者下肢疼痛症状明显好转，步行距离延长 50m。

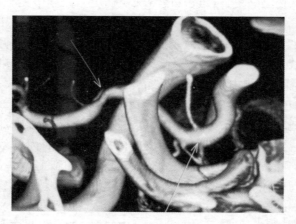

图 1　双上肢动脉 CTA：与对侧相比，右侧腋动脉明显狭窄

 诊断难点和启示

　　诊断难点：HCV 感染合并血管炎以冷球蛋白血症性血管炎多见，而 PAN 鲜有报道，该患者以中等血管受累为主，无明显内脏受累证据，诊断较困难。目前关于 HCV 感染相关性血管炎的治疗尚无一致结论。

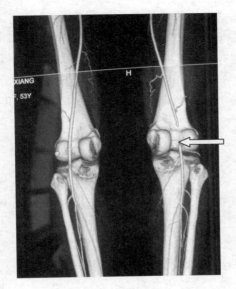

图 2　双下肢动脉 CTA：右侧腘
动脉完全闭塞，侧支循环形成

　　启示：病毒感染与系统性血管炎关系密切，可表现为以小
血管受累为主的冷球蛋白血症性血管炎，也可表现为以中等血
管受累为主的结节性多动脉炎。HCV 感染相关性血管炎的治疗
较棘手，需根据患者具体情况制定个体化治疗方案。

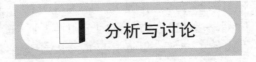

□　分析与讨论

　　该患者是一中老年女性，病史已 18 年，同时存在 HCV 感染
与系统性血管炎表现，但在发现 HCV 感染前即有血管炎表现，

主要表现为肢端皮肤溃疡、周围神经受累等，而无明确内脏受累证据，皮肤活检证实血管炎。四肢血管 CTA 提示中等血管狭窄、闭塞性病变。炎性指标 ESR、CRP 升高，支持 PAN 诊断。但该患者合并存在 HCV 感染，虽然发现目前 HCV 感染晚于血管炎，并不除外 HCV 隐匿感染或 PAN 作为 HCV 感染的肝外表现而首先出现的可能。目前国内尚无 HCV 感染合并 PAN 的相关报道。

已有研究证实，HCV 感染与自身免疫性疾病关系密切，一项有关 HCV 感染与自身免疫性疾病的注册研究（HISPAMEC）显示：在 180 例合并自身免疫性疾病的 HCV 感染的患者中，自身免疫性疾病的分布情况为：干燥综合征（Sjögren syndrome，SS）（77 例）、系统性红斑狼疮（43 例）、类风湿关节炎（14 例）、抗磷脂综合征（14 例）、结节性多动脉炎（8 例）及其他（24 例）。主要的免疫学异常包括：抗核抗体阳性、冷球蛋白血症及低补体血症等。检索我院自 1987～2007 年慢性丙肝病毒感染共 363 例，17 例合并自身免疫性疾病，其中合并血管炎 7 例（41%），合并 SLE 2 例（12%），合并干燥综合征 3 例（17%），合并类风湿关节炎 2 例（12%），合并其他自身免疫性疾病 3 例（17%）。HCV 感染合并血管炎的病理基础主要为冷球蛋白血症性血管炎，大约 50% 的 HCV 感染的患者血液循环中，可以检测到混合型冷球蛋白。HCV 相关性冷球蛋白血症性血管炎的临床特点主要为白细胞碎裂性血管炎和紫癜性皮疹。系统表现有关节痛、关节炎、淋巴结病、肝脾大、周围性肾病以及低补体血症（尤其是 C4 水平减低）、类风湿因子阳性。而 HCV 感染相关性结节性多动脉炎（PAN）却鲜有报道。PAN 为一种累及小至中等血管的系统性血管炎，大部分发病机制尚不清楚，但与 HBV 感染关系密切。据报道，PAN 患者中 50% 存在 HBV 感染，也有 PAN 与 HCV 感染的相关报道。有报道称 PAN 患者中 HCV

感染的阳性率为 5% ~ 12%。关于 HCV 相关性 PAN 的特点包括：皮肤表现较突出、常合并存在低补体血症、起病较急，病理表现为混合性炎性细胞浸润与坏死性血管炎。

PAN 的传统治疗为糖皮质激素 + CTX，但对于合并存在 HCV 感染者，免疫抑制治疗存在加速病毒复制的风险，鉴于此，我们首先予以干扰素 α – 2b + 利巴韦林治疗，HCV – RNA 拷贝数下降至 5.1×10^4，但患者下肢麻木、疼痛症状无明显好转，考虑患者血管炎未得到控制，故加用中等剂量泼尼松 ［0.5mg/（kg · d）］ + 环磷酰胺 0.4g iv，1 次/周。患者经上述治疗后，下肢疼痛、麻木症状明显缓解，步行距离延长。同时继续应用干扰素及利巴韦林抗 HCV 治疗，监测 HCV – RNA 变化。

虽然有关 HCV 感染相关性 PAN 报道较少，但需对感染相关性血管炎予以足够重视，因为感染尤其是病毒感染可能在系统性血管炎的发病机制中发挥一定作用，且治疗与传统系统性血管炎相比较有一些特殊之处，包括病毒、真菌、细菌在内的病原体感染均可诱发系统性血管炎，其中比较常见的有 HBV 相关性 PAN、HCV 相关性冷球蛋白血症性血管炎。认识到感染相关性血管炎的重要性不言而喻，因为其对治疗决策的选择不同于非感染相关性血管炎，针对有关病原体的治疗至关重要。目前对 HBV 感染相关性 PAN 的治疗，据研究报道抗病毒治疗联合血浆置换是有效的治疗方法，而对于 HCV 相关性冷球蛋白血症性血管炎的治疗，单纯抗病毒治疗（干扰素 + 利巴韦林）只能在一半患者中获得肯定疗效，而且复发率较高。有报道称血浆置换可以显著改善临床结果。抗病毒治疗联合低剂量糖皮质激素可以改善 HCV 感染相关性血管炎的临床预后，但可能需要治疗时间较长。晚近报道 CD20 单抗 – Rituximab 可用于对传统免疫抑制治疗反应不佳的难治性及合并脏器受累的 HCV 相关性冷球蛋白血症性血管炎治疗，有利于血管炎的缓解。Canada 等报道一例

HCV 感染同时合并冷球蛋白血症性血管炎与结节性多动脉炎患者，出现急进性肾小球肾炎、难治性高血压、胆囊炎，予以甲泼尼松龙 1.0g 冲击治疗，同时联合应用环磷酰胺 1.2 克/月及环孢素 A 治疗 6 个月，肾功能恢复正常，高血压得到控制，但 HCV – RNA 较治疗前升高，达 10^7 拷贝，转氨酶无升高，遂于 6 个月后开始干扰素 + 利巴韦林治疗，HCV – RNA 下降至 10^3 以下，病情稳定。

HCV 感染与自身免疫性疾病关系密切，其中 HCV 感染相关性血管炎发病率较高，病理类型主要为冷球蛋白血症性血管炎，少数为结节性多动脉炎，二者可同时存在。关于 HCV 感染相关性血管炎的治疗较棘手，应根据具体临床情况制定个体化治疗方案。对于血管炎较轻的患者，单独应用抗病毒治疗（干扰素 + 利巴韦林）即可控制病情，但容易复发；若血管炎症状较重，或合并脏器受累，需在抗病毒治疗的基础上应用激素及免疫抑制剂治疗，必要时如合并危及生命的并发症时，需大剂量激素冲击治疗及积极免疫抑制剂治疗。若对传统免疫抑制治疗反应欠佳，可考虑生物制剂如 CD20 单抗 – Rituximab 等治疗。

（冷晓梅　王会娟　赵　岩）

专家点评

董怡教授：本患者诊断为 HCV 感染无疑，且属活动期。HCV 感染者可以出现肝外表现，如冷球蛋白血症、干燥综合征、自身免疫性甲状腺炎等，有血管炎时以冷球蛋白血症导致的小血管炎为多见。然而此患者的特点有中等血管（动脉）炎，且未查到有冷球蛋白血症，亦无内脏受损，故对本患者的血管炎与 HCV 感染的相关性产生一定疑虑。

患者的血管炎症状出现（1989 年）在发现丙肝抗体（2004 年）之前，似乎不支持两者的相关性。然而，有 80% 的 HCV 感染后无临床症状，即亚临床型丙型肝炎，并有 80% 呈慢性病程，其中部分保持丙肝病毒的活动性。本患者 HCV 感染已近 20 年，目前 HCV – RNA 复制仍高说明活动性强，因此，累及中、小动脉是可以理解的，并可认为本例是 HCV 相关的血管炎。

HCV 相关性血管炎首先治疗丙型肝炎，待控制后再进行免疫抑制治疗，否则丙肝病毒复制会加重。本例按上述原则治疗后有明显改善，但在随诊过程中宜据病情调整治疗重点。

第15例　关节痛－手足麻木－肢端坏疽－心力衰竭

病例摘要

　　患者男性，45岁。因多关节肿痛1年，双足无力麻木半年，肢端坏疽2周于2006年7月4日入院。患者1年前出现双侧肩关节、肘关节、腕关节、膝关节、双手掌指关节（MCP）、双侧颞颌关节疼痛，双手MCP有肿胀，受累关节晨僵10～30分钟。半年前出现左足跟痛，并逐渐出现双足背伸无力、左足外侧皮肤麻木、感觉减退，两周后出现双手各指端麻木、针刺痛，并逐渐向近端扩展至腕部，同时全身关节痛加重。外院肌电图显示：双侧腓肠肌神经源性损害，左胫前肌运动单元电位未引出，左胫神经感觉传导速度未引出，右胫神经运动、感觉传导速度未引出，双侧腓神经复合肌肉动作电位波幅降低、感觉传导速度未引出。外院给予泼尼松治疗，具体剂量不详，后关节痛有所减轻，但未规律服药。入院前两周，患者双足趾端，右手示指，左手示指、中指远端变黑、干硬，剧痛，左胫外侧及右足外侧皮肤坏死，逐渐形成两个深大溃疡。同时出现平卧时胸闷、气短，坐位后症状减轻。病情进展迅速，收入我院。既往无重要病史。体格检查：体温36.8℃，脉搏110次/分，呼吸20次/分，血压120/90mmHg。右手示指、左手示指、中指的末节及双足全部足趾干性坏疽（图1、2）。左胫外侧及右足外侧可见两直径分别为4cm×4cm及2cm×2cm的溃疡，深及皮下，表面干燥

（图 3）。双侧肘关节伸展不全，右肘关节伸面可及 1 枚 0.5cm ×
0.5cm 皮下结节，双手尺侧偏斜，双手 MCP_{2-4} 肿胀、压痛。双
足背伸无力，左胫外侧及右足外侧深浅感觉减退，双侧腓肠肌
萎缩、压痛。心脏各瓣膜区未及病理性杂音，双肺未及干湿啰
音，腹部查体无特殊。入院后查血常规：白细胞 $21.76 \times 10^9/L$，
血红蛋白 104g/L，血小板 $913 \times 10^9/L$；尿常规正常；肝肾功能
正常；C 反应蛋白（CRP）17.6mg/L，红细胞沉降率（ESR）
100mm/第一小时；抗核抗体（ANA）、抗中性粒细胞胞浆抗体
（ANCA）、抗可提取性核抗原抗体（抗 ENA）（–）；类风湿因
子（RF）711U/ml，抗核周因子（APF）（+），抗角蛋白抗体
（AKA）（+），抗环瓜氨酸多肽抗体（抗 CCP）711U/ml，狼疮
抗凝物（LA）（+），抗心磷脂抗体（aCL）（++++），D – 二
聚体（D – Dimer）（–），同型半胱氨酸 8.48μmol/L（参考值：
5 ~ 15μmol/L）。双手及双肘关节像未见明显异常。胸片：右下
肺纹理条呈罗网状，左肋膈角钝。心电图大致正常。腹部超声：
脂肪肝，胆囊内胆泥沉积。双手及肘部关节像未见明显异常。
超声心动图（UCG）：左心房室明显增大，二尖瓣轻度关闭不全
（相对性），左心室收缩功能重度减低，EF 22%。肺功能：阻塞
性通气功能障碍，弥散功能障碍。肺通气灌注显像：右肺上叶
前段、下叶外基底段、左肺下叶背段和后基底段灌注通气不匹
配；肺栓塞高度可疑；肺动脉高压；心影增大。双侧上肢、下
肢动静脉，肠系膜上动脉、肾动脉超声未见明显异常。全身骨
显像：双侧肩、肘、腕、指间、膝关节、左踝放射性摄取增高，
考虑为炎症所致。骨髓涂片：巨核系细胞增生活跃；骨髓活检：
骨髓组织中造血组织与脂肪比例大致正常，粒细胞比例增多，
尤以成熟中性粒细胞增多为著，巨核细胞易见。左下肢溃疡边
缘活检：皮肤组织显急性及慢性炎症，真皮浅层、皮肤附件及
小血管壁可见散在炎细胞浸润。

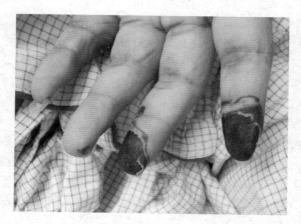

图1　左手示指、中指的末节干性坏疽

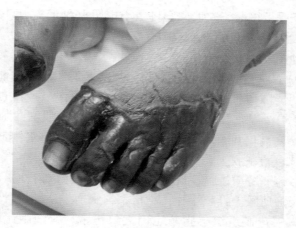

图2　左足全部足趾干性坏疽

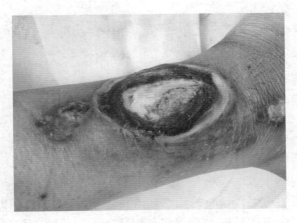

图 3 左胫外侧深大溃疡

入院后有阵发性呼吸困难发作，利尿治疗后症状逐渐改善。考虑患者肢端坏疽及皮肤深大溃疡为近期出现，且短期内进行性加重，全身炎症性指标显著升高，故入院后积极给予大剂量糖皮质激素冲击（甲泼尼松龙 1000mg，qd×3 天），并静脉应用丙种球蛋白 20g／d，共 5 天。同时给予环磷酰胺 1.0g 静脉注射，继而 0.2g 隔日口服及甲氨蝶呤 15mg 每周 1 次，低分子肝素和华法林抗凝。患者关节疼痛症状明显缓解，肢端坏疽和皮肤溃疡停止进展，部分局部坏死组织结痂脱落。

最终诊断：
类风湿关节炎
　血管炎
　肺栓塞
　周围神经病变
　肢端坏疽
　皮肤溃疡

扩张性心肌病

继发性血小板增多症

继发性抗磷脂综合征

分析与讨论

患者为中年男性，病程1年，逐渐进展，短期内急性进行性加重，病变累及关节、皮肤、血管、心脏和神经系统。对于多系统受累的病例，诊断的焦点经常集中于鉴别是否可以一元论解释疾病全貌或是同时合并多种疾病。本例诊断的问题可以分解为几个部分：

1. 类风湿关节炎及类风湿关节炎并发血管炎是否成立？

患者的关节表现为对称性多关节肿痛，累及颈椎、双侧肩关节、肘关节、腕关节、膝关节、双手掌指关节、颞颌关节，皆为类风湿关节炎的常见受累关节。查体发现双侧肘关节伸展不全，双侧掌指关节尺侧偏斜，肿胀、压痛，右肘关节伸面皮下结节。实验室检查：RF 高效价阳性，APF（＋），AKA（＋），抗 CCP（＋）。APF、AKA 和抗 CCP 抗体对 RA 诊断的特异性分别为93%、91% 和97.4%，因此，本例无论从临床表现还是 RA 特异性的自身抗体等方面均高度提示类风湿关节炎的诊断。影像学检查未发现异常，考虑是由于患者病程尚短，尚未出现 X 线平片所能见的关节破坏。同时，近期出现的类风湿结节、高效价的 RF 以及显著升高的 ESR 和 CRP 均提示疾病的明显活动。

本病例中出现的肢端坏疽、皮肤溃疡和外周神经病变（双手、足感觉运动障碍）提示存在血管炎，而这些病变也正是 RA

并发血管炎的最主要的表现。Scott 和 Bacon 将确诊的 RA 合并以下表现之一定义为 RA 并发血管炎：①单神经炎或外周神经病变；②肢端坏疽；③病理证实的坏死性血管炎同时有系统表现（如发热、体重减轻）；④较深的皮肤溃疡或关节外病变（如胸膜炎、心包炎、巩膜炎）合并肢端的梗死或病理证实的血管炎。由此，本例患者可确诊 RA 并发血管炎。

2. 是否合并原发血小板增多症？

本例的 PLT 显著升高，达 $913 \times 10^9/L$ 之多，如此高的血小板是继发于严重活动的 RA 呢，还是原发性血小板增多症？我们知道，RA 病情活动时高血小板血症并不少见。Karakus 等的研究中，21 个反应性血小板增多症的病例（包括缺铁性贫血和类风湿关节炎）血小板计数为 $(640 \sim 1200) \times 10^9/L$，而 24 个原发性血小板增多症的病例血小板计数为 $(600 \sim 987) \times 10^9/L$，因此血小板的绝对计数对鉴别原发性或继发性血小板增多症意义并不大。两者主要的鉴别点是：原发性血小板增多症病例常有脾大（40%）和血小板功能异常，另外原发性病例中血涂片可见巨大血小板以及骨髓中巨核细胞形态异常。因此，本例不支持原发性血小板增多症的诊断，考虑 PLT 升高为 RA 活动的反应。

3. 关于 RA 合并扩张性心肌病

RA 患者出现扩张性心肌病极为罕见，目前国际上仅有两例报道，发生机制不明。尸检研究发现 30% 的 RA 病例中有心肌受累，多为局限的非特异改变，多数患者生前没有症状，而广泛的心肌坏死少见。Slack 和 Waller 在 1986 年报道了一例出现急性心衰的 RA 病例，经心导管活检病理结果为心肌小动脉内皮大量 IgM 抗体沉积。Tsuji 等也在 1991 年报道了一例 RA 合并急性左心衰，给予激素冲击治疗后心功能恢复，作者认为心脏病变由血管炎和心肌炎症导致。虽然本例未行心肌活检，结合其全身广泛的血管炎表现，考虑心肌病变也是由血管炎导致。

4. RA 与肺栓塞

RA 患者发生动静脉血栓的风险较正常对照高，原因可能是多方面的，包括制动、关节置换手术、血管炎、激素治疗等。我们的病例中，通气灌注显像结果为多个肺段通气灌注不匹配，肺栓塞高度可疑，但超声检查未发现上、下肢静脉血栓，D-Dimer 水平也不高，提示肺栓塞为陈旧病变。RA 合并肺栓塞的病例报道很少见。1988 年 Morikawa 等报道一名 53 岁女性 RA 患者发生肺动脉高压，病理检查发现肺小动脉丛病变、内膜增生纤维化，同时也发现肺动脉血栓形成以及其他部位的小动脉炎。结合本例全身广泛的血管炎表现，且未发现静脉血栓的来源，用肺动脉的原位血栓形成解释 V/Q 的结果是合理的。同时，本例 aCL 呈强阳性，因此，考虑肺栓塞的形成应非单因素所致，RA 合并的血管炎和抗磷脂抗体共同参与了肺原位血栓的形成。

综上，该患者的多系统表现均可以由 RA 血管炎来解释，这一少见病例充分体现了 RA 血管炎病变的广泛性。RA 患者发生血管炎早在一个世纪前已有记载，当时描述的患者表现为神经滋养动脉受累；20 世纪的 40~50 年代，RA 与血管炎的关系得到医学界的认可。目前，它被视为一种 RA 相对少见的并发症，多见于长期血清阳性并且有类风湿结节的患者。Turesson 等报道 10 年累积发病率为 3.1%。RA 患者血管炎出现的年龄和病程长短差别很大，平均年龄为 61 岁（23~81），发生血管炎前 RA 的平均病程为 16 年（1~43）。主要的临床表现与累及的脏器部位有关，如本病例中出现的肢端坏疽、外周神经病变、皮肤溃疡均为较常见的表现。

RA 合并血管炎的机制尚未完全明确。Heurkens 等发现 68%（19/28）的 RA 血管炎患者血清中抗内皮细胞抗体（AECA）阳性，而该抗体的阳性率在无血管炎的 RA 和正常对照组分别为17% 和 0%。对其中 4 人的随访还发现，随着血管炎的临床改善AECA 效价也有降低。同一组研究者在使用 AECA－IgG 型抗体为标志物的研究中也报道了类似的结果。有学者认为 RA 血管炎由免疫复合物在关节外导致。另一种假说将 RA 分为单纯滑膜炎组和滑膜炎合并关节外表现组，认为两组涉及不同的疾病过程和机制。病例对照研究提示 RA 血管炎与男性、关节外表现、重症 RA 关节破坏、需要强化的抗风湿治疗相关，特别是与高效价的类风湿因子相关性最强。同时，有研究报道 RF 的 IgG 型和IgM 型与类风湿血管炎的预后相关。

恶性类风湿关节炎（malignant rheumatoid arthritis）被认为是RA 血管炎的另一种名称。这个名称于 1954 年由 Bevans 等提出，后在英文文献中逐渐被 RA 血管炎（rheumatoid vasculitis）所取代。恶性类风湿关节炎这一定义目前主要在日本医学界使用，所描述的疾病特点与类风湿血管炎完全相同。

类风湿血管炎的治疗方案尚无定论，以往的非随机对照研究支持使用环磷酰胺治疗类风湿血管炎，疗效不佳的病例可考虑肿瘤坏死因子抑制剂。此外，血浆置换，静脉丙种球蛋白、激素冲击治疗均有治疗成功的个例报道。

本例 RA 的病史仅 1 年，由于未系统治疗，在起初相对进展和缓的进程中突然加重，短期内出现全身多系统的血管炎的表现，尤其是扩张性心肌病的发生严重危及到生命，而对病情的迅速判断和积极的大剂量激素和免疫抑制剂治疗挽救了患者的生命，对临床类似患者的处理可提供一定的经验。

（张　峣　冷晓梅　张奉春）

专 家 点 评

　　董怡教授：本患者为病情高度活动的类风湿关节炎并发血管炎。患者有肺栓塞，入院时抗磷脂抗体（aCL 及 LA）均阳性，符合抗磷脂综合征（APS）。目前认为 APS 是一个独立的自身免疫病，有 50% 的 APS 与系统性红斑狼疮（SLE）并存或重叠，与其他结缔组织病：如干燥综合征、类风湿关节炎等并存，虽不如与 SLE 并存多，但还是极为可能的。而 APS 引起的肺栓塞并不少见。本患者的血管炎广泛且严重，是近年来在 RA 中极少见的，因此要想到 APS 在本病的血管病变中起了重要作用，血管壁有炎症和栓塞同时存在时，使小动脉管腔极度狭窄甚至闭塞阻断血流以致造成严重的组织缺血。患者经紧急的抗炎、免疫抑制、抗凝、对症治疗后，各方面症状得以明显改善，病情亦得以控制，可谓治疗成功，但这样患者仍需长期随诊酌情调整药物，如类风湿关节炎的疾病活动度、抗心磷脂抗体均为随诊中的重要项目。

第 16 例　发热、皮疹、关节痛 – 鼻出血 – 肝脾大

病例摘要

　　患者女性，24 岁，主因"发热、皮疹、多关节痛 1 个月"于 2007 年 1 月 23 日入院。2006 年 12 月 9 日无明显诱因出现发热，热型不规则，一日可有数个高峰，最高 38.5℃，伴畏寒、寒战、咽痛，双侧髋、膝、腕关节疼痛，双腕部肿胀，无晨僵。于当地医院就诊，查血常规：白细胞 12.9 × 10⁹/L，中性粒细胞 49.5%，血红蛋白 110g/L，血小板 106 × 10⁹/L；X 线胸片正常，诊为"上感"；应用青霉素、左氧氟沙星治疗，仍有发热、关节肿痛，并出现四肢、背部、颈部红色充血性斑疹，有痒感，热退后皮疹可消退，伴双下肢对称性可凹性水肿。来北京协和医院查血常规：白细胞 32.58 × 10⁹/L，中性粒细胞 87%，血红蛋白 74g/L，血小板 22 × 10⁹/L；尿常规：潜血（＋＋＋＋），蛋白（±）；尿沉渣：异形红细胞 90%；24 小时尿蛋白定量 1.6g；血生化：白蛋白（ALB）20.3g/L，乳酸脱氢酶（LDH）384U/L，谷丙转氨酶（ALT）、谷草转氨酶（AST）正常；红细胞沉降率（ESR）90mm/第一小时，C 反应蛋白（CRP）245mg/L；抗核抗体（ANA）（＋）1∶320 斑点型；补体、免疫球蛋白定量、类风湿因子（RF）正常，抗中性粒细胞胞浆抗体（ANCA）阴性；PPD、血培养、咽拭子、冷凝集试验、嗜异性凝集试验、肥达反应均阴性。肝、胆、胰、脾、肾超声正常，双膝关节平片未见

异常。浅表淋巴结超声：双侧颈部及腋下、双侧腹股沟可见直径 1~2cm 的淋巴结。胸腹部 CT：双侧胸腔积液，心包积液，纵隔及腋窝淋巴结增大，脾大。骨髓细胞学检查符合感染骨髓像。左腹股沟淋巴结病理：反应性增生。胸腔积液检查提示为渗出液，中性粒细胞 80%。胸腔积液病理未找到瘤细胞。当地医院考虑为成人 Still 病可能性大，2006 年 12 月 27 日开始甲泼尼120mg/d、丙种球蛋白 20g/d × 5d，症状无好转。2007 年 1 月 5日予甲泼尼龙 0.5g/d × 3d，关节痛、水肿略减轻。激素逐渐减为泼尼松龙 60mg/d，仍有间断发热。2007 年 1 月 21 日入北京协和医院。患者无光敏、口腔溃疡等。既往史、个人史、家族史无特殊。查体：轻度贫血貌，无皮疹，右腹股沟区可及 2 枚直径约 0.5cm 大小淋巴结，质软，活动可，无压痛。双肺呼吸音清，未闻及干湿啰音及胸膜摩擦音。肝脾肋下未及。双腕关节压痛、肿胀。双下肢对称性可凹性水肿。辅助检查：血常规：白细胞 $7.62 \times 10^9/L$，中性粒细胞 71.3%，血红蛋白 82g/L，血小板 $204 \times 10^9/L$，网织红细胞 4.85%；血涂片：异淋 4%，余大致正常；肝功能：ALT 309U/L，ALB 27g/L，LDH 1254U/L；尿常规：红细胞 200/μL，蛋白 0.3g/L。尿沉渣：异形红细胞 100%；24 小时尿蛋白定量：1.11g；便常规、潜血阴性；ESR 39mm/第1 小时，CRP 49.2mg/L，铁蛋白（SF）1500μg/ml；免疫球蛋白定量正常；补体：CH50 58U/ml，C3 159mg/dl，C4 正常；肌酶谱：AST 135U/L，LDH 1084U/L，肌酸激酶（CK）21U/L。PPD阴性，EB 病毒抗体阴性、巨细胞病毒 pp65 抗原阴性、弓形体抗体、单纯疱疹病毒抗体、冷凝集反应、肥达反应、外斐反应阴性；3 次血培养阴性。Coombs 试验阴性。ANA（+）S 1:640，抗 ds-DNA（-）；抗 ENA、抗心磷脂抗体（aCL）、狼疮抗凝物（LA）、ANCA、RF 均阴性；双手关节像未见异常；超声心动图大致正常。胸腹盆 CT：肝脾大。外院淋巴结病理我院会诊：

淋巴结反应性增生。肾穿病理为局灶节段性肾小球硬化（FSGS），免疫荧光阴性。

诊治经过：完善检查后考虑弥漫结缔组织病可能性大，继续泼尼松龙 60mg/d，患者仍有不规律发热，体温高峰 39.8℃，关节疼痛、皮疹反复出现。将激素加量至泼尼松龙 80mg/d，体温高峰降至 38.0℃左右，关节疼痛、皮疹略减轻。2007 年 2 月初患者再次出现高热，伴有反复鼻出血，复查血常规：白细胞 $3.10 \times 10^9/L$，血红蛋白 50g/L，血小板 $40 \times 10^9/L$。凝血：凝血酶原时间（PT）16s，活化部分凝血活酶时间（APTT）59s，纤维蛋白原（FBG）0.7g/L。查体：肝脾增大，肝肋下 3cm，脾肋下 4cm。行骨髓细胞学检查：增生活跃，吞噬细胞易见，并有吞噬血细胞现象。诊为巨噬细胞活化综合征（MAS），停用甲泼尼龙，换用地塞米松 10mg bid，并予环孢菌素 A 200mg/d（4mg/kg）、人免疫球蛋白 20g×5d 治疗，2 周后地塞米松减为 10mg/d，同时予输血浆、升白细胞、抗感染等治疗，四周后患者病情逐渐好转，体温正常，血常规、凝血、骨髓细胞学均恢复正常。随访一年，患者病情一直稳定，目前用药是泼尼松 10mg qd 和环孢菌素 A 100mg qd。

诊断：巨噬细胞活化综合征
　　　继发于结缔组织病可能性大

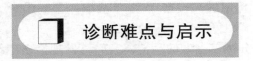

诊断难点与启示

诊断难点：

1. 有多系统损害，可符合系统性红斑狼疮分类标准，但症状、化验室检查均不典型。

2. 巨噬细胞活化综合征是风湿性疾病的严重并发症，多表现为慢性风湿性疾病。患者病情发生急剧变化，往往只考虑到原发病的活动，而忽略并发了严重的 MAS 的可能。

启示：

1. 熟悉各疾病诊断标准的同时应对疾病有深入的认识。

2. 慢性风湿病患者病情发生急剧变化，尤其是出现稽留热、肝脾大、血细胞减少、肝功能及凝血异常时，除考虑到原发病控制不佳，还应警惕是否合并巨噬细胞活化综合征。

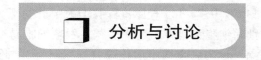

分析与讨论

本例患者为青年女性，以发热起病，在病程最初阶段即出现多系统损害：①关节：有膝、腕等多关节疼痛，双腕关节肿胀、压痛；②皮肤：四肢及躯干部红色充血性斑疹，发热时疹出，热退疹消；③肾：多次尿检提示血尿、蛋白尿，外院尿沉渣异形红细胞 100%，24 小时尿蛋白定量为 1.6g，有低蛋白血症、双下肢重度可凹性水肿；④血液系统：病初即发现血小板及血红蛋白下降；⑤浆膜：影像学提示心包及双侧胸腔有积液，且胸腔积液是以中性粒细胞为主的渗出液；⑥辅助检查多次 ANA 较高效价阳性。根据 1982 年美国风湿病学会 SLE 分类标准，本例患者似可符合 SLE 的诊断。

但仔细分析该患者的病情，我们可发现诸多不符合 SLE 或者说不典型之处：①该患者起病初白细胞明显升高，SLE 患者常见白细胞计数降低，升高者在 SLE 少见，而多见于成人 Still 病、系统性血管炎等；②患者的皮肤损害不是 SLE 的典型表现；③肾病理为 FSGS，尤免疫荧光阴性，不支持狼疮肾炎的诊断，当

然也有文献报道不足 1% 的狼疮肾可以有类似表现；④病情活动
但补体并不低；⑤ANA 阳性，但抗 ds－DNA、抗 ENA 均阴性；
⑥单核巨噬细胞系统增生明显：病初即有浅表及深部淋巴结增
大、脾大。根据以上几点，诊断 SLE 尚存在疑虑。但患者为青
年女性，存在多系统受累，并有高效价的 ANA 阳性，故弥漫结
缔组织病的诊断可以成立，但目前难以具体分类，而将来的转
归很可能发展为 SLE。

　　本例患者在北京协和医院住院诊治过程中病情曾一度急剧
变化，主要表现为再次出现的高热、明显出血倾向、肝脾增大，
血三系进行性下降、PT 和 APTT 延长、FBG 明显降低。应首先
考虑基础疾病的恶化，但此次病情变化与关节炎、皮疹不平行，
凝血异常难以用原发病解释，复查 ESR、CRP 等炎性指标较前
下降，且激素治疗反应差，上述情况均不支持原发疾病活动引
起病情恶化，这时就需要考虑到可能继发了某些严重并发症，
如严重感染、MAS 等。患者无呼吸道、泌尿系等感染相关临床
表现，多次血培养阴性，病毒血清学检查（－），无感染证据；
结合临床表现，MAS 应高度怀疑。骨髓涂片发现巨噬细胞吞噬
血细胞现象，对确定 MAS 诊断起了决定性作用。

　　MAS 是属于反应性噬血性淋巴组织细胞增生症（HLH）的
一种。HLH 分为家族性、反应性，家族性 HLH 为常染色体隐性
遗传病，通常在出生后两个月出现症状，最晚有 22 岁发病的报
道；反应性 HLH 往往有明确的诱因，如感染（包括病毒、细
菌、真菌等）、慢性风湿病、肿瘤（尤其是血液系统恶性肿瘤，
如非霍奇金淋巴瘤）。目前 MAS 通常特指继发于慢性风湿病的
HLH，该综合征最早报道发生于全身型幼年特发性关节炎
（SJIA），也最常见于 SJIA（7%～13% 可发生 MAS，甚至有文献
报道约 50% 骨髓中可发现巨噬细胞），近年来也有报道可发生于
SLE、成人 Still 病、幼年皮肌炎、系统性血管炎等。本例患者继

发于未分化 CTD，未见有文献报道。MAS 的发病机制目前认为主要与 T 淋巴细胞和巨噬细胞增生活化失控、继发的细胞因子瀑布反应以及自然杀伤细胞（NK）穿孔素编码基因突变所致的细胞毒功能下降有关，疾病活动、感染、药物可能是诱发因素。

　　MAS 临床上以稽留热、肝脾大、淋巴结增大、血细胞减少（2～3 系）、肝功能异常、DIC 和中枢神经障碍为主要特征。实验室检查方面，较有特征性的是血沉无明显升高，血清甘油三脂和铁蛋白升高。凝血酶原时间（PT）及部分凝血活酶时间（APTT）延长、FBG 显著降低、肝功能异常在 MAS 中也很常见。尽管病情活动，ESR 多小于 50mm/第一小时，主要与低纤维蛋白原血症有关。血清铁蛋白升高明显，与巨噬细胞活化的程度平行，认为其对 MAS 的诊断有着重要价值，同时也是疾病活动性的一个重要指标，甚至有文献建议血清铁蛋白大于 $1000\mu g/ml$ 即是应用人免疫球蛋白的指征。组织病理学方面，巨噬细胞浸润可出现在多个器官，如骨髓、淋巴结、肝、脾，甚至心、肺、肾、脑膜等，由于取材方法、部位、时间等因素，临床上获得假阴性结果很常见，因此有时需多次、多部位取材。有文献报道淋巴结、肝脏、脾脏组织病理阳性率要高于骨髓穿刺细胞学检查，但部分患者凝血明显异常、血小板低，肝脾活检风险大，临床医生需权衡利弊。本例患者临床表现较典型，骨髓穿刺两次也均发现巨噬细胞吞噬血细胞现象。

　　目前国内外尚无统一的 MAS 诊断标准，仍建议沿用国际Ravelli 指南，即借用 HLH 和 SJIA 并发 MAS 的诊断标准，即根据临床表现及特征性实验室检查可临床诊断，完全确诊需组织病理学证据。临床诊断过程中应注意：①诊断 MAS 需存在特定的自身免疫性疾病，同时应与原发病活动加以鉴别；②骨髓、淋巴结等组织病理检查有一定假阴性，无吞噬血细胞不能除外MAS；③注意鉴别有无感染、药物等诱因；④由于慢性风湿病多伴有血白细胞、血小板与纤维蛋白原计数升高，并发 MAS 时可能达不到 HLH 标准，延误 MAS 诊断；⑤MAS 可为慢性风湿病首发表现，应重视基础病的筛查。

MAS 是慢性风湿病致命性的并发症，起病急骤，病死率高，两项研究显示在 SJIA 中 MSA 病死率分别为 9%、22%，而且复发率高，约 14%。因此早期诊断和尽快治疗非常重要。目前尚无统一的治疗指南，多借用 2004 年修订的 HLH 免疫化疗方案（HLH－04）（地塞米松、依托泊苷、环孢素 A）。重症患者可考虑应用静脉甲泼尼龙冲击治疗 [15～30mg/（kg·d），连续 3d]。对于血清铁蛋白大于 1000μg/ml 患者可选择静脉使用人免疫丙种球蛋白。有文献报道应用血浆置换有清除细胞因子、降低肝酶、改善凝血、免疫调节等作用，治疗 MAS 可取得一定疗效。近来有应用 TNF－α 抑制剂依那西普（entanercept）治疗成功的病例，但也有使用 TNF－α 抑制剂后发生 MAS 的报道，与 TNF－α 抑制剂增加感染的发生有关，TNF－α 抑制剂应用的利弊还需临床研究进一步评价。对耐药或难治性 MAS 可考虑行造血干细胞移植。本例患者 MAS 诊断及时，并借鉴 HLH－04 方案，应用地塞米松、环孢菌素 A 及大剂量人免疫丙种球蛋白积极治疗，四周后病情完全缓解，随诊 1 年无复发，早期诊断和及时治疗对改善患者的预后至关重要。

（朱 岩 冷晓梅 张卓莉 唐福林）

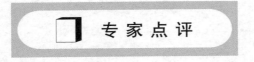

专 家 点 评

曾学军教授：巨噬细胞活化综合征是结缔组织病极其严重的并发症，如不能及时诊断、治疗，患者病死率很高。对于

CTD 的患者，不光要关注原发病的诊断、治疗及反应，还要关注病程中出现的难以用原发病解释的情况，如本例中的全血细胞减少、凝血功能障碍、肝脾短时间迅速增大等，及时的骨髓检查及治疗挽救了患者的生命。

第17例　发热、皮疹－关节肿痛－肝脾大、肝功能异常

病例摘要

　　患者女性，45岁。因间断发热、皮疹伴多关节肿痛8月余入院。2005年7月患者无诱因发热，体温38～39.5℃，伴畏寒、咽痛、背部红斑丘疹，左膝关节、双腕关节、双手各指近端指间关节（PIP）、左手第2掌指关节（MCP）肿痛，查血常规白细胞（WBC）7.2×10^9/L，血红蛋白（Hb）102g/L。肝功能：丙氨酸氨基转移酶（ALT）54U/L，红细胞沉降率（ESR）、C反应蛋白（CRP）增高（具体不详）。予莫西沙星、左氧氟沙星治疗无效。2005年8月就诊于北京协和医院感染科，查体发现颈淋巴结增大，无压痛。查血、尿常规正常；肝功：白蛋白（LB）3.0g/L，乳酸脱氢酶（LDH）532U/L，余正常；ESR 88mm/第一小时；CRP 8.3mg/dl；抗核抗体（ANA）均质型（H）、核仁型（N）1：160（＋）；抗双链DNA抗体（ds－DNA）、类风湿因子（RF）、抗可提取性核抗原抗体（ENA）、抗中性粒细胞胞浆抗体（ANCA）、抗Jo－1、抗心磷脂抗体（aCL）均阴性；肿瘤系列：无明显异常；肌电图：轻度肌源性损害。骨穿及骨髓活检大致正常。颈部淋巴结活检病理示"反应性增生"。肝穿刺病理："慢性活动性肝炎"。诊断考虑感染性疾病可能性大。先后予万古霉素、头孢美唑和阿米卡星抗感染治疗无效，且出现肝脾大，肝功能明显损坏，而停用所有抗生素，仅使用保肝药

物配合中药治疗，体温渐正常，肝功能正常。出院后患者服中药治疗，2006年2月初因脱发明显而停止使用中药。2006年2月13日，患者再次发热，就诊北京协和医院风湿免疫科，查尿蛋白0.25g/L，余（-）；抗角蛋白抗体（AKA）和抗核周因子（APF）均阴性，ESR 67mm/第一小时。给予雷公藤多苷20mg，3次/天，甲氨蝶呤（MTX）10mg/w。3月22日起患者持续高热，T 39.5℃左右，给予泼尼松30mg/d，症状仍不能缓解，四肢肌肉关节疼痛，梳头、洗脸、下蹲困难，同时双踝及足背肿痛。起病后体重下降10余斤。既往史：20多岁时患"肺门淋巴结结核"，曾抗结核治疗。对多种药物过敏。入院查体：鼻背部两侧及双颧部可见淡红色充血性皮疹，胸、腹部可见较多红色斑丘疹。睑结膜苍白。双下肺呼吸音略弱。二尖瓣及主动脉瓣区均可及Ⅰ～Ⅱ级收缩期吹风样杂音。肝脏肋下3cm，剑突下5cm；脾脏肋下可及边。双手第1、2指MCP、左第1指PIP关节肿胀1级，压痛1级；双腕关节肿胀1级，压痛2级；双肩关节压痛（+）；左侧膝关节内侧明显压痛。双踝关节及足背肿胀，压痛（+）。

　　入院诊断：发热、多关节肿痛原因待查

　　　　　　　结缔组织病（CTD）可能性大

　　　　　　　类风湿关节炎（RA）待排

　　诊治经过（附表和图1）：入院后检查：血常规：白细胞（22.25～23.94）×10^9/L，中性粒细胞92.8%～97.3%，血红蛋白70～78g/L，血小板（PLT）（251～532）×10^9/L；血涂片：未见明显异常；尿、便常规均正常。肝功能：ALT 17～39U/L，天冬氨酸氨基转移酶（AST）25～54U/L，γ谷氨酰转移酶（GGT）54～78U/L，碱性磷酸酶（ALP）138～226U/L，LDH 353～454U/L，ALB 2.5～2.9g/dl。ESR 111～140mm/第一小时；CRP 2.05mg/dl；血清铁蛋白>1500ng/ml。免疫指标：RF<

20.0U/ml；抗环瓜氨酸多肽（CCP）：30.2U/ml（<25 U/ml），APF：（+/-），AKA：（-）；华康试验假阳性；狼疮抗凝物（LA）：76.5s；ANA 1：320 均质、斑点型，抗平滑肌抗体（SMA）：1：160，抗 ds-DNA、抗 ENA、aCL 均阴性。感染指标：巨细胞病毒（CMV）抗体 IgG：1：512；余正常。其他指标：癌抗原系列、肺癌筛查大致正常。X 线胸片及双手、足、膝关节像均正常；心脏超声：极少量心包积液。骨髓涂片及骨髓活检：反应性粒系增生。胸、腹 CT：心包膜轻度增厚，右肺中叶点索影，纵隔内多个小淋巴影；肝大，肝顶区见小点状低密度影，脾大，腹膜后多个小淋巴结。入院后诊为 CTD，成人Still 病可能性大，给予泼尼松 20mg 2 次/天以及 MTX 15～20mg 1 次/周，因体温控制不满意，调整激素类型改为氢化可的松150mg/12h，或甲泼尼龙（MP）40mg，2 次/天，但体温仍波动在 38～39℃。4 月 15 日给予环磷酰胺（CTX）1g 静脉滴注一次，次日患者关节疼痛和下肢水肿明显改善，但体温达 40℃，并出现右侧少量胸腔积液，4 月 21 日给予诊断性抗结核治疗（异烟肼 0.3g/d，利福平 0.45g/d，吡嗪酰胺 0.5g，3 次/天和左氧氟沙星）2 周，体温仍不降，且肝脾进行性增大。风湿免疫专业组查房认为原发基础病仍以 CTD 可能性最大，目前治疗效果不佳，可能合并结核或血液系统肿瘤。5 月 18 日 B 超引导下肝穿刺，病理回报：肝索拥挤，其中可见多个片状坏死灶，伴中性粒细胞和淋巴细胞浸润，汇管区纤维组织增生，有少许炎症细胞浸润（图 2）。结合临床，自身免疫性肝炎（AIH）可能性大，治疗未调整。5 月 26 日再次 CT：右侧胸腔积液，少量条索影；纵隔内多发淋巴结，较前增大；心包较前增厚伴少量积液。6 月 7 日后 ALT 渐增高 290～492U/L，考虑抗结核药致肝损，发热亦不除外药物热，停用抗结核治疗，并给予保肝治疗。但体温无明显改变，仍在 38～39℃，ESR 不降。胸腔积液检查：比

重1.016，白细胞330/mm³，单核细胞92%，黎氏试验（＋）。6月28再加用异烟肼、利福平、吡嗪酰胺，但因肝酶增高，再停用抗结核药。在调换激素剂型的同时，其剂量渐减。7月5日以后，患者一般情况逐渐好转，体温渐正常，血红蛋白进行性增高。出院后继续使用激素，加用硫唑嘌呤100mg/d。患者病情缓解，体温正常，红细胞沉降率正常。目前已随诊2年，激素于出院1年半时停用，硫唑嘌呤已减至50mg，隔日一次，患者一般情况好，正常工作，无不适，血常规、肝肾功能和红细胞沉降率等均正常。

目前诊断：自身免疫性肝炎

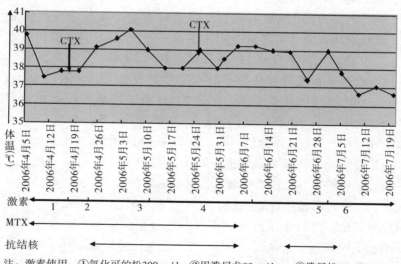

注：激素使用：①氢化可的松300mg/d；②甲泼尼龙80mg/d；③泼尼松45~50mg/d；④氢化可的松200mg/d；⑤曲安西龙28mg/d；⑥甲泼尼龙30mg/d

图1　患者治疗和体温变化情况图

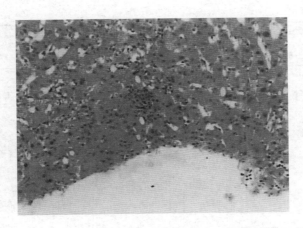

图 2 肝索拥挤，其中可见多个片状坏死灶，
伴中性粒细胞和淋巴细胞浸润

附表 病情观察表

日期	最高体温(℃)	症状、体征	血常规	血沉(mm)	其他化验	诊断	治疗
2006/3/19~4/7	37.5~38	双腕、双手PIP 红肿痛；肝大，肋下3指	WBC 22.8×10⁹/L Hb 70g/L Plt 532×10⁹/L	121	ANA HS 1:320,SMA 1:160;抗 DNA(-);抗 ENA(-),aCL(-);RF(-);抗 CCP 30.2U/ml;APF(+/-),AKA(-);RPR(+);LA 76.5s;铁蛋白>1500ng/ml	① 成人Still 病? ②RA、费尔蒂综合征? ③ SLE 不除外	泼尼松20mg,2次/天
4/7~4/14	37.3~38	同上,双下肢水肿	WBC 23.9×10⁹/L Hb 78g/L Plt 521×10⁹/L	140	血: ALT 41U/L, LDH 476U/L, ALB 25g/L;血培养(-),骨髓:反应性增生	同前	琥珀酸氢化可的松150mg,2/d;MTX 15mg/w

续　表

日期	最高体温(℃)	症状、体征	血常规	血沉(mm)	其他化验	诊断	治疗
4/15~4/18	37.5~38.3	关节肿痛好转,肝区有触痛	WBC 27.2×10⁹/L Hb 82g/L	116	CMV-IgG:1:512;CMV-PP65(-);手、足X线:未见异常	成人Still病可能性大	MP 80mg/d,CTX 1g
4/19~4/21	39~39.5	关节肿痛消失;右侧少量胸腔积液	WBC 11.2×10⁹/L Hb 82g/L Plt 220×10⁹/L		24h尿蛋白0.28~0.6g;CT:右侧少量胸腔积液,右中肺野索条影,心包膜轻度增厚,纵隔多个小淋巴结	免疫病不能解释全貌,可能存在感染(结核)或肿瘤	同上
4/22~4/29	39.5~39.9	脾大	WBC 17.5×10⁹/L Hb 91g/L	120			四联抗结核,减激素
4/30~5/2	39.5~40	全身红色小丘疹				左氧氟沙星药疹	停左氧氟沙星
5/3~5/29	38.8~39.5	肝脾进行性肿大,肝肋下10cm,脾肋下4cm	WBC 8×10⁹/L Hb 59g/L Plt 127×10⁹/L	142	ALT 11U/L,ALB 2.9g/L,ANA(+),SMA(+);肝穿:符合活动性肝炎	CTD可能性大,成人Still病?AIH?SLE?	继续抗结核;换激素剂型;丙种球蛋白20g×3d,CTX 1g
5/30~6/6	37.2~38.2		WBC 5.2×10⁹/L Hb 88g/L Plt(-)		ALT 7U/L,AST 43U/L CT:心包较前增厚,少量心包积液		加用乙胺丁醇

续 表

日期	最高体温(℃)	症状、体征	血常规	血沉(mm)	其他化验	诊断	治疗
6/7～6/12	37.5～38			101	ALT 290U/L,AST 345U/L,ALP 127U/L	药物性肝损可能性大	停抗结核,保肝;MP 16mg,2次/天
6/13～7/3	39.1～39.2	肝脾渐缩小	WBC 13.8×10⁹/L Hb 96g/L	71～97	ALT 454U/L,AST 242U/L		MP 32mg/d
7/3～7/10	36.5～37.1	肝肋下5cm,脾肋下及边	WBC 11.2×10⁹/L Hb 118g/L	55	ALT 203U/L,AST 39U/L	CTD可能性大	治疗同前,出院
7/11～8/13	正常	肝肋下5cm,脾肋下未及	WBC 10.8×10⁹/L Hb 125g/L Plt(－)	43	肝功正常	AIH(I型)可能性大	MP 24mg/d 硫唑嘌呤100mg/d
2007/1	正常	肝肋下2cm	正常	2	肝功正常。ANA 1:640,SMA 1:320,抗ENA(－),LA 33s,抗CCP(－)	同上	MP 8mg/d,硫唑嘌呤100mg/d
2007/4～2007/12	正常	肝脏不大(B超)	正常	7	肝功能正常	AIH	MP 4mg/d,硫唑嘌呤50mg/d
2007/12～2008/10	正常	肝脾未及	正常	8	肝功能正常	AIH	硫唑嘌呤50mg,隔日

分析和讨论

这是一例病情较复杂、治疗非常棘手的患者。患者因稽留型高热、皮疹和关节肿痛为主诉，治疗过程中出现肝脾进行性肿大和单侧胸腔积液。外周血白细胞、红细胞沉降率、C反应蛋白和血清铁蛋白等炎性指标升高显著，血清中出现多种自身抗体，如 ANA、SMA、LA、抗 CCP 抗体等。入院后我们的诊疗思路从发热待查的三大病因开始，包括感染性疾病、风湿免疫性疾病和肿瘤。治疗过程分三个阶段：糖皮质激素和免疫抑制剂（第一阶段）、抗结核＋糖皮质激素＋免疫抑制剂（第二阶段）、糖皮质激素和免疫抑制剂（第三阶段）。

首先，根据患者病程已 8 个月，曾使用过多种抗生素治疗无效，常见引起长期发热的病原菌检查均无阳性发现，故入院初考虑感染性疾病可能性不大。肿瘤性疾病导致持续高热的以血液系统肿瘤最多，但患者血涂片、骨髓涂片、淋巴结和肝活检均未找到肿瘤证据，故尽管临床不能排除，但不作为第一诊断。

在无感染性疾病和肿瘤证据的基础上，我们重点考虑风湿免疫性疾病的可能性。本例患者皮疹和关节肿痛症状突出，特点为对称性、多发性和小关节受累为主，包括双手 PIP、MCP、双腕、双踝关节，同时有双肩关节疼痛，且类风湿关节炎（RA）相关的较特异性抗体（抗 CCP）轻度升高，故 RA 可能性较大。

本例患者除关节症状外出现高热、皮疹、白细胞升高、血清铁蛋白明显升高以及肝脾大，故入院后第一阶段我们的诊断倾向于 RA 的全身型，即成人 Still 病。患者的所有临床症状似乎都可以用成人 Still 病解释，但成人 Still 病的确诊除临床表现符合外，还需排除其他各种发热性疾病。且成人 Still 病不能解释多种抗体升高。再者，通常情况下成人 Still 病患者对糖皮质激素较敏感，治疗反应良好，而本例患者在入院使用大剂量糖皮质激素和免疫抑制剂治疗后体温无下降趋势，最高温度持续在 39℃以上，红细胞沉降率和 C 反应蛋白也未下降，因此，成人 Still 病的诊断受到了质疑。由于患者血清中存在其他疾病相关抗体，如 ANA、SMA、RPR 和 LA，因此系统性红斑狼疮（SLE）或自身免疫性肝炎（AIH）不能除外。SLE 支持点：发热、关节肿痛、浆膜腔积液、ANA 阳性、RPR 假阳性以及 LA 延长等；不支持点有：白细胞升高，肝脾进行性增大在 SLE 少见，患者激素治疗反应差也不支持。AIH 的诊断从肝功损害的特点、肝穿刺病理和 SMA 阳性等均支持，但患者系统性表现较多，且激素和免疫抑制治疗效果不佳，应进一步确定。另外，在糖皮质激素和免疫抑制剂治疗的过程中，患者病情的变化迫使我们重新考虑诊断并调整治疗。病情变化主要有：关节症状缓解但发热仍持续，盗汗明显；出现心包增厚、单侧胸膜增厚和胸腔积液，胸腔积液常规检查白细胞以单核细胞为主；肝脾进行性增大；炎性指标持续升高等。根据上述临床表现，加之患者曾患结核病，尽管入院后在激素使用之前我们已经行结核菌素皮试等结核相关检查无活动性结核征象，且胸腔积液中 ADA < 40U/L，但此时结核感染仍不应除外。结核患者合并反应性关节炎，即 Poncet 综合征，多为下肢不对称的滑膜炎。本例患者的关节受累不能用 Poncet 综合征解释，因此，经风湿免疫科和感染科集体会诊后认为该患者在原发风湿免疫病基础上可能合并结核感染，患者的诊治开始进入第二阶段，以抗结核为主，激素逐渐减量。然而，患者抗结核 6 周以上体温仍无下降，并出现了肝功能进一步损害。因此停止抗结核治疗，调整不同激素类型，

继续免疫抑制剂，并再次行肝穿刺活检，病理支持活动性肝炎。经过一段时期的治疗，患者病情渐缓解。出院后近 2 年间一直使用糖皮质激素和硫唑嘌呤治疗，体温正常，无关节肿痛，肝功能恢复正常，增大的肝脾也回缩至正常范围。患者可正常工作。

结合患者整个治疗过程，最终诊断考虑：自身免疫性肝炎（AIH）。按治疗后 AIH 国际诊断评分系统本患者为 16 分，符合：中年女性（+2 分），生化指标 ALP/ALT < 1.5（+2 分），ANA、SMA > 1 : 80（+2 分），病毒性肝炎指标阴性（+3 分），无饮酒史（+2 分），可能合并其他自身免疫病（+2 分），对治疗有反应（+3 分），肝脏病理（+4 分），可疑药物性肝损（-4 分）。12 ~ 17 分提示 AIH 的可能，因此临床上认为自身免疫性肝炎（Ⅰ 型）可能性大。但该患者除肝功能异常外，突出表现为发热、关节炎、皮疹等肝病以外的症状，AIH 是否可以解释上述所有临床表现？针对该问题我们对国内外文献进行了查询，结果发现，早在 1986 年就有报道，自身免疫性肝炎临床表现可有长期发热、淋巴结肿大、荨麻疹和关节痛以及 Coomb 试验阳性的溶血性贫血、淋巴细胞减少等。2005 年印度有人曾发表一篇文章，自身免疫性肝炎患者中 21% 出现黄疸，21% 发热，18.4% 关节痛，44.7% 肝大，34.2% 脾大，另有脑病和腹痛各23.6%。最新在 2008 年一篇巴西的报道，在 Ⅰ 型 AIH 患者中有半数患关节炎，但 Ⅱ 型 AIH 患者无关节炎。因此，本例患者的临床表现基本可以用 AIH 解释。然而，由于患者体内还存在较多不同种类的抗体，如 LA、RPR、抗 CCP 等，因此，应想到在AIH 基础上合并另一种自身免疫性疾病。因为 22% ~ 34% 的患者同时合并一种自身免疫异常，如糖尿病、甲状腺功能低减、血小板减少、类风湿关节炎、系统性红斑狼疮、干燥综合征以及自身免疫性多腺体综合征Ⅲ。本例患者是否存在类风湿关节炎有待进一步随诊。综上，结合对该患者住院治疗经过和出院后的随诊，最终诊断我们考虑为：自身免疫性肝炎（Ⅰ型）。

（张　文　朱卫国　田新平）

专家点评

唐福林教授：本例是一发热待查的患者。临床上对于发热常考虑感染、肿瘤和风湿免疫病三大类疾病。该患者在试验性抗结核的过程中不支持"结核"，且抗结核药物反而使肝损加重。从患者发热、皮疹、关节痛、肝脾大、外周血白细胞增高及血清铁蛋白增高，首先考虑成人Still病，并给予较大量糖皮质激素和环磷酰胺治疗，但无明显疗效。关于肝损害，在经肝穿后并结合ANA、SMA阳性，自身免疫性肝炎Ⅰ型诊断成立。当然肝损可以由药物、病毒感染所致，也可是某一特定风湿免疫病的脏器受累。而自身免疫性肝炎则可为独立性疾病，也可同其他自身免疫性疾病相重叠。根据其自身抗体可分为三型：Ⅰ型自身免疫性肝炎常有ANA、SMA阳性，Ⅱ型通常有抗肝肾微粒体抗体，Ⅲ型有抗可溶性肝抗原。但自身免疫性肝炎最终确诊应进行肝病理检查。本例是否合并RA尚需进一步随访而确诊。通过该病例让我们进一步体会到临床诊治过程的艰难，任何时候都要抓住主要矛盾，而且只有积极开展相应受累组织病例检查才能得以确诊。

第18例　低热－四肢麻木、无力、水肿－多浆膜腔积液－神志改变

病例摘要

　　患者女性，40 岁。因"低热 4 个月，四肢麻木 3 个月"入院。患者 2000 年 2 月无诱因低热，体温 37.2～37.8℃，伴乏力。2000 年 3 月渐起四肢麻木、无力。超声心动图示"中等量心包积液"，腹部 B 超示"肝脾大、腹腔积液"。发病以来，皮肤变黑，体重下降 5kg，大小便正常。否认皮疹、关节痛、口眼干等。既往史：青霉素过敏，余无特殊。月经史正常。入院查体：体温 37.3℃，血压 130/75mmHg，心率 70 次/分，神清，全身广泛色素沉着，左手无名指可见红色疣状物。双颌下肿大淋巴结各一枚，直径 1cm，质中，无压痛。心界稍扩大，双肺（－），肝脾肋下 4cm，质中，轻度压痛。移动性浊音（＋）。双下肢可凹性水肿。四肢肌力、肌张力正常，四肢及面部浅感觉减退，腱反射减弱。

　　辅助检查：血尿便常规正常；尿沉渣镜检正常；肝肾功能基本正常。凝血酶原＋部分凝血活酶时间正常。结核菌素纯蛋白衍化物试验：（＋）。HBsAg、HIV 抗体、HCV 抗体均阴性。红细胞沉降率、C 反应蛋白、补体均正常。免疫球蛋白：IgA 4.24g/L，IgG、IgM、IgE 均正常。血清蛋白电泳、免疫电泳未见异常。尿本－周蛋白阴性。尿免疫电泳：κ 16.8mg/dl，λ ＜ 5.0mg/dl。免疫指标：类风湿因子（RF）、抗核抗体（ANA）、

抗 ds-DNA、抗可提取性核抗原抗体（ENA）、抗中性粒细胞胞浆抗体（ANCA）、抗心磷脂抗体（aCL）、抗着丝粒抗体（AcA）、抗核周因子（APF）、抗角蛋白抗体（AKA）及抗平滑肌抗体、抗胃壁细胞抗体、抗肝肾微粒体抗体、抗线粒体抗体、抗心肌细胞抗体等均阴性。肌酶谱正常。甲状腺功能正常。血皮质醇 1.9μg/dl（RV：3.3～21.7），24 小时尿游离皮质醇、促肾上腺皮质激素均正常。重复 3 次骨穿：浆细胞易见，占 5% 左右。骨髓活检未见异常。腰穿压力 250mmH$_2$O，脑脊液：无色透明，细胞总数 20/μl，白细胞数 0/μl；蛋白 136mg/dl，糖、氯化物正常；单克隆区带阳性；未见瘤细胞。胃镜：慢性浅表性胃炎。腹部 B 超：少量腹腔积液，肝脾大。超声心动图：少到中等量心包积液，室壁无增厚，亦未见颗粒状强光点。头颅、骨盆、膝关节正侧位 X 线片正常。胸椎正侧位片：腰椎骨质疏松，骨质增生。胸腹 CT：两侧腋窝多发小淋巴结，心包、胸腔、腹腔积液，肝脾大。MRI：（头颅）右侧半卵圆中心，双侧脑室旁多发点状长 T1、长 T2 信号，考虑腔梗伴脱髓鞘改变；（胸腰椎）脊髓正常。血管造影：腹主动脉、肠系膜上下动脉未见异常。眼底检查：视盘水肿。肌电图：四肢周围神经源性损害，下肢重。肌活检：神经源性改变，伴轻度肌源性损害。腓肠神经活检：轻型轴索性神经病变，小血管周围炎。腹壁脂肪活检：少许小汗腺及脂肪，纤维结缔组织显慢性炎症，有纤维组织的增生。牙龈活检：鳞状上皮黏膜显轻度慢性炎，鳞状上皮增生，伴角化不全，真皮纤维组织有玻璃样变，刚果红染色阴性。肝活检：少许肝组织，肝细胞排列规整，部分肝细胞浊肿，局部肝窦轻度扩张，汇管区偶见淋巴细胞浸润。左手无名指皮肤活检：血管瘤（角化过度，棘层轻度肥厚，真皮内大量的毛细血管扩张及增生）。

尽管血尿免疫电泳、骨髓等多部位病理活检均未见 M 蛋白，但临床高度怀疑 POEMS 综合征，于 2000 年 7 月 18 日起予泼尼松（pred）60mg/d、环磷酰胺（CTX）0.2g 静推 qod 治疗，四肢麻木消失，乏力减轻，浆膜腔积液减少，但仍有低热。

出院后继续 pred + CTX 治疗，病情逐渐好转，pred、CTX 规律减量。后病情多次波动：间断低热；2001 年 7 月双侧腕、髋、膝、踝关节阵发性疼痛，无肿胀或晨僵，活动后无加重；2002 年 3 月视物模糊；2002 年 9 月腹腔积液增多、肝脾大加重、尿量减少。经调整激素及先后加用甲氨蝶呤（MTX）和依木兰治疗，病情基本控制，期间多次复查血尿免疫电泳均未见异常。

2003 年 11 月因症状加重再次入院，住院期间曾出现定向力障碍、精神异常、烦躁及一过性意识丧失。复查腰穿：压力 240mmH$_2$O（甘露醇脱水后），无色透明，细胞数 0/μl，白细胞数 0/μl；蛋白 53mg/dl，糖、氯化物正常；单克隆区带阳性；革兰染色、抗酸染色、涂片找真菌、乳胶凝集试验均阴性。复查头颅 MRI：脑内多发点片状长 T1、长 T2 信号，脑白质脱髓鞘病变为主。住院期间其他检查：血清免疫电泳可见 IgA λ 型单克隆区带。尿轻链：κ 2.50mg/dl，λ < 5mg/dl。血 β$_2$MG 4μg/ml（1.5~2.7μg/ml），尿 β$_2$MG 345ng/L（33.8~165.8ng/L）；甲状腺功能：TSH 5.193μU/ml（0.18~4.34μU/ml），余正常。腹腔积液：淡黄色透明液体，细胞数 280/μl，黎氏反应（-），比重 1.015，总蛋白 3.47g/dl，乳酸脱氢酶 59U/L，腺苷脱氨酶 4.6U/ml，细菌培养、抗酸染色阴性。骨穿：浆细胞 3.5%，部分呈火焰状。复查头颅、胸腰椎、骨盆 X 线片未见溶骨或骨硬化性改变。骨 γ 显像：正常。病理科会诊复习既往所有活检包括肝穿刺活检、牙龈活检、骨髓活检、腹壁脂肪活检均未见淀粉样物质。诊断上再次除外多发性骨髓瘤及淀粉样变性，确诊 POEMS 综合征，且病情活动、中枢神经系统受累，予血浆置换、鞘注（甲氨蝶呤 + 地塞米松）、甘露醇脱水、泼尼松等治疗，病

情好转后改为泼尼松＋马法兰口服。2004 年 3 月 11 日出院，此后一直坚持泼尼松＋马法兰治疗，随诊两年，病情平稳。

分析和讨论

本例第一次入院时即表现为多系统受累表现：①四肢无力、肢端麻木、四肢及面部浅感觉减退、腱反射减弱；②肝脾淋巴结增大；③皮肤变黑；④心包积液、腹腔积液、双下肢可凹性水肿；⑤视盘水肿；⑥其他：低热、消瘦等。经相应抗体检查和多部位病理活检可以明确排除结缔组织病，如系统性红斑狼疮、淀粉样变、多发性骨髓瘤等。其他一些疾病如 Guillain - Barre 综合征、Addison 病亦可排除，因此临床上高度怀疑 PO-EMS 综合征。POEMS 综合征诊断多采用 1984 年 Nakanishi 的提出的标准：①多发周围神经病；②肝、脾、淋巴结增大；③内分泌改变；④异常球蛋白血症（骨髓瘤、髓外浆细胞瘤、M 蛋白）；⑤皮肤改变；⑥全身性水肿（肢体水肿、胸腔或腹腔积液）；⑦视盘水肿、脑脊液蛋白增高；符合包括①、④在内的三项或以上即可诊断 POEMS 综合征。2003 年 Dispenzieri 提出了新的诊断标准，其中两项必备的主要标准包括多发性神经病和单克隆浆细胞增生性疾病。但该患者在起病后长达近 3 年的时间内多次查血尿免疫电泳、骨髓及其他多部位病理检查，均无 M 蛋白或其他单克隆浆细胞增生的证据。M 蛋白阳性在 POEMS 综合征的诊断中有着举足轻重的作用，也是困扰本例诊断的最大拦路虎。但我们并未放弃诊断，密切随访，终于在起病后第 33 个月发现了血清 M 蛋白，最终诊断 POEMS 综合征。在 Nakanishi 报道的仅有 M 蛋白而无骨病变的 33 例 POEMS 综合征患者中，9

例于起病 3 年后方才出现 M 蛋白阳性。因此，对于高度怀疑 PO-EMS 综合征、但 M 蛋白阴性的患者，尽管不应该草率诊断，但可以疑诊，并密切随诊 M 蛋白的出现，否则将会漏诊。事实上，本例视物模糊、关节痛、亚临床甲减等表现也都是在随诊的过程中逐渐出现的，因此诊断 POEMS 综合征这样临床表现多样、病程进展缓慢的疾病，不但要横向整合全身各系统的表现，而且要纵向对病程的演变密切观察。

本例患者 2003 年 8 月曾出现定向力障碍、精神异常、烦躁及一过性意识丧失等中枢神经系统表现，经检查除外 CNS 感染、肿瘤等，诊断为 POEMS 综合征累及 CNS。POEMS 综合征累及 CNS 均为个例报道，包括脑梗死、脑白质水肿、脑白质脱髓鞘病变、硬脑膜炎、脑干诱发电位传导速度减慢等。本例经 MRI 证实为腔梗伴脑白质脱髓鞘改变。Kang 等报道了 3 例 POMES 综合征合并脑梗死患者，与脑梗前病史记录相比，纤维蛋白原均显著增高，而后者是脑梗的独立危险因素，其增高与 POEMS 综合征 IL-6 增高可能有关。关于中枢神经系统受累的机制，有学者认为可能与自身抗体或 VEGF 等导致中枢神经系统血管通透性增加有关。

激素＋马法兰是 POEMS 综合征的经典药物治疗方案，有效率 40%，激素与其他细胞毒药物如环磷酰胺、硫唑嘌呤等合用亦有较好疗效。大剂量化疗＋外周血干细胞移植是 POEMS 综合征治疗的新进展，能够顺利完成移植的患者几乎 100% 获得显著疗效。VEGF 的单抗用于 POEMS 综合征的治疗亦有很好的前景。关于血浆置换既往报道认为有效，在降低 IL-6 的同时改善周围神经病变、减轻腹腔积液等，但新近报道认为单纯血浆置换疗效有限，与激素合用可能有一定疗效。本例采用激素＋环磷酰胺/马法兰＋血浆置换治疗，患者病情得到控制，说明该方案治疗对患者是有效的。另外针对该患者中枢神经系统受累，我们借鉴北京协和医院在狼疮脑病中的治疗经验，采用鞘内注射甲氨蝶呤 + 地塞米松，有效地控制中枢神经系统症状。鞘内注射治疗是否适用于其他 POEMS 综合征 CNS 受累，有待于进一步证实。POEMS 综合征预后各家报道不一，有报道平均生存期 33 个月。本例第一次住院即高度疑诊 POEMS 综合征，一直予以积极治疗，发病至今已 5 年，现病情平稳，仍在密切随诊。

因此，对于多系统受累，临床上除需考虑结缔组织病、淀粉样变等疾病外，也应警惕 POEMS 综合征。及时正确的诊断和积极有效的治疗可以改善预后。

（朱卫国　张　烜）

专家点评

张奉春教授：POEMS 综合征是一少见疾病，要想正确诊断这一疾病，必须对该病有足够的认识，要明确 POEMS 的含义、其临床表现的特征，否则很难做出正确诊断。

POEMS 综合征的诊断血清 M 蛋白是很重要的依据，但较少病例能发现有 M 蛋白，有些病例是在发病后若干时间才出现。因此在高度怀疑 POEMS 综合征时，即使不完全符合临床诊断标准也不能轻易放弃诊断，要认真检查分析，排除其他疾病，才能做出正确诊断。以本病患者为例，最初并未出现血清 M 蛋白，但在排除了其他疾病后，还是给予了及时的治疗，使患者得到了一个较好的预后。

第19例 腮腺增大－口眼干－面部红斑

病例摘要

患者女性，21 岁。因"反复腮腺增大 11 年，口干眼干 8 年，面部红斑 1 个月"入院。患者自 1995 年（10 岁）起反复一侧或双侧无痛性腮腺增大，伴低热。1999 年自觉口干，吃干性食物需水送服，牙齿片状脱落，残留牙根；眼干，发涩、异物感；饮水量 3000ml/d 左右，每日尿量 5000ml 以上，未诊治。2000 年 6 月出现四肢无力、软瘫，于外院查血红蛋白（Hb）89g/L；尿 pH 7～7.5、比重 1.005～1.010；尿 β_2 微球蛋白升高；血钾 2.5～3.2mmol/L，免疫球蛋白定量：IgG 升高（具体不详）；红细胞沉降率（ESR）42mm/第一小时，γ－球蛋白 29.3%，心电图示Ⅰ度房室传导阻滞，B 超提示脾大。给予口服补钾，血钾恢复正常后转北京协和医院就诊，查血钾 3.43mmol/L，肌酐（Cr）88μmol/L；尿常规：pH 8.0，比重 1.010，余阴性。血气提示代谢性酸中毒。血抗核抗体（ANA）1:640，抗 dsDNA（－），抗 SSA 1:64，52kD（免疫印迹法），抗 SSB 1:64（双扩散法），45、47kD（免疫印迹法）。IgG 30.5g/L，IgA 4.13g/L，IgM 2.82g/L。眼科检查：Schirmer 试验（＋），泪膜破碎时间 1s，角膜染色（＋），符合眼干燥症。口腔科检查：唾液流率 0.01ml/min；腮腺造影：主导管不规则，腺体球状扩张；唇腺活检：腺泡轻度萎缩，小导管略扩张，有纤维结缔组织增生，散在灶性淋巴细胞和浆细胞浸润，符合口干燥症。门诊诊断为"原发性干燥综合征"，给予泼尼松 20mg/d 及补钾治疗，激素规律减量，患者症状好转，控制饮水后尿量减少至 3000 ~ 3500ml/d。2004 年 11 月减量至 5mg/d 维持，2005 年 6 月自行停用泼尼松。2005 年 10 月无诱因双下肢出现弥漫对称性红斑，无痛痒，可自行消退，无色素沉着。2006 年 6 月反复面颊部红斑，间断发热，体温 38 ~ 39℃，于 7 月 5 日收入北京协和医院住院治疗。患者半年来脱发明显，无光过敏、雷诺现象，无口腔、外阴溃疡。既往史：9 岁时曾患有脑膜炎，治愈后记忆力有所减退。个人史、月经婚育史、家族史无特殊。查体：体温 38.9℃，脉搏 100 次/分，血压 100/60mmHg，发育滞后，营养较差，双颊部红斑，左颈后、右侧滑车各触及一肿大淋巴结，分别为 1.5cm×2cm 和 0.4cm×0.5cm，质韧，可移动，无压痛。双肺呼吸音清，心律齐，腹平软，肝未及，脾肋下 3cm。四肢未见异常。

　　辅助检查：血常规：WBC 2.90×10^9/L，NEU 73.1%，Hb 80g/L，PLT 280×10^9/L。尿常规：Pro（±），RBC（±），24 小时尿蛋白 0.3g。肝肾功能：丙氨酸氨基转移酶（ALT）57U/L，天门冬氨酸氨基转移酶（AST）129U/L，乳酸脱氢酶（LDH）453U/L，胆红素正常，血清白蛋白（ALB）32g/L，尿酸（UA）503μmol/L。红细胞沉降率（ESR）121mm/第一小时。补体：CH50 4.8U/ml（参考值 26 ~ 55U/ml），C3 23.0mg/dl（参考值 60 ~ 150mg/dl），C4 5.94mg/dl（参考值 12 ~ 36mg/dl）。IgG 32.3g/L。类风湿因子（RF）519U/ml（参考值 0 ~ 20U/ml）。ANA（+）HS 1∶1280，抗ds – DNA 抗体385 U/ml，间接免疫荧光（IF）1∶320。抗 SSA 和抗 SSB 抗体同前，抗核糖体核蛋白（rRNP）：73、32、17.5kD（免疫印迹法）。B 超：脾大，肋下 4.4cm，双肾未见异常。超声心动图：二尖瓣前叶轻度脱垂。心

电图正常。

　　诊治经过：入院后根据血象及抗体结果，考虑原发性干燥综合征（pSS）、肾小管酸中毒、肾性尿崩症、低钾性麻痹诊断成立，同时合并系统性红斑狼疮（SLE），于7月26日开始甲基泼尼龙40mg qd治疗，患者体温正常，症状缓解。8月1日肾活检病理（图）：局灶增生坏死性肾小球肾炎，符合狼疮肾炎Ⅲ-（A/C）型，可见襻坏死、核碎裂及银耳环，间质可见数个灶性纤维化，伴有大量密集的单个核为主的炎症细胞浸润。免疫荧光提示"满

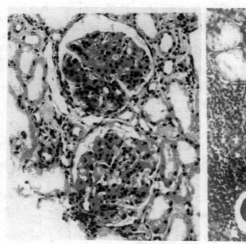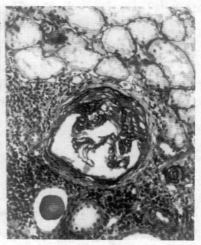

　　图示：光镜下可见肾小球纤维性新月体，肾小球细胞数增多，可见弥漫性系膜细胞及局灶节段性内皮细胞增生，系膜基质弥漫性增多，大部分毛细血管襻受压变窄。肾小球基底膜（GBM）节段性增厚，伴系膜插入和双轨形成。可见襻坏死、核碎裂和银耳环。内皮下系膜区可见较多复红物质沉积。肾小管上皮细胞可见颗粒变性，管腔内可见蛋白管型，可见数处灶性TBM增厚和肾小管萎缩。间质可见数处灶性纤维化，伴大量密集的单个核为主的炎性细胞浸润。部分肾内小血管管壁增厚，管腔狭窄

堂亮"，IgG、IgM、IgA 和补体 C3、C4、C1q 免疫荧光染色阳性。病理提示肾组织中 SLE 和 pSS 的损害并存，且狼疮肾炎活动性指标突出，于 8 月 4 日甲泼尼龙冲击 500mg qd×3d，加用环磷酰胺 0.8g q3~4w。复查血常规：白细胞 $9.81×10^9/L$，血红蛋白 89g/L，血小板 $340×10^9/L$。肝肾功能正常。治疗 1 个月后患者红细胞沉降率正常，IgG 20.7g/L。门诊随诊，病情稳定。

分析和讨论

　　患者 10 岁起病，病程 11 年，表现为唾液腺、泪腺和腮腺等外分泌腺受累和系统性损害，如口干、猖獗龋齿、反复腮腺炎，眼干、泪液减少。口腔科和眼科检查证实口干燥症和眼干燥症。脏器损害主要为肾受累，尿 pH＞7、代谢性酸中毒、低钾血症，考虑远端肾小管性酸中毒（RTA）继发低钾性麻痹和肾性尿崩。结合血清学高球蛋白血症以及抗 SSA、抗 SSB 阳性。根据 2002 年制定的国际诊断标准，原发性干燥综合征诊断明确。患者起病 11 年后出现面部红斑、脱发、低热；血白细胞、血红蛋白计数减低，血清中出现 SLE 特异性抗体：抗 ds-DNA 抗体和抗 rRNP 阳性，补体明显减低。尽管当时患者尿检未显示明确的狼疮肾炎表现，但由于其临床表现提示出现 SLE，且考虑到肾活检对诊断、指导治疗以及预后判断都很重要，故对其进行了肾活检，并证实肾损害同时兼有干燥综合征和系统性红斑狼疮的组织病理学特征。更重要的是，在患者尿检无明显异常的情况下，肾活检提示襻坏死、核碎裂及银耳环等狼疮肾炎活动性征象，因此，我们在治疗上将患者的常规剂量糖皮质激素治疗改为冲击治疗，同时加用环磷酰胺。

原发性干燥综合征（pSS）是一种主要累及外分泌腺体的慢性炎症性自身免疫病。病理特点为腺体间质大量淋巴细胞浸润，表现为口干、眼干、猖獗龋齿、腮腺炎等症状。高球蛋白血症或免疫复合物沉积引起的血管炎，可使患者出现紫癜样皮疹、雷诺现象等。SS 患者可有多系统受累，其中肾损害多见，占 30% ~50%，多为肾小管间质损害，表现为远端肾小管酸中毒、肾性尿崩、低钾性麻痹等，仅少数患者出现较明显的肾小球损害，表现为蛋白尿、低蛋白血症甚至肾功能不全。1997 年杨军等总结北京协和医院 26 例 SS 合并肾损害行肾活检患者，主要表现为肾小管酸中毒 20 例、蛋白尿 21 例及肾功能不全 5 例，病理提示 69.2% 存在慢性间质性肾炎，但 53.8% 合并肾小球损害，明显高于文献报道，其常见的病理类型为局灶节段性肾小球硬化、局灶硬化性肾炎、膜性肾病和膜增生性肾小球肾炎。可能与该研究选择存在明显肾损害者行肾活检有关。一般认为 pSS 的肾损害起病隐匿，病情进展缓慢，肾小球性蛋白尿、肾功能损害的症状少见（<5%），若发生，提示并发系统性红斑狼疮、淀粉样变、血管炎和混合性冷球蛋白血症。

SLE 患者约 30% 合并 SS，但 SS 起病多年后进展为 SLE 者较少见。Zufferey 等长期随访的 55 例 SS 患者中，6 例（10.9%）1 年至多年后出现抗 ds－DNA、抗 Sm 等抗体阳性，4 例（7.3%）诊为 SLE，提示进展为 SLE 的主要临床表现有心包炎、肾小球肾炎、局灶神经系统疾病。Manoussakis 等研究的 283 例 SLE 患者中，9.2% 合并 SS。Satoh M 等报道了 1 例 SS 患者 10 年后出现抗 Sm、抗 ds－DNA 阳性并诊断为 SLE。贾园等研究的 218 例 SLE 患者中，22 例确诊 SS，8 例 SS 发生于 SLE 之前 6 个月至 40 年（其中 3 例大于 5 年）。Szanto 等总结 SS 进展为 SLE 的患者有以下特点：与 pSS 相比，进展为 SLE 的患者平均年龄小，肺、肾、皮肤、中枢神经系统受累及浆膜炎较常见，ANA、抗 ds－DNA、抗 SSA、抗 SSB、抗心磷脂抗体、贫血、白细胞及淋巴细胞减少发生率较高，RF 阳性不常见。吴玉琼等研究了 21 例 SS 合并 SLE 患者的肾损害情况，所有患者均有不同程度蛋白尿，光镜病理示肾损害较为严重，肾小球及肾小管几乎均有损害，肾小球损害以系膜增殖性肾炎及弥漫增殖性肾炎多见。关于 SS 合并 SLE 肾损的治疗，一般主张按狼疮肾炎治疗原则，使用激素和免疫抑制剂。本例患者肾病理提示肾小球存在襻坏死、核碎裂及银耳环，间质可见大量密集的单个核为主的炎症细胞浸润，因此肾病变非常活动。根据病理提示，尽管患者尿检中无红细胞，24h 尿蛋白＜0.5g，我们在治疗上仍采取了积极态度，给予甲泼尼龙冲击和免疫抑制剂。患者的症状和炎性指标均得到很好控制，免疫球蛋白也显著下降。虽未在治疗后重复肾活检，但经上述加强治疗，患者肾病变应得到改善，对维持肾功能有益。

　　本例患者的诊治给我们的提示是，许多自身免疫病可以与另一种自身免疫病重叠，或在发病初两者均有，或于病程进展过程中出现新的疾病。因此，应仔细观察患者病情变化，如发生新的病变或血清抗体谱发生变化时需警惕其他自身免疫病的可能。总之，原发性干燥综合征是主要累及外分泌腺的自身免疫病，同时肾受累常见，多表现为肾间质损害，但少数有肾小球受累。极少数 pSS 患者可能进展为 SLE。当出现蛋白尿等肾损害，或 SLE 相关症状，或 ANA、抗 ds－DNA、抗 Sm 等抗体阳性时，应积极寻找 SLE 相关证据，如行肾活检明确诊断，若明确合并 SLE，应尽早加用激素及免疫抑制剂治疗。

（张　文　徐　娜）

专 家 点 评

曾小峰教授：这是一个非常有意义的病例。患者最初被确诊为儿童的原发性干燥综合征（pSS），有突出的外分泌腺受累表现、特异的抗 SSA/SSB 抗体和唇腺病理的证据；而到育龄期又逐渐发展成为典型的系统性红斑狼疮（SLE），表现为面部红斑、特异的抗 ds－DNA/rRNP 抗体和肾脏病理免疫荧光"满堂亮"。通常大家会将这样的病例诊为 SLE/继发性干燥综合征，而风湿免疫科一直认为应是 pSS 与 SLE 的重叠综合征，肾脏病理上见有支持 pSS 的肾间质损伤和支持 SLE 的肾小球损伤的特点就是最好的证据。如此诊断意义何在呢？风湿免疫科徐东医师总结的北京协和医院 41 例类似病例与经典的 SLE 相比后发现：pSS 与 SLE 的重叠综合征女性患者更多，pSS 发病年龄早，而 SLE 发病晚，肾小管、肺间质病变相对多见，皮疹、精神神经性狼疮相对少见，病程长、病情相对轻，预后较好。总之，本例给我们的提示是：一种自身免疫病可以与另一种自身免疫病重叠，表现在发病初同时存在，或于病程进展中出现新的自身免疫病；因此需要我们仔细分析、观察病情的变化，在出现新的自身抗体或新的脏器损伤时应警惕其他自身免疫病的可能，并及时调整治疗方案。

病例摘要

　　患者女性，60 岁，农民，因"间断腹胀、腹痛、发热伴双下肢肿胀 2 月余"于 2006 年 9 月 4 日入住我院。患者于 2006 年 6 月上旬无明显诱因出现全腹疼痛，为间断钝痛，进食后加重，伴腹胀，无恶心、呕吐、反酸、腹泻及便秘。6 月 16 日无诱因发热，体温最高达 39.6℃，伴畏寒，恶心，呕吐胃内容物，腹痛、腹胀加重，外院诊为"胆囊炎"，予以抗生素静点 3 天后体温恢复正常。7 月患者出现双下肢水肿，双侧不对称，以右下肢为著，持续 1 周后自行消失，但又发作左侧心前区不适及胸痛，胸闷，憋气，胸痛向左肩放射，同时腹胀进行性加重。外院查血常规：白细胞（3.3 ~ 7.2）×10^9/L，中性粒细胞（N）55.3% ~ 77.6 %，血红蛋白（Hb）126 ~ 130g/L，血小板（PLT）（34 ~ 98）×10^9/L；尿常规：（－）；肝肾功能：丙氨酸氨基转移酶（ALT）68U/L，天门冬氨酸氨基转移酶（AST）69U/L，γ－谷氨酰转移酶（GGT）440U/L，总蛋白（TP）64.6g/L，白蛋白（ALB）27.2g/L，总胆红素（TBil）19.3μmol/L，直接胆红素（DBil）12.7μmol/L，钾离子（K^+）3.26mol/L，肌酐（Cr）正常，红细胞沉降率（ESR）80mm/第一小时；免疫球蛋白定量：IgA 正常，IgG 23.06g/L，IgM 4.19g/L，抗核抗体（ANA）核仁型 1∶100（＋），抗 Sm（＋），补体下降明显。胸片示：双肺间质性改变。腹平片：两膈角变钝，小肠内积气积液，右上腹气液平面。腹部CT：脾脏内低密度影，考虑脾栓塞可能，腹膜后多发肿大淋巴结，胆囊结石合并胆囊炎，少量腹腔积液及右侧少量胸腔积液。全消化道造影：胃窦炎。下消化道造影：横结肠冗长，考虑降结肠炎，末端回肠充盈不良。超声心动：左心房，左心室增大，主动脉瓣关闭不全，二尖瓣反流，左心室舒张功能降低，肺动脉压40mmHg。外院考虑为系统性红斑狼疮，于7月17日开始予以甲基泼尼松龙80mg qd 静点7天，后改为甲基泼尼松龙40mg qd 静点至少两周，并应用静脉丙种球蛋白20g×3天，患者腹胀症状间断缓解，双下肢水肿无明显减轻，遂于2006年8月28日来北京协和医院。

　　患者近8年有口干，进食需要用水送服，牙齿片状脱落。眼干，哭泣时无眼泪。双手指遇冷变白变紫（雷诺现象）2年。无发热、关节肿痛、皮疹、口腔溃疡、光过敏及脱发。无腮腺增大，无夜尿增多等。发病以来精神差，睡眠、饮食不佳，大小便尚正常。生育3个子女，否认自然流产和胎死宫内病史，个人、家族史无特殊。

　　入院查体：T 36.2℃，P 112 次/分，R 20 次/分，BP 120/70mmHg。发育正常，营养较差，慢性重病容，平车入室，神志清晰，查体不完全配合。面色晦暗，双侧面颊部可见对称性充血性皮疹，双下肢可见网状青斑。腹部皮肤可见少量出血点和淤斑。全身皮肤和巩膜轻度黄染。全身浅表淋巴结未扪及；眼睑结膜无水肿。双侧瞳孔等大等圆，直接间接对光反射存在。视野正常。唇轻度发绀，口腔黏膜无溃疡，舌面、咽后壁以及颊黏膜可见大量白斑，牙齿均为义齿。颈软，无抵抗感；颈静脉轻度扩张，肝颈静脉回流征阳性。双肺运动对称，叩诊清音，双肺未闻及干湿啰音及胸膜摩擦音。心界向右扩大，心率112次

/分，律齐，$P_2 > A_2$，未及杂音，无心包摩擦音。腹轻度膨隆，未见胃肠形，触诊柔软，无明显肌紧张，无压痛、反跳痛，无包块及液波震颤。肝肋下2cm，脾未触及，Murphy征（－）。肝区及双肾区无叩痛，移动性浊音可疑阳性。肠鸣音正常。全身关节肌肉未见异常，肌张力正常，深浅反射正常存在，病理反射未引出。

入院后完善各项检查：血常规：WBC 4.2×10^9/L，N 64.1%，Hb 130g/L，PLT 39×10^9/L，尿常规＋沉渣（－），24小时尿蛋白0.3g。肝肾功能：ALT 115U/L，AST 87U/L，γ－GT 316U/L，TP 55g/L，ALB 24g/L，TBil 69.3μmol/L，DBil 30.8μmol/L，纤维蛋白原0.94g/L，D－二聚体1116μg/L，红细胞沉降率2mm/第一小时，抗核抗体1∶160斑点型、核仁型，1∶320散点型，抗双链DNA（－），抗可提取性核抗原抗体：抗SSA（＋）1∶64，抗线粒体抗体（＋）1∶80，抗中性粒细胞胞浆抗体（ANCA）（－），抗心磷脂抗体（aCL）：（＋＋＋），狼疮抗凝物（LA）：56s。24h尿蛋白0.38g，补体：CH50 1.4U/ml，C3 35.2mg/dl，C4 5.39mg/dl。血气分析：pH 7.549，PaO_2 51.4mmHg，$PaCO_2$ 24.7mmHg。腹部血管超声：肠系膜上静脉血栓形成，门静脉流速减低，右侧腘静脉、双侧小腿肌间隙血栓形成。腹盆部CT和血管CT（CTV）以及肺动脉CT显影（CT-PA）：左舌叶、上舌段肺动脉栓塞，右下肺斑片影；双侧胸腔积液，冠状动脉壁钙化；主、肺动脉略扩张，肺动脉高压不除外；左下肢深静脉血栓形成，肝硬化，门脉高压，侧支循环形成，脾梗死，腹腔积液。诊断上考虑患者干燥综合征诊断成立，系统性红斑狼疮可能性大，继发性抗磷脂综合征，多发血栓形成，同时合并口腔真菌感染。入院次日起给予静点甲泼尼龙40mg 2次/天，低分子肝素皮下注射抗凝2次/天，以及适当补充白蛋白、利尿治疗，并加用大扶康控制真菌感染，患者腹胀、胸闷憋气和双下肢水肿明显缓解。8月31日晚10点患者无诱因出现心烦，查心电图：Ⅰ，aVL，$V_{2\sim5}$导联ST段压低0.05～0.1mV，$V_{1\sim6}$导联T波倒置；心肌酶谱：心肌型肌酸激酶同工酶和肌钙蛋白Ⅰ（cTnⅠ）轻度升高，但无动态演变。予以吸氧、心电监护、应用硝酸甘油约30min后患者症状逐渐缓解。2006年9月7日下午3时15分患者突然出现全身不适，憋气，呼吸困难，明显烦躁，立即测HR 105次/分，BP 120/80mmHg，R 35次/分，血氧SaO_2 85%，心电图与入院时相比较未见明显异常，血气分析提示：pH 7.319，PaO_2 55.6mmHg，$PaCO_2$ 21.9mmHg，SBE −14mmol/L，考虑Ⅰ型呼吸衰竭，高度怀疑肺栓塞。予加大吸氧流量，吗啡10mg皮下注射和安定5mg入壶，准备溶栓治疗。但患者呼吸困难进行性加重，心电图提示间断室性心动过速，血氧饱和度进行性下降，血压迅速下降至60/30mmHg，遂予以患者气管插管，呼吸机辅助呼吸，同时$NaHCO_3$静点纠正代谢性酸中毒，利多卡因静点改善心律。下午4时患者心电图提示窦性停搏，交界性或室性逸搏，血压、血氧测不到，予以心外按压，多次反复予以肾上腺素、阿托品、多巴胺以及可拉明、洛贝林呼吸兴奋治疗，患者心率、血压、血氧仍无改善，至下午4时50分患者呼吸心跳停止，宣布临床死亡。

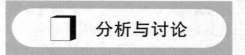

分析与讨论

　　患者为老年女性，亚急性病程，临床主要表现为间断的腹胀，腹痛，发热及双下肢肿胀，并出现胸痛，胸闷，憋气的症状，体格检查可见双上肢网状青斑。根据B超、CT、CTV及CTA的检查结果来看，患者存在多发血栓形成，包括肠系膜上静脉、脾静脉、双侧下肢静脉血栓以及肺栓塞，结合血小板明显降低，血中 aCL（＋＋＋），LA 延长，纤维蛋白原和 D－二聚体显著升高，抗磷脂综合征（APS）诊断可以成立（注：APS 确诊的实验室标准要求抗心磷脂抗体在间隔大于 12 周的时间内至少 2 次以上阳性，由于本例患者病程进展较快，未能够进行第二次的实验室检查）。

APS 是一种临床上以动脉、静脉血栓形成，习惯性流产和血小板减少等症状为主要表现的自身免疫病，血清中存在抗心磷脂抗体。APS 可分为原发性抗磷脂综合征（PAPS）和继发性抗磷脂综合征（SAPS）。本例患者有较突出的自身免疫病临床表现，因此首先考虑继发性抗磷脂综合征。患者具有明确的眼干、口干、牙齿片状脱落，双手有雷诺现象，血清学检查示 ANA 与抗 SSA 阳性，虽然因为病情发展迅速未能进行口腔学及眼科学的检查，仍然考虑存在干燥综合征。患者有明确的肝脏功能损害，胆管酶明显升高，胆红素升高且以结合胆红素为主，抗核抗体与抗线粒体抗体均为阳性，考虑干燥综合征合并肝脏损害，胆汁性肝硬化不能除外。另外，患者有明显的补体水平的下降，并出现多浆膜腔积液，查体发现面颊部皮疹，血清学检查抗核抗体（＋），外院曾经查抗 Sm 抗体（＋），虽北京协和医院检查抗双链 DNA 抗体和抗 Sm 抗体均阴性，本患者也需考虑系统性红斑狼疮的存在。由于干燥综合征继发抗磷脂综合征的情况较少见，因此认为患者的抗磷脂综合征很可能继发于系统性红斑狼疮。

本例患者病变进展迅速，病情危重，是否应该考虑恶性抗磷脂抗体综合征（catastropic antiphospholipid syndrome，CAPS）的存在？诊断恶性抗磷脂综合征主要有以下四条标准：①三个或三个以上器官、系统或组织受累的证据；②临床症状在一周之内出现；③至少有一个器官或者组织的小血管栓塞是经过病理证明的；④经实验室证实存在抗心磷脂抗体（狼疮抗凝物或者抗心磷脂抗体或者抗 β_2 糖蛋白抗体）。CAPS 非常少见，通常发病急骤，短期内迅速危及生命。即使在给予足够的抗凝条件下，也可以在短期内形成中小动脉的多发性血栓，导致大脑、心脏、肝、肾以及胃肠道梗死，从而造成多器官功能衰竭甚至死亡。有文献报道，CAPS 的死亡率可以达到 50%。本例患者受累的组织或器官有：①胃肠道：病程中一直有间断的腹胀，腹痛，且 CTV 证实存在肠系膜上静脉血栓；②脾：腹部 CT 示脾内低密度影，CTV 示脾栓塞；③运动系统：双下肢多次出现水肿，B 超及 CTV 显示下肢深静脉血栓形成；④肺：患者表现出明显的呼吸系统的症状，低氧血症，入院后 CTA 即显示肺栓塞。临终前患者突然呼吸急促，血氧迅速下降，虽即刻的心电图无明确肺性 p 波和肺动脉高压的改变，结合临床仍考虑大面积肺栓塞，原位肺血栓形成和下肢静脉血栓脱落引起肺栓塞均有可能。根据上述临床特点，尽管患者多发血栓形成不能明确是在一周内出现，没有完全满足诊断标准，但由于多发血栓在短期内出现，临床上仍倾向 CAPS 的可能。然而，不支持的是 CAPS 的诊断主要强调多发小血管内血栓形成，短期内进展为多器官功能障碍综合征，以肾受累和肾功能衰竭、肺栓塞和弥漫性肺泡出血以及多发脑梗死较常见。本例患者临床证实的主要是中到大血管的血栓形成，无肯定小血管血栓的证据，故尚不能肯定有 CAPS。

治疗方面，由于缺乏大规模前瞻性对照研究的资料，APS 的治疗仍是经验性的，主要针对高凝和免疫机制：①抗凝：华法林、肝素或低分子肝素以及小剂量的阿司匹林均会使用。标准方法是先以肝素开始，然后用华法林进行长期维持，一般国际标准化比值维持在 2.5 左右。部分医生建议加小剂量的阿司匹林（80mg/d）。②免疫抑制：对于 PAPS 本身来说，肾上腺皮质激素并没有明确的治疗效果，但在严重的血小板减少以及溶血性贫血的患者中，也会经验性的给予大剂量的肾上腺皮质激素；而对于同时存在系统性红斑狼疮或者其他风湿病的SAPS，应及时使用皮质激素和免疫抑制剂。由于CAPS的发作迅速，诊断难以明确，并很快危及生命，对此综合征的治疗目前并没有系统性的研究，但是一些文献报道，联合使用足量的抗凝、大剂量的皮质激素、血浆置换以及静脉输入丙种球蛋白可能是一种有效的方法。本患者除了未进行血浆置换以外，其他抗凝和免疫抑制的治疗均已使用，但仍因急性大面积肺栓塞未能得到控制而死亡，因此，恶性抗磷脂综合征是致命的疾病，预后极差，临床上应积极治疗。

（丁　欣　林一聪　张　文）

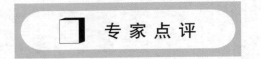

专 家 点 评

曾小峰教授：这是一例抗磷脂综合征（APS）的危重症。患者临床上有血栓、血小板减少，结合抗心磷脂抗体、狼疮抗凝物阳性，APS诊断十分明确。文中进一步讨论了患者可同时诊断干燥综合征（SS）和系统性红斑狼疮（SLE），根据其年龄大、病程长和以SS为首发表现的特点，考虑患者应诊断为原发性SS重叠SLE、继发性APS。关键问题是本例病情十分凶险，多部位的血栓导致胃肠道、双下肢、肺均受损，考虑为相对罕见的灾难性APS（CAPS），即患者体内存在大量抗心磷脂抗体而导致的高度易栓状态。CAPS在我科已得到了越来越多的重视，大家一致认为应在抗凝基础上积极的免疫抑制治疗（包括大剂量糖皮质激素、血浆置换和丙种球蛋白等）。即便如此，CAPS

患者的病死率仍高达 50%，本例患者最终也死于急性大面积肺血栓栓塞。本例确实值得我们风湿科医师深思，如何才能挽救 CAPS 患者的生命？或许以下两点可供大家探讨：①早期诊断：提高对 CAPS 的重视，一方面早期通过抗心磷脂抗体的检测预警 APS，一方面加深对血栓、尤其是微血栓导致急性脏器功能衰竭的认识，最终才能在临床上早期识别 CAPS，为治疗提供足够的时间窗；②积极治疗：对危重的 CAPS 患者的抢救往往需要临床医师根据有限的资料，在短时间内做出正确地判断，以获得稍纵即逝的治疗时机，且应联合抗凝、大剂量糖皮质激素、血浆置换乃至 B 淋巴细胞靶向治疗的药物，以求逆转病情的机会。

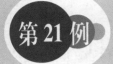

哮喘－头痛、呕吐－蛛网膜下腔出血

病例摘要

　　患者男性，35 岁。因喘憋 4 个月、腹痛 3 个月、突发剧烈头痛 5 天入住北京协和医院。患者入院前 4 个月起无诱因反复发作性喘息，呼吸困难，不伴咳嗽、咳痰，当地诊断"哮喘"，给予平喘治疗症状缓解。同时出现双下肢麻木、疼痛，站立时有踩棉花感，逐渐加重。3 个月前患者双手近端指间关节和掌指关节肿痛，腹部阵发性绞痛，进食后加重，并腹泻脓血便，3 ~ 5 次/日。当地医院行结肠镜示：结肠多处散在黏膜下出血。肌电图：周围神经源性损害，双侧胫神经、腓总神经未引出动作电位。给予对症治疗，症状略有缓解。入院前 5 天患者无明显诱因突发持续性剧烈头痛，以枕部为著，伴恶心、喷射性呕吐，同时出现复视、多汗、无力。为进一步诊治收入北京协和医院。患病以来患者间断低热，躯干部散在红色丘疹，略瘙痒。体重下降 15kg。个人史、家族史无特殊。入院查体：体温 37.8℃，脉搏、呼吸、血压正常；神志清晰，消瘦，颈部、前胸部散在红色丘疹；双眼外展露白，水平视有复视，左眼闭合力弱，悬雍垂稍偏右，咽反射减弱，双肺可闻及哮鸣音，心脏查体未见异常。腹平软，下腹部压痛，无肌紧张和反跳痛；肝、脾肋下未及。全身关节未见肿胀，压痛（－）。四肢肌力Ⅳ⁻级，双足、双手针刺觉减退，右足痛觉、关节位置觉、音叉觉消失，四肢腱反射减退。脑膜刺激征：Kernig 征（＋），Brudzinski 征（＋），病理反射未引出。

诊治经过：入院后完善实验室检查，血常规：白细胞 23.8 × 10^9/L，中性粒细胞 54%，嗜酸细胞 30%，绝对计数 6.36 × 10^9/L。尿蛋白 1.0g/L，红细胞 15～20/HP。大便找虫卵 3 次均阴性。肝、肾功能正常。肌酶谱正常。红细胞沉降率 38mm/第一小时，免疫球蛋白 E（IgE）1530mg/L。腰穿示全程血性脑脊液，压力 2.94kPa（300mmH$_2$O）。脑脊液常规：红细胞 26 × 10^9/L，白细胞 1.12 × 10^6/L，其中单核细胞 79%，多核细胞 21%，蛋白 0.61g/L，糖、氯化物正常，细菌培养、抗酸染色及墨汁染色均阴性。头颅 CT 示：第三、四侧脑室、桥前池、四叠体池、鞍上池见高密度影，考虑蛛网膜下腔出血（见图）。血清抗核抗体阴性，核周型抗中性粒细胞胞浆抗体（pANCA）1：160，抗髓过氧化物酶（MPO）152U/L。X 线胸片和鼻窦像均未见异常。骨髓涂片示：骨髓增生活跃，嗜酸性粒细胞占 26%，细胞形态无异常。诊断：变应性肉芽肿性血管炎（Churg – Strauss Syndrome，CSS）。给予患者止血、脱水降颅压等对症治疗，同时加用泼尼松 30mg，2 次/日，环磷酰胺 200mg 隔日 1 次，静脉注射。患者症状逐渐好转，治疗 4 天后复查嗜酸细胞计数为 0。出院时患者头痛缓解，复查头颅 CT：蛛网膜下腔出血已基本吸收，尿蛋白转阴。双下肢麻木未完全消失。

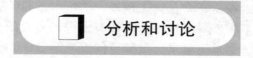

分析和讨论

本例患者的临床特点是：青年男性；多器官/系统损害，包括皮肤（皮疹）、关节、呼吸系统（哮喘）、肾（蛋白尿）、消化系统（结肠病变）和神经系统（外周及中枢）；炎症反应突出，如发热、体重下降，外周血白细胞升高和红细胞沉降率增快等；血嗜酸性粒细胞增多显著，IgE升高，pANCA［髓过氧化酶（MPO）］阳性，符合CSS诊断。

CSS是一累及小和中等血管的系统性血管炎病，以血管壁肉芽肿形成和高嗜酸血症为突出特点，最常影响呼吸系统。患者发病前多有时间不等的哮喘、过敏性鼻炎或鼻息肉的病史。之后发生血嗜酸细胞增高、嗜酸细胞肺浸润、嗜酸细胞性肺炎或胃肠炎，可缓解和反复发作，最终出现系统性血管炎。其他系统性临床表现包括：2/3的患者有皮疹，多为紫癜或皮下结节；神经系统病变，包括周围神经和中枢神经；心脏受累：50%患者心电图不正常，25%出现心力衰竭，病理改变为心肌肉芽肿浸润及冠状动脉血管炎。累及胃肠道可有腹痛、腹泻及胃肠道出血；肾受累表现为血尿、蛋白尿等。周身症状如发热、关节痛、厌食、肌痛、乏力等与其他血管炎相似。实验室检查主要为血中嗜酸细胞增多（占97%）和炎性指标如红细胞沉降率、C反应蛋白升高。30%~%患者ANCA阳性，多为pANCA。

本例患者为青年人，无高血压史，临床确诊CSS，经免疫抑制治疗后中枢神经系统等各方面临床症状均好转，故认为其蛛网膜下腔出血为CSS所致。神经系统受累在CSS患者并不少见，发生率为66%~98%，但绝大多数为外周神经损伤，多神经炎和多发性单神经炎。神经系统受累可见于10%~30%的病例，常见Ⅱ、Ⅲ、Ⅳ脑神经麻痹及缺血性视神经炎等。有文献报道脑卒中、脑弥漫性缺血损伤、大脑皮质功能紊乱、脑出血、脑梗死等中枢神经病变是本病致死的第二位病因。本患者神经系统受累非常广泛，包括四肢多发性单神经炎，多个脑神经受累（复视、外展露白、咽反射减弱）以及蛛网膜下腔出血，在国内外罕见。CSS中枢神经系统损害的原因可能为颅内血管炎所致颅内血管闭塞和微小动脉瘤形成，造成继发性脑梗死和动脉瘤破裂出血。如破裂血管位于蛛网膜则出现蛛网膜下腔出血。

本病治疗在急性活动期时应给予肾上腺糖皮质激素和免疫抑制剂，或进行血浆置换，缓解率为91.5%，复发率为25.6%。CSS患者如发生严重心肌、胃肠道受累，或系统性损害在哮喘发作后较短时间内发生，提示预后不佳。

（刘晓敏　张　文）

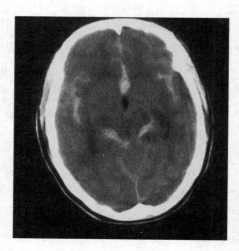

图示：蛛网膜下腔出血

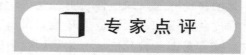

曾小峰教授：这是一例错综复杂的病例。患者为多系统受累表现，初为呼吸系统，继而出现皮肤、关节、肾、消化系

统和神经系统表现，使医师初觉病情扑朔迷离，难以理清头绪。但本例在诊治过程中，医师始终能抓住"多系统损害-自身免疫性疾病（包括血管炎）"及"一元论"的思路，最终以嗜酸细胞增多、ANCA 阳性的特点明确了 CSS 的诊断。值得探讨的是：①CSS 的肾受累非常少见，国外有学者研究表明，此与 pANCA 阳性介导的血管炎相关，可类似显微镜下多血管炎的肾表现；而本例确有血尿、蛋白尿，如能进一步完善肾脏穿刺病理检查，将有助于提供 CSS 肾损害更为确切的证据。②中枢神经系统受累在 ANCA 相关血管炎（APV）可能会被低估，我科张文医师最近总结的 APV 病例提示包括 CSS 在内的 APV 均可有中枢神经系统累及；本例就是很好的例证，尤其是蛛网膜下腔出血在国内外罕见；进一步又通过血管炎成功解释了蛛网膜下腔出血的发病机制，这即是临床上"一切皆有可能"的思维模式。

第22例 口干、眼干－黄疸－蛋白尿

病 例 摘 要

患者女性，44岁，因"口眼干、皮肤瘙痒2年，伴皮肤、巩膜黄染、尿色加深、尿泡沫增多3月余"于2006年5月12日入我院。

患者2004年初出现口眼干，进餐需水送服，无反复腮腺增大，眼干伴摩砂感，晨起需清水润洗。全身皮肤瘙痒，颜色无变化。伴乏力、食欲减退，不伴发热、腹痛、腹泻等。2005年3月在当地医院查"肝酶增高、抗线粒体抗体 M_2 亚型阳性"，诊断为"原发性干燥综合征（pSS）、原发性胆汁性肝硬化（PBC）"，给予泼尼松55mg，1次/天、熊去氧胆酸100～150mg，3次/天及甘草酸二铵100mg，3次/天口服，口干、皮肤瘙痒、食欲减退等症状有所好转，眼干无改善。泼尼松1周后即开始减量，约每周减5mg，至10～15mg，1次/天维持，病情基本稳定。2006年2月自行停用泼尼松，后渐出现皮肤、巩膜黄染，小便颜色加深，呈浓茶色，且泡沫增多，大便颜色变浅变白，食欲减退加重，伴右上腹不适感。在外院就诊，查肝功能：谷氨酸氨基转移酶（ALT）42U/L，天门冬氨酸氨基转移酶（AST）73U/L，白蛋白（ALB）26.4g/L，总胆红素（TBil）3.98mg/dl，直接胆红素（DBil）2.99mg/dl，γ－谷氨酰转移酶（GGT）585U/L，碱性磷酸酶（ALP）1261U/L。24h尿蛋白0.47g。行肝穿病理（图1）示："肝细胞浊肿、呈灶性坏死，汇管区大量淋巴细胞浸润，肝内小胆管显慢性炎症，小胆管内淤胆。符合PBC Ⅰ～Ⅱ期，合并自身免疫性肝炎（AIH）"。给予熊去氧胆酸250mg 3次/天，及其他对症支持保肝治疗40余天，上述症状略有好转。2006年4月17日来北京协和医院免疫科就诊，复查尿蛋白：5.04g/24h，为进一步诊治收入院。患者患病以来，食欲、睡眠差，偶有双膝关节疼痛，无肿胀及晨僵，无脱发、溃疡及雷诺现象。无腮腺增大。有牙齿片状脱落。体重无变化。大小便如前述。既往体健。入院查体：体温36.2℃，脉搏66次/分，呼吸20次/分，血压110/70mmHg。体型消瘦，皮肤黏膜及巩膜黄染。双上睑内侧各有一黄色瘤。双侧锁骨上、腋窝及腹股沟数枚肿大淋巴结（0.2～0.5cm），质软，活动度可，无压痛。心肺（-）。腹软，肝肋下5cm，脾肋下6cm，质地中等，边缘光滑，肝颈静脉回流征阳性。移动性浊音阴性。入院诊断：pSS？胆汁性肝硬化、肾病综合征。

诊治经过：入院后检查血常规：白细胞（WBC）$5.80 \times 10^9/$L，中性粒细胞（N）63.0%，血红蛋白（Hb）92g/L，血小板（PLT）$264 \times 10^9/$L。尿常规：蛋白>3.0g/L，尿胆红素（+），红细胞25/μl，颗粒管型1.1/μl。便常规+潜血正常。肝肾脂全：ALT 63U/L，TP 94g/L，ALB 37g/L，A/G 0.6，TBil 5.59mg/dl，DBil 3.09mg/dl，GGT 515U/L，ALP 1361U/L，AST 133U/L，总胆酸（TBA）234.6μmol/L，肌酐（Cr）0.62mg/dl，尿素氮（BUN）13.4mg/dl，甘油三酯415mg/dl，低密度脂蛋白106mg/dl，胆固醇778mg/dl，高密度脂蛋白16mg/dl。抗核抗体（ANA）：1:640，斑点型；抗纺锤体抗体1:1280；抗ds-DNA（-）；抗可提取性核抗原抗体（ENA）：抗U1RNP 1:64（双扩散），73、32、17.5kD（印迹法），抗SSA（+），余（-）；抗线粒体抗体（AMA）1:640，AMA-M_2>300RU/ml。免疫球蛋白：IgG

27.3g/L，IgA 6.68g/L，IgM 5.15g/L。活化部分凝血活酶时间（APTT）38.4s，稍延长。蛋白电泳：γ 28.90%。胸部CT：右肺中叶、左肺下叶间质性改变；右肺中叶支气管扩张。口腔科会诊：唾液流率"0"，腮腺造影：主导管扩张，分支导管扩张，末梢导管小球状扩张及腔洞形成，排空不完全；口干燥症。眼科会诊：泪膜破损时间（BUT）：右4.4，5s；左5.5，5s；泪液流率Shirmer：右0，左1mm；荧光染色阳性，双眼干燥症。病理片北京协和医院会诊：符合自身免疫性肝炎合并胆汁性肝硬化（图1）。为明确患者蛋白尿和肾病变原因，以及干燥综合征是否继发于系统性红斑狼疮，住院期间行肾穿刺活检，病理诊断膜性肾病（图2），免疫荧光阴性。临床诊断：pSS、合并PBC重叠AIH、膜性肾病、双肺间质病变。给予霉酚酸酯500mg 3次/天，甲泼尼龙32mg 1次/天，同时辅以熊去氧胆酸及保肝退黄等对症治疗。治疗期间反复肺部感染2次，经抗生素治疗缓

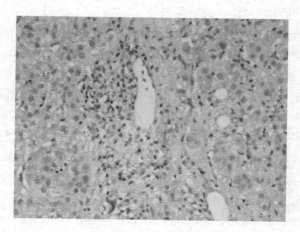

图1　肝病理切片示：肝细胞浊肿，灶性坏死，汇管区炎性细胞浸润，小胆管慢性炎。×150，HE

解；带状疱疹 1 次，阿昔洛韦静点后缓解。上述治疗 2 个月后患者一般情况好转，24h 尿蛋白 0.75g，Hb 122g/L，但肝功能无明显好转，查体肝脾无回缩。出院继续治疗。

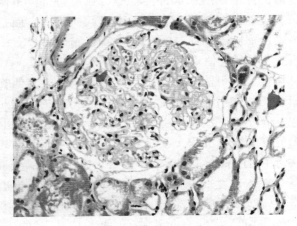

图 2 肾病理切片

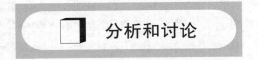

本例患者临床特点：①口干、眼干症状，口腔科和眼科检查符合口干燥症和眼干燥症；②肝脏受累突出，肝功能损害以胆管酶（AST、GGT、ALP）升高为主；肝穿病理同时有自身免疫性肝炎和胆汁性肝硬化的特点；③肾受累，表现为大量蛋白尿，肾病综合征；肾穿病理为膜性肾病，无免疫复合物沉积；④肺部受累，CT 示肺间质病变，病程中反复肺部感染；⑤高球蛋白血症，ANA、抗 SSA、AMA、AMA – M_2 阳性。

根据患者口干燥症和眼干燥症、高球蛋白血症和 ANA 阳性，pSS 可以诊断。本例患者临床有以下两方面特殊性：

首先，一般 pSS 肾受累主要表现为肾小管和间质病变，以肾小管酸中毒、肾性尿崩和低钾性软瘫为典型特征，本例患者无论从临床表现还是肾病理看，均无小管间质病变，而是以大量蛋白尿为突出症状。因此，入院后我们首先提出患者的肾病变是 pSS 所致，还是其他疾病引起？患者大量蛋白尿，ANA 和抗 RNP 抗体阳性，很可能存在系统性红斑狼疮，但其他临床表现更支持 pSS。此时鉴别两种疾病最直接、最有效的方法是肾穿刺活检。在充分准备后我们给患者进行了肾穿，病理结果为膜性肾病，无免疫复合物沉积，无肾间质病变。与肾内科共同讨论后一致认为患者的肾损害是由 pSS 导致。检索文献，膜性肾病肾小球肾炎（GMN）在 pSS 相对少见，其发生率各家报道差别很大，可能与病例数及病例选择偏倚有关，但大宗病例报道发生率相近，2% ~3%。pSS 合并 GMN 病理类型国外报道常见膜增生性肾小球肾炎、系膜增生性肾小球肾炎及膜性肾病。当然，如果 SS 与 GMN 同时存在时需除外继发性 SS 的可能。pSS 合并 GMN 与普通 GMN 症状相似，但应该注意，SS 肾损害可能存在亚临床型肾小球肾炎。李学旺等的报道中有 5 例临床仅表现肾小管性蛋白尿，而病理提示存在明显肾小球损害，结合免疫病理结果其免疫复合物沉积于肾小球的范围及频率明显高于临床症状。

第二，本例患者肝脏损害突出，以胆管酶升高为主，血中 AMA – M₂ 阳性，肝脏病理也证实有汇管区和肝内小胆管的病变，因此 pSS 合并胆汁性肝硬化诊断成立。据报道，pSS 患者中约 25% 有肝脏损害，其中部分患者 AMA 阳性，临床表现为胆汁性肝硬化。而原发性胆汁性肝硬化的患者更是近半数有干燥症状，两种疾病的关联性很强。由于 pSS 与 PBC 相互伴发率高，且有相似的发病机制，已有学者将其统一于自身免疫性上皮炎，具体分类为：抗 SSA/SSB 抗体阳性型，即传统意义的单纯 SS；AMA - M_2 阳性型，即传统意义的单纯 PBC；混合型（SS + PBC），如本例。因此，本例 pSS 患者合并胆汁性肝硬化并非特殊。然而，患者除有胆汁性肝硬化外，其肝脏损害还兼有自身免疫性肝炎的特点，如 ALT 升高，血清 IgG 升高，特别是肝脏病理提示肝细胞浊肿、变性等。是否同时合并 AIH？袁小燕等对 168 例 pSS 中 18 例合并 AIH 患者进行了临床分析，认为，pSS 合并 AIH 较常见，患者多为中年女性，以肝活检慢性炎细胞浸润、灶性坏死、血清自身抗体阳性（主要为 ANA、抗 SSA、抗 SSB 或抗肝肾微粒体抗体）、高 γ 球蛋白为特点。因此我们认为本例患者的肝脏损害的特殊性是同时兼有胆汁性肝硬化和 AIH 特征。

综上，本例患者 pSS、胆汁性肝硬化、AIH、肾病综合征和肺间质病同时存在并非巧合。

pSS 合并 GMN 目前治疗上尚无统一规范，一般主张使用泼尼松 1mg/（kg·d）＋免疫抑制剂如环磷酰胺，疗效尚可，仅少数发展为终末期肾病甚至死亡。熊去氧胆酸是胆汁性肝硬化的基础用药，但合并干燥综合征时许多学者主张联合糖皮质激素和免疫抑制剂，如硫唑嘌呤等。本例患者由于受累器官较广泛，包括肝、肾和肺，且肝脏损害制约了免疫抑制剂的使用，我们在糖皮质激素方面选择了不需要经肝脏代谢为有效成分的甲泼尼龙以及肝毒性较小的霉酚酸酯为免疫抑制剂，同时联合保肝治疗和熊去氧胆酸，经一段时期的治疗，患者肾病情得到良好控制，24h 尿蛋白显著下降，但肝功能仍未恢复正常。

（朱卫国　张　文）

专 家 点 评

曾小峰教授：这是一例临床资料相当完整的原发性干燥综合征（pSS）合并原发性胆汁性肝硬化（PBC）的病例。pSS和 PBC 在临床中可独立存在，又可合并出现，其本质都是自身免疫性上皮炎。那么，鉴别诊断的意义何在呢？pSS 是一种弥漫性结缔组织病，正像本例除有外分泌腺（泪腺、唾液腺、肝胆管系统）受累外，亦可出现肾（本例为肾小球肾炎、膜性肾病）、肺（本例为肺间质病变）等系统损害；其中肝以肝细胞损伤多见，类似自身免疫性肝炎的表现。而 PBC 虽然也有报道出现肺间质病变、肺动脉高压乃至肾小球肾炎等表现，但临床上更强调其是脏器特异性的自身免疫病，肝则以胆管上皮为损伤的靶点。二者共存时，重视以抗 SSA/SSB 抗体和（或）典型的灶性淋巴细胞浸润的病理特点支持 pSS，以 AMA - M_2 和（或）肝典型的胆小管炎支持 PBC。同时，多克隆免疫球蛋白增高倾向 pSS，而 IgM 增高可作为考虑 PBC 的临床线索。诊断为治疗服务，单纯 PBC 首选熊去氧胆酸，而目前对糖皮质激素和免疫抑制剂的应用尚有争议，但合并 pSS 时多推荐联合免疫抑制的治疗（正如本例的治疗方案一样），以求有效改善系统性损伤。

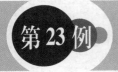

第23例 皮疹、急性肾功能不全、血小板减少

病例摘要

病例1

患者男性，23岁，因"面部红斑4个月，下肢水肿4周"入院。患者于入院前4个月双颊部出现蝶形红斑，日晒后加重，伴脱发，未予重视。4周前，患者开始感乏力，发热，体温37.8～38.6℃，不伴畏寒和寒战。同时双下肢出现可凹性水肿。否认关节肿痛、口腔溃疡、雷诺现象。个人史、家族史无特殊。查体：体温38.5℃，脉搏100次/分，血压150/100mmHg，贫血貌，营养较差，双颊部红斑呈蝶形分布。双颈部可及数个黄豆大小淋巴结，质软，活动。双肺呼吸音清，心律齐，腹平软，肝脾未及肿大，双下肢可凹性水肿。

入院后检查：血红蛋白（Hb）50g/L，血小板（PLT）57×10^9/L，网织红细胞15.7%。外周血涂片可见变形红细胞、镰刀样红细胞和红细胞碎片。骨髓穿刺涂片示：增生性骨髓象，可见变形红细胞和红细胞碎片。直接抗人球蛋白试验Coombs：（－）。尿常规见大量红细胞，其中78%为异形，24h尿蛋白定量为8.02g。血肌酐204μmol/L，尿素氮（BUN）26.8mmol/L，总胆红素和间接胆红素轻度升高，乳酸脱氢酶（LDH）2885U/L。红细胞沉降率140mm/第一小时。血清白蛋白（ALB）28g/L，补体：CH50 10.2U/ml（26～55U/ml），C3 28.0mg/dl

（60～150mg/dl）。血抗核抗体（ANA）1：640 均质型，抗双链 DNA（ds－DNA）、抗可提取性核抗原抗体（ENA）、抗心磷脂抗体（aCL）、狼疮抗凝物（LA）和抗血小板抗体均阴性。vWF（von Willebrand Factor）223%（正常值 50%～150%）。

　　诊断系统性红斑狼疮（SLE）合并血栓性血小板减少性紫癜（TTP），给予泼尼松 60mg/d 和环磷酰胺 800mg 静点，同时降压等对症治疗，患者症状无改善。入院后第 6 天，血红蛋白降至 39g/L，血小板降至 22×10⁹/L，同时血清肌酐升至 554μmol/L，BUN 升至 34.2mmol/L。调整治疗方案为：血浆置换；大剂量静脉丙种球蛋白 20g/d×3 天；甲泼尼龙冲击治疗：500mg/d，连续 3d，之后甲泼尼龙 80mg/d，共 7d；环磷酰胺 200mg，每周 2 次；低分子肝素抗凝治疗等。经上述治疗，患者症状很快改善，入院后第 25 天，复查血常规：Hb 78g/L，PLT 154×10⁹/L；肾功能：血肌酐：130.2μmol/L。第 40 天时 Hb 为 112g/L，行肾穿，病理提示为Ⅳ型狼疮肾炎，肾小动脉可见血栓形成（图 1）。

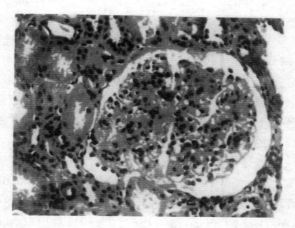

图 1　图示肾血管血栓形成伴出血

病例2

患者男性，17 岁，因反复发热 3 年、皮疹 2 个月、腹痛 5 天入院。入院前 3 年，患者出现反复高热，伴畏寒和颈部淋巴结增大，外院行淋巴结活检为"坏死性淋巴结炎"，糖皮质激素治疗有效。激素渐减量至数月后停用，以后症状稳定，无不适。入院前 2 个月，患者再次发热，双颊部暗红色斑丘疹，双手指遇冷变白变紫，伴脱发。至北京协和医院门诊查体见蝶形红斑，双手指血管炎。化验：血、尿常规正常，肝、肾功能正常，血抗核抗体（ANA）1∶320 均质型，抗 ds-DNA（-），抗可提取性核抗原抗体（ENA）：抗 SSA 1∶64（双扩散法）。诊断系统性红斑狼疮（SLE），给予泼尼松 60mg/d，环磷酰胺（CTX）200mg，隔日，患者症状缓解，激素规律减量。入院前 5 天，患者突发严重腹痛，为全腹阵发性钝痛，伴发热，无恶心、呕吐，无腹泻、黑便及鲜血便，无尿频、尿急和尿痛。当地查无特殊发现（具体不详），予抗感染和对症治疗 5 天无效转入北京协和医院。入院查体：体温 37.5 ℃，脉搏 90 次/分，血压 120/80mmHg，急性重病容，表情痛苦，未见皮疹，浅表淋巴结未及肿大。双肺呼吸音清，心律齐，腹平软，全腹均压痛，以左上腹为著，无肌紧张和反跳痛，肝脾未及肿大，移动性浊音（-），双肾区叩痛（+），双下肢不肿。

入院后当天查：血常规：血红蛋白（Hb）98g/L，血小板（PLT）92×10⁹/L，网织红细胞 8.2%。外周血涂片未见异常红细胞。尿红细胞：8~10/高倍视野，正常形态，24 小时尿蛋白：0.39g。肝功能基本正常。肾功能：血肌酐（Scr）932.8μmol/L，尿素氮（BUN）53.5mmol/L。抗心磷脂抗体（aCL）和狼疮抗凝物（LA）均阴性。诊断：系统性红斑狼疮，急性肾功能不全。次日给予甲泼尼龙 1000mg/d，共 3d，续以泼尼松 60mg/d。患者症状无改善，腹痛仍持续，尿量迅速减少至 300ml/d，血红蛋白和血小板分别降至 78g/L 和 38×10^9/L。考虑 SLE 合并 TTP 可能性大，给予血液透析治疗，同时加用肝素抗凝和阿司匹林抗血栓。经上述治疗后，患者症状逐渐缓解，腹痛消失，尿量渐恢复正常，血小板升至 121×10^9/L，停止透析治疗。患者症状稳定后，进行开放肾活检，病理提示为Ⅵ型狼疮肾炎，有广泛肾血管血栓形成和出血（图2）。根据肾穿刺病理确诊：SLE 合并血栓性血小板减少性紫癜。出院后随诊，患者未再透析，一直药物维持，Scr 维持在 400μmol/L 左右。

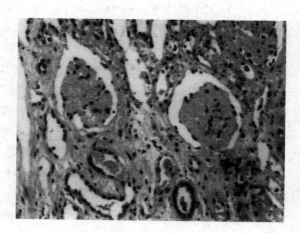

图2　广泛肾血管血栓形成及出血

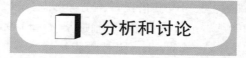

分析和讨论

以上两例患者均为多系统病变，以急性肾功能损害为突出表现。第1例临床特点：少年男性，病程4个月，加重4周。有发热、蝶形红斑、光过敏、脱发；血液系统为贫血和血小板减少，肾损害为大量蛋白尿、红细胞和急性肾功能不全。ANA 阳性，补体下降。第 2 例患者临床特点为：青年男性，病程 3 年，加重 5 天。发热、蝶形红斑、雷诺现象，坏死性淋巴结炎。加重期剧烈腹痛伴双肾区叩痛，同时出现急性肾功能不全。血中 ANA、抗 SSA 均阳性。根据 SLE 诊断标准，两例患者均可诊断为 SLE。

　　但两例患者的特殊之处是病程中均出现急性肾功能不全，伴随血肌酐和尿素氮的快速上升的同时，血红蛋白和血小板迅速下降，网织红细胞显著升高。第 1 例患者的尿检有大量异常红细胞和蛋白尿，但第 2 例尿中仅有正常形态红细胞和极少量蛋白尿，如果认为前一例急性肾衰是狼疮肾小球肾炎（如新月体性肾小球肾炎）所致，后一例则不能解释。因此我们在积极进行 SLE 原发病治疗对症治疗的同时，把诊断的焦点转移到与肾衰同时出现的急性贫血和血小板减少上。两例患者均无急性出血现象，而网织红细胞升高，因此合并急性溶血。由于 Coomb's 实验阴性，加之前一例患者外周血和骨髓中均可见变形红细胞、镰刀样红细胞和红细胞碎片，因此确定为微血管性溶血。结合患者血小板的急性下降，我们想到了 TTP 的诊断。

　　TTP 的诊断依据临床五联征：①血小板减少和弥漫性血小板聚集；②微血管性溶血性贫血（Coomb's 实验阴性），有破碎红细胞；③神经系统异常；④发热；⑤肾受累。如果符合上述 3 条，则 TTP 可以诊断。需除外抗磷脂综合征或弥散性血管内凝血（DIC）等导致血小板减少的疾病。这两例患者同时出现 TTP 的临床表现，如发热、血小板减少、微血管性溶血性贫血、急性肾功能不全。2 例患者虽无神经系统症状，但根据文献报道，仅 40% 的 TTP 患者可符合上述 5 项标准。因此我们仍考虑 TTP 诊断成立。为寻找确凿证据，在患者病情允许时我们进行了肾活检，病理证实肾血管内血栓形成。因此两例患者TTP的诊断确立。由于SLE患者临床中常出现上述五联征的表现，如血小板减少、发热、肾损害和神经、精神狼疮表现，但多数患者并非TTP因此在诊断SLE合并TTP时以发现微血管性血栓和微血管性溶血，以及血涂片中破碎红细胞尤为重要，SLE患者溶贫多为Coomb's阳性，罕见微血管性溶血，一旦发生微血管性血栓和微血管性溶血需高度警惕TTP。

1993年意大利的临床协作组报道随诊20年的SLE患者中，仅3.8%合并TTP，我国这方面的报道则更少，因此SLE合并TTP在我国很可能有漏诊发生，对于血小板减少、神经系统症状和急性肾功能衰竭的患者需进行TTP的检查，包括血涂片等。有报道，SLE合并TTP，73%患者SLE诊断早于TTP，15%患者两者同时发生，仅12%患者TTP早于SLE发生。本文报道的两例患者TTP均为SLE确诊之后出现，第1例在SLE活动期，而第2例则在SLE稳定期，因此，TTP可发生在SLE的任何一个阶段。

SLE合并TTP是临床病情危重的表现，病死率较高，需积极治疗。原则上一般采用联合治疗，如血浆置换、糖皮质激素和免疫抑制剂。本文的两例患者均采用了联合治疗，除糖皮质激素和免疫抑制剂外，第1例进行了血浆置换，并加用阿司匹林，临床完全缓解。而第2例未进行血浆置换，但加用了低分子肝素抗凝，缓解后仍有慢性肾功能不全。从两侧患者的治疗反应看，血浆置换是治疗TTP有效的方法，应积极使用。抗凝和抗血小板治疗在抑制血管血栓形成和改善预后方面也有一定的作用。

（张　文　尤　欣）

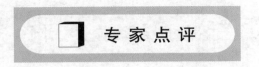

专 家 点 评

张奉春教授：这两例患者共同的特点是：诊断 SLE 明确，病程中合并了 TTP。TTP 是 SLE 严重的合并症，治疗不及时病死率很高，治疗不得当留下脏器不可逆的损伤，特别是肾功能不全。因此当遇到 TTP 的临床表现，要及时做出诊断，积极治疗。这里介绍的两例患者诊疗还是很及时的，第 2 例未做血浆置换可能与后来的肾功能不全有关。

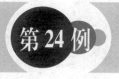

结节性多动脉炎 3 例

病例1　发热、关节痛－双下肢无力－高血压

　　患者女性，34岁。因"发热、关节疼痛、双下肢感觉减退3个月"于2006年9月8日入院。患者于2006年6月初无诱因出现双膝关节痛，呈针扎样，无红肿。1周后出现发热，T 38.7℃，发热无规律，伴畏寒，无寒战，偶有恶心，呕吐，呕吐物为胃内容物。同时尿频、尿急及夜尿次数增多，3~4次/夜。继尔出现双足跟部对称性、针扎样持续性疼痛，行走不受限，于当地查红细胞沉降率（ESR）35mm/第一小时，予"头孢类"抗生素1周，无明显好转，并出现双踝关节肿痛，活动受限，双小腿肌肉疼痛、无力，双足及双小腿外侧感觉减退，踩棉花感，不能站立。当地医院查血象：血红蛋白偏低，余均正常；ESR 117mm/第一小时，C反应蛋白（CRP）77.65mg/L；免疫指标：抗核抗体（ANA）、抗可提取性核抗原抗体（ENA）、抗中性粒细胞胞浆抗体（ANCA）（－）；补体正常。予"青霉素、头孢他啶、丁胺卡那等"治疗，未见好转，同时予泼尼松30mg，2次/天，症状无好转，故就诊于北京协和医院收入住院。2个月前一过性双肩关节、双侧掌指关节及指间关节疼痛，无红肿。发病以来，偶有光过敏，无皮疹、脱发、口腔溃疡、雷诺现象。一般情况欠佳，饮食差，乏力，大便正常，体重下降10kg。既往史：2年前行阑尾切除术；否认肝炎病史，否认高血压、糖尿病病史，否认药物过敏史。个人史及家族史无特殊。体格检查：

体温 36.8℃，脉搏 80 次/分，呼吸 20 次/分，血压 160/120mmHg，卧床，神清语利，皮肤黏膜无苍白、黄染、淤斑。周身浅表淋巴结未触及。颜面部稍水肿，双肺叩诊清音，双肺呼吸音清，未及干湿啰音。心前区无异常隆起，心尖搏动明显，心界不大，心率80次/分，律齐，二尖瓣听诊区可闻及第一心音分裂。腹软，无压痛，肝剑下约2指，肋下未及，肠鸣音正常。未闻及血管杂音。双侧腓肠肌压痛；双足下垂，双下肢远端肌力 0 级；双下肢针刺感觉呈袜套样减退，右侧明显，双足位置觉减退，音叉震动觉减退；双足背及踝关节指凹性水肿；双踝关节略肿，压痛（＋）；足背动脉搏动稍弱；双下肢病理征（－）。

诊治经过：查血常规：血红蛋白（Hb）90g/L，白细胞（WBC）17.89×10⁹/L 实际 $17.89 \times 10^9/L$，血小板（PLT）262×10⁹/L；尿常规：正常；肝、肾功能正常，白蛋白（ALB）29g/L；ESR：57mm/第一小时，CRP：93.8mg/L；补体正常；ANCA、抗心磷脂抗体（aCL）（－）。乙肝表面抗原阳性；腹腔动脉显影：肠系膜上动脉分支，空、回肠和双肾动脉远端多发小动脉瘤形成；肌电图：双下肢周围神经源性损害；双下肢动脉B超未见异常，右小腿肌间条状低回声；心脏彩超：左心室舒张功能减低。入院后考虑 PAN（结节性多动脉炎）可能性大，于入院后第二天予甲泼尼龙 1g×3d 冲击治疗，之后改为泼尼松 60mg 1 次/天，并给予环磷酰胺（CTX）1g 冲击 1 次，后 CTX 200mg 隔日一次，静推，同时口服阿司匹林预防血栓、钙离子拮抗剂、倍他乐克降压、甲钴胺保护神经等对症支持治疗。患者于激素冲击后第二天体温降至正常，血压逐渐恢复正常，后可维持在（110～120）/（70～80）mmHg，双下肢水肿明显减轻，双下肢及双足袜套样神经感觉平面减退下移。复查 ESR 14mm/第一小时，CPR 1.6mg/L。于 2006 年 9 月 25 日出院。出院诊断：结节性多动脉炎（PAN）。

出院后继续使用激素，并规律减量。CTX 口服 50mg/d。患者双下肢感觉有所好转，在他人搀扶下可缓慢行走。

病例 2　右侧肢体偏瘫－失语－足趾坏疽

患者男性，21 岁。因右侧肢体发凉麻木 4 个月，偏瘫、失语 20 天收入住院。入院前 4 个月（2005 年底）出现右侧上下肢发凉、麻木、感觉减退，伴有掌指、指间关节及膝关节疼痛，同时性格改变，易怒，无体力下降及活动受限，未予诊治。2006 年 3 月 17 日无明显诱因出现右侧肢体疼痛，行走无力，右足发凉、麻木，第一、二跖肿胀发黑。3 月 20 日出现言语不能，右侧肢体不能活动，突然摔倒，伴头痛、恶心、呕吐胃内容物，无意识丧失。在外院检查：血常规：WBC 20.9×10^9/L，中性粒细胞 54%，嗜酸细胞 2.2%～17.4%。尿红细胞（+++）。血丙氨酸氨基转移酶（ALT）119U/L，ESR 14mm/第一小时。血管造影：右侧足背、颈后动脉闭塞，左侧足背、胫后动脉狭窄；左侧胫内动脉可疑附壁血栓，右侧股总动脉、胫前动脉血栓；头颅磁共振影像和血管显像：左侧基底节、侧脑室旁异常信号，长 T1、长 T2，夹杂部分稍短 T1、等 T2 信号；左大脑中动脉（MCA）未显影，左大脑前动脉（ACA）由右侧供血。予溶栓（尿激酶 30 万 U/d×10 天）、抗炎、抗凝、抗血小板和地塞米松 10mg×6 天，肢体无力和疼痛好转，为进一步诊治转入北京协和医院。患病以来患者无发热、皮疹、关节痛。个人史、家族史无特殊。入院查体：体温 37.0℃，脉搏、呼吸、血压正常；神志清晰，消瘦，完全运动性失语。视力、视野粗测正常，双侧瞳孔等大等圆，对光反射灵敏。双肺呼吸音清，心脏查体未见异常。腹平软，无压痛、肌紧张和反跳痛；肝、脾肋下未及。全身关节未见肿胀，无压痛。神经科查体：右侧额纹、鼻唇沟变浅，伸舌右偏，右上肢近端肌力Ⅳ级，远端0级，右下肢近端肌力Ⅳ级，远端0级，右侧针刺觉呈手套、袜套样减退，右侧腱反射亢进，右侧霍夫曼、巴彬斯基征、踝阵挛均（＋），脑膜刺激征（－）。

入院后检查：血常规：WBC 12.5×10^9/L，NEU 62.5%，Hb 144g/L，PLT 261×10^9/L；尿常规：蛋白（±），RBC 80/μl，24小时尿蛋白0.3g。肝肾功能：谷氨酸氨基转移酶（ALT）123U/L，天门冬氨酸氨基转移酶（AST）50U/L，胆红素正常，肾功能正常。ESR 30mm/第一小时，C反应蛋白（CRP）78mg/L。补体，免疫球蛋白IgG、IgA、IgM、IgE均正常。类风湿因子、ANA、ANCA、抗心磷脂抗体（aCL）均阴性。超声心动图和心电图正常。腰穿：脑脊液压力190mmH_2O，常规：白细胞0，蛋白0.46g/L，糖、氯化物正常，细菌培养、抗酸染色及墨汁染色均阴性。考虑系统性血管炎，结节性多动脉炎可能性大。因病情较重，入院次日给予甲泼尼龙1000mg/d，静脉冲击×3d，后琥珀酸氢化可的松150mg，2次/天，激素冲击后予环磷酰胺（CTX）1000mg静脉注射，1周后开始CTX 200mg静脉推注，隔日一次。对症治疗包括阿司匹林、华法林和保肝药物等。同时给予鞘内注射甲氨蝶呤（MTX）10mg＋地塞米松10mg，每周一次，共2次。经上述治疗，患者症状逐渐好转，但由于出现肉眼血尿，考虑为出血性膀胱炎，停CTX，将免疫抑制剂调整为MTX 15mg/w，硫唑嘌呤100mg/d。患者足部坏疽有所好转，语言能力有所恢复，出院继续治疗。

患者出院规律随诊，足趾坏疽完全愈合，语言能力和肢体活动明显恢复，但右手活动仍较差。维持治疗：泼尼松10mg/d，硫唑嘌呤100mg/d，华法林3mg/d。复查血尿常规、肝肾功能、红细胞沉降率均正常。最终诊断：结节性多动脉炎。

病例3 腹痛－高血压－双肺斑片影

患者女性，19岁。主因"间断腹痛、发现血压高1年8个月，加重2个月"，于2006年12月22日收住我院。

患者于2005年4月出现上腹痛，伴恶心、呕吐，无腹泻、黑便，自觉有阵发性手足麻木、面色苍白，当地医院发现血压增高：180/130mmHg，血钾3.17~3.88mmol/L，血钠128.0~133.0mmol/L，肾上腺CT平扫未见异常，胃镜示浅表性胃炎伴糜烂。应用胃药治疗后腹痛渐缓解。以后进食较多时常有上腹阵发性绞痛，持续数小时后自行缓解。口服卡托普利25mg，3次/天，血压（140~150）/（100~110）mmHg，但于情绪激动、劳累后间断有头痛、手足麻木。近1年患者无诱因间断出现四肢多发风团样皮疹，伴有瘙痒感，持续1小时至1天自行消退，当地诊为"荨麻疹"，间断服用抗过敏药物可减轻。近2个月患者头痛加重，发作频繁，血压最高190/140mmHg，伴手足发凉、发麻。1个月前就诊北京协和医院内分泌科，检查双肾上腺CT平扫＋增强＋三维重建：未见异常；肺CT：双下肺斑片状影（图1）；双肾动脉彩超未见异常；肾功正常；尿常规正常；结核菌素皮试：阴性；ESR 8mm/第一小时；CRP 0.73mg/L；甲状腺功能正常。发病以来自觉乏力，近2个月体重减轻3.5kg；有一过性黑蒙；晕厥1次，近1年记忆力减退、视力下降；否认发热、关节肿痛、间歇跛行、发作性软瘫。大小便正常。既往史：（－）家族史（－）。入院查体：双上肢血压175/150mmHg，心率78次/分。心律齐，双肺呼吸音清，未及啰音；手足皮温低，右侧明显，左桡动脉搏动正常，右桡动脉未触及搏动，双侧足背动脉搏动减弱。腹主动脉、颈动脉、双肾动脉未闻及血管杂音。入院后完善相关检查：血常规：WBC 4.34×

10^9/L，RBC 4.81×10^{12}/L，Hb 135g/L，PLT 258×10^9/L；24h
尿总蛋白定量 0.1g；便常规 OB（＋）；ESR 25mm/第一小时；
CRP 7.04mg/L；肝功、肾功正常；aCL 阴性；ANCA 阴性；ANA
弱阳性 1：80，斑点型；抗 ENA（－）；乙肝五项：HBsAb
（＋），余阴性；血钠 143mmol/L，血钾 3.8mmol/L；心电图：窦
性心律，左室肥厚；B 超：肝胆脾胰未见异常。神经肌电图：上
下肢未见神经源性损害。血管超声提示：右侧胫前动脉血流速
度减慢，有狭窄，右侧桡动脉、左侧尺动脉狭窄，闭塞不除外。
腹主动脉未见明显异常；双侧颈动脉未见异常。行双肾动脉、
肠系膜上动脉造影：双肾分支多处狭窄及狭窄后再扩张；肠系

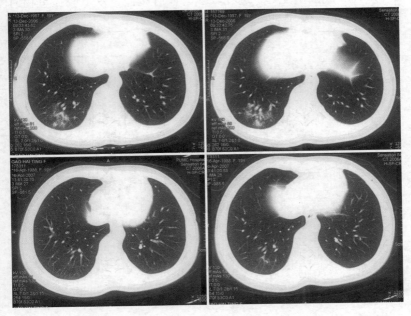

图1　肺高分辨 CT：肺间质斑点片状影（上），经激素和免疫抑制
剂治疗后片状影消失（下）

膜上动脉见分支狭窄，血管走行迂曲，符合血管炎表现（图2）。经支气管镜肺活检病理提示：支气管黏膜及肺组织呈慢性炎，部分肺泡间隔增宽，可见成团淋巴细胞浸润。涂片未找到细菌；未见真菌和抗酸杆菌。眼科会诊：双眼高血压视网膜病变；左视盘水肿。皮肤科会诊：皮疹考虑慢性荨麻疹。诊断：结节性多动脉炎（PAN）。给予口服泼尼松 40mg/d，阿司匹林 100mg/d，环磷酰胺 0.4g/w，并给予波依定、倍他乐克降压。出院时无头痛、皮疹，腹痛减轻。治疗随访中激素和环磷酰胺规律使用并减量。治疗 3 个月复查肺 CT：原双下肺斑片影明显吸收、变小（图1）。治疗 1 年时随访，泼尼松 10mg/d，环磷酰胺 0.4g/3w，一般情况好，进食较多时偶有腹痛，双上肢提重物时发麻，可正常学习。

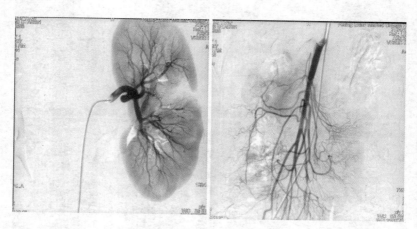

图2 双肾动脉、肠系膜上动脉造影：双肾分支多处狭窄及狭窄后再扩张；肠系膜上动脉见分支狭窄，血管走行迂曲

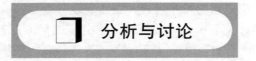

分析与讨论

上述 3 例患者最终诊断均考虑为结节性多动脉炎。

第 1 例的病例特点为：①青年女性，病程 3 个月；②多发性单神经炎为突出临床特点，表现为双足麻木，疼痛，双下肢针刺觉、位置觉、音叉震动觉袜套样减退，双足下垂；③多关节肿痛，包括双膝关节、双踝关节、双肩关节及指间关节；④发热：体温 < 39℃，无明显感染伴随症状；⑤高血压，舒张压 > 90mmHg；⑥明显体重减轻 > 4kg；⑦乙肝表面抗原阳性；⑧血管造影示肠系膜上动脉分支，空、回肠和双肾动脉远端多发小动脉瘤形成；⑨肌电图：双下肢周围神经源性损害。依据上述特点，结节性多动脉炎（PAN）诊断明确。

第 2 例的病例特点为：①青年男性，病程 4 个月；②脑梗死为突出表现，偏瘫、失语；③右足趾变黑，坏疽；④血管造影和磁共振血管显像：右侧足背、颈后动脉闭塞，左侧足背、胫后动脉狭窄；左大脑中动脉（MCA）闭塞。诊断：PAN，经激素和免疫抑制治疗后病情好转。

第 3 例的病例特点为：青年女性，慢性病程，多系统损害：①皮肤：表现为荨麻疹样皮疹；②肺部：无明显症状，但影像学表现为双下肺斑片影；③消化系统：间断上腹痛，且与进食有关，便潜血（+）；④右桡动脉搏动触不到，双足背动脉搏动减弱；⑤全身情况：体重下降，乏力，高血压；⑥血管造影提示双肾动脉分支多处狭窄及狭窄后再扩张；肠系膜上动脉分支狭窄。尽管该患者红细胞沉降率及 C 反应蛋白正常，但经激素及环磷酰胺治疗后肺部斑片影明显吸收，且临床症状好转，最重要的是血管造影支持 PAN 诊断。

这三例患者均为青年患者，临床表现各不相同，第 1 例主要症状为发热、关节痛、下肢无力，突出表现是多发性单神经炎；第 2 例主要为偏瘫、失语和足趾坏疽；而第 3 例为高血压和腹痛。从表面看，他们的临床表现无相同之处，也非同一系统或器官受累，但仔细分析发现，3 例患者临床特征都是因血管病变、血管狭窄或阻塞后组织缺血的结果，而且受累血管均为中至小动脉。结合患者的多系统损害，体重下降、发热、关节痛以及炎性指标升高等炎症反应表现，因此考虑系统性血管炎的可能性最大。在系统性血管炎中以中小血管受累为主的疾病包括 PAN 和川崎病，后者主要为儿童患病，急性起病，高热、结膜充血、淋巴结增大、心脏受累为突出表现，3 例患者显然无上述特点，无需考虑川崎病。因此，PAN 即为最可能的诊断。接下来是如何证实 PAN 的存在，组织病理学是诊断该病的金标准，特征是中、小动脉的坏死性血管炎，血管壁纤维素样坏死和中性粒细胞浸润。病变常为节段性分布，因此活检时取材足够和连续切片十分重要。其次，选择性内脏动脉造影是在无法得到病理学标本情况下诊断 PAN 的重要手段，中动脉节段性狭窄和小血管瘤形成是本病的特征。本组三例患者都是通过血管造影发现典型的中动脉受累而得到确诊。

PAN 为较少见的以坏死性血管炎为主要表现的全身性疾病，常累及多个器官或系统的中小动脉，可见于任何年龄段，以 40 ～60 岁多见，男女比例为（2～3）:1。由于 PAN 患者可常表现出非特异性的症状，如发热、体重下降、乏力、肌肉关节疼痛，在临床上常常被误诊或漏诊。但如出现某些特殊表现应警惕本病，如皮肤网状青斑、疼痛性皮下结节、指（趾）端缺血坏死、溃疡等；男性患者睾丸或附睾疼痛等，虽无特异性，但提示血管炎可能。此外，PAN 的重要临床表现有：周围神经病变、高血压、胃肠道缺血病变。①约有超过半数的 PAN 患者发生由缺血和梗死引起的神经系统病变，主要表现为多发性单神经炎，并可以此为首发表现。常累及腓神经、正中神经、尺神经、坐骨神经等，出现相应神经支配区域的感觉和运动障碍。多发性单神经炎的特点是呈不对称分布，每次累及 1~2 处神经，后期也可发展为对称性，偶可发生手套、袜套样的感觉障碍。PAN 颅神经损害少见，如出现可累及第Ⅲ、Ⅳ、Ⅵ、Ⅶ和第Ⅷ对颅神经。中枢神经系统受累也不多见，主要是脑梗死或出血，也可表现头痛、眩晕、症状性癫痫等，一旦出现，预后不良。本组三例患者中有两例发生神经系统受累，第 1 例为周围神经病变，第 2 例为中枢神经病变，均为中小血管炎病变所致。②肾血管性高血压见于 1/3 的 PAN 患者。发热、体重下降、红细胞沉降率增快等系统症状，并伴有新出现高血压的患者，应考虑 PAN 的可能。PAN 的肾损害不是肾小球肾炎，而是肾血管性高血压、肾梗死或肾微小血管瘤。如果突发严重的腰痛，可能是肾梗死或肾微小动脉瘤破裂所致的急症。本组患者中有第 1 例和第 3 例均出现肾性高血压，其中第 3 例高血压为突出症状。③约 1/3 的 PAN 患者出现腹痛，主要为肠系膜血管炎所致。表现为持续性钝痛，进食后加重，可伴有腹泻甚至血便、不完全肠梗阻和腹膜炎，肠坏死和穿孔相对少见，偶可合并阑尾炎或胆囊炎。第 3 例患者有不明原因的腹痛，经血管造影证实为肠系膜上动脉缺血所致。④PAN 的冠状动脉炎可致心肌缺血，甚至心肌梗死。

前两例患者的所有临床表现都可以用 PAN 解释，但第 3 例患者皮肤及肺的表现较为特殊，是否合并其他疾病？PAN "一元论"是否可以解释患者的全部临床表现？一般来说，PAN 很少累及肺，而患者的肺部 CT 显示有下肺斑片影。据文献报道，少数 PAN 累及肺可以出现浸润影表现。本例患者在使用激素和免疫抑制剂治疗后肺的斑片影完全消失也表明其肺部病变由 PAN 引起。此外，本患者皮肤受累为荨麻疹样皮疹，而非 PAN 常见的溃疡、皮下结节、坏疽等。我们经过查找文献发现 PAN 确有荨麻疹样皮疹。因此，PAN 可以解释第 3 例患者的全部临床表现。

　　糖皮质激素和免疫抑制剂是本病治疗的首选，在激素和免疫抑制剂应用之前，PAN 几乎是致死性的疾病，上述药物的使用 PAN 患者 5 年生存率由最早约 10% 提高到超过 80%。糖皮质激素使用大致包括三个阶段：病情控制阶段：急性期需要大剂量以控制病情，可先给予甲基泼尼松龙冲击治疗或泼尼松每天 1 ~ 1.5mg/kg，本阶段通常为 4 ~ 8 周。巩固阶段：此阶段中激素规律减量，在密切监测下每 2 ~ 4 周减量 5 ~ 10mg，直至 10 ~ 15mg/d。通常需要数月。小剂量维持阶段。制订治疗方案和激素减量时均应注意个体化，这样才可能得到好的疗效。免疫抑制剂以环磷酰胺为首选，其他药物包括甲氨蝶呤、环孢霉素等。三例患者的治疗即是依据上述治疗原则进行，治疗后病情均逐渐缓解，随诊 1 ~ 2 年，病情一直平稳。

　　预后判断：法国学者提出 FFS（five factor score）方法评估 PAN 的预后：① 蛋白尿 > 1g/24h；② 肾功能不全，Scr > 140μmol/L；③心脏损害；④消化系统受累；⑤中枢神经系统受累。以上五项越多则预后越差，对治疗方案的选择也有一定参考价值。

　　上述三例 PAN 的诊断给我们的提示是，虽然系统性血管炎是一种少见的疾病，但遇到多系统损害且以血管受累为突出表现得患者，如能开阔思路，一定能做出正确诊断。

（张　文　臧桂琴　童安丽）

专家点评

张烜教授：结节性多动脉炎临床表现多不典型，但有不明原因神经系统病变/肢端坏疽的患者，应警惕结节性多动脉炎可能，但需排除继发性血管炎包括淋巴瘤、感染等。病理活检和血管造影对诊断具有重要意义。结节性多动脉炎如有重要脏器受累，多需积极激素和免疫抑制剂治疗，否则预后不佳。但单纯皮肤型结节性多动脉炎预后良好。

第25例 关节肿痛 – 耳郭红肿 – 腰背痛

病例摘要

患者男性，34岁。因多关节肿痛、足跟痛2年余，耳郭红肿9个月，腰背、臀区疼痛1个月于2004年9月23日住院。

患者2002年7月劳累后出现双膝、踝、足跟交替肿痛、活动受限，无晨僵、发热。2003年10月出现反复口腔痛性溃疡，阴囊糜烂，红细胞沉降率（ESR）56mm/第一小时。2003年12月出现双耳郭红肿、压痛，无外耳分泌物、听力下降。伴右肘、右手第3掌指关节肿痛，左手第2近端指间关节压痛，双踝、足跟肿痛加重，ESR 30mm/第一小时，双手、右肘、双膝、右足像未见异常，中药治疗无效。2004年5月出现双髋疼痛，血常规正常，ESR 44mm/第一小时，C反应蛋白（CRP）（＋），抗链"O"、类风湿因子（RF）、人类白细胞抗原HLA – B$_{27}$（－）。X线像：双手指骨、掌骨、腕骨骨质疏松；双膝关节未见异常；双骶髂关节模糊不清，双髋关节间隙稍窄、骨质疏松，考虑"强直性脊柱炎"，中药治疗无效。2004年8月上述症状加重，并出现腰背、臀区疼痛，翻身、站立困难，晨起重，活动后好转，脱发明显，左胫前皮下触痛结节，韧性，2cm×2cm大小，表面皮肤无红热、破溃。无腹泻、眼红、尿道口分泌物、银屑病史。既往史：父亲、母亲及爷爷年轻时均有腰背痛史。查体：耳郭红肿、压痛（图1），腰椎活动受限，第3～6胸椎、第4、5

腰椎压痛、叩痛，双骶髂关节压痛，左手第 2 近端指间关节、右手第 3 掌指关节压痛，双肘、膝、踝肿胀、压痛、皮温升高、活动受限，双跟腱增厚、压痛，双足跟压痛。枕墙距 2cm，指地距 15cm，胸廓活动度 4cm，Schober 试验（ – ），双侧 4 字试验（ + ）。诊治经过：入院后查血、尿、便常规、肝肾功正常，尿酸（UA）7.3mg/dl。乙肝五项、丙肝抗体、HIV – Ab 阴性。抗核抗体（ANA）1∶640，均质、斑点型。抗 ds – DNA（ – ）。补体正常。抗可提取性核抗原抗体（ENA）、RF、抗角蛋白抗体（AKA）、抗核周因子（APF）、抗心磷脂抗体、抗中性粒细胞胞浆抗体、HLA – B_{27}（ – ）。红细胞沉降率（ESR）54mm/第一小时，C 反应蛋白（CRP）22mg/L。Ig：IgG 17.1g/L，IgA 3.81g/L，IgM 正常。超声心动图：二尖瓣前叶轻度脱垂。双手、足、

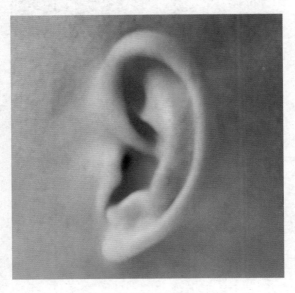

图 1　耳软骨炎，不侵犯耳垂

肘、膝像：骨质疏松。足跟像：右足肌腱附着点病变（图2）。胸椎像：生理弯曲消失。骶髂关节CT：右髂骨面不规则。耳郭活检病理：软骨及纤维组织显慢性炎（图3）。考虑复发性多软骨炎（RP）合并血清阴性脊柱关节病（SpA），予泼尼松40mg/d，甲氨蝶呤（MTX）15mg，1次/周、柳氮磺吡啶（SASP）0.75，3次/日治疗。腰背痛、关节及足跟肿痛、耳郭红肿压痛等症状消失，1个月后复查ESR、CRP、Ig定量正常。

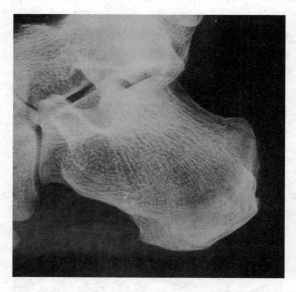

图2　足跟像显示足跖筋膜和足跟跟腱附着点炎

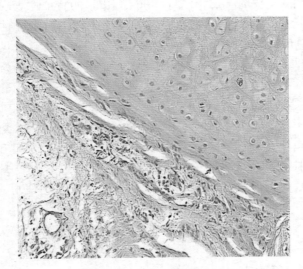

图 3　软骨及纤维组织炎（耳郭活检）

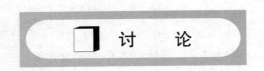

讨　　论

　　本例患者有下肢关节肿痛和肌腱附着点炎（跟腱炎），腰痛符合炎性下腰痛的特点：起病年龄 < 40 岁；隐袭起病；晨僵；活动后减轻；症状、查体以及骶髂关节 CT 均证实存在骶髂关节炎；有家族史。结合上述临床特点，根据 1990 年欧洲脊柱关节病研究组（ESSG）及 1991 年 Amor 提出的血清阴性脊柱关节病的分类标准，患者符合血清阴性脊柱关节病（Spondyloarthro - pathy，SpA）的诊断。然而，使我们困惑的是，患者在病程中又出现典型的双侧耳郭红肿和 ANA 阳性，而双耳郭红肿则是复发

型多软骨炎（relapsing polychondritis，RP）的特征性表现，在经过耳郭活检后病理也证实存在软骨及周围纤维组织慢性炎，因此 RP 也可诊断。但单纯 SpA 的诊断无法解释其耳软骨炎改变及 ANA 阳性。RP 是以反复发作的软骨炎症和进行性破坏为特征的系统性疾病，主要影响耳郭、鼻、气管和关节，也可累及心血管、肾等内脏器官。目前常用的诊断标准为：①双侧耳郭复发性软骨炎；②非侵袭性多关节炎；③鼻软骨炎；④眼炎症含结膜炎、角膜炎、巩膜炎或外巩膜炎、葡萄膜炎；⑤喉和（或）气管软骨受累；⑥耳蜗和（或）前庭受累导致听力丧失、耳鸣或眩晕。按以下作出诊断：①满足上述标准三项或更多项者；②至少有上述一项阳性另有组织学的证实（软骨活检）；③有两处或更多处不同解剖位置的软骨炎，对治疗有效（如激素、氨苯砜）。本例患者符合 RP 诊断标准，因此我们最终认为本例患者为 RP 合并 SpA。

遵循医学诊断"一元论"的原则，我们在诊断两者合并存在后继续寻找两者可能的相关性，我们查询了许多文献，发现确有 RP 合并 SpA 的相关报道。

大约 30% RP 患者可合并其他风湿免疫疾病，如类风湿关节炎、系统性红斑狼疮、贝赫切特综合征（又称 MAGIC 综合征）、血管炎、原发性胆汁性肝硬化等，而与 SpA 合并者鲜有报道。复习文献发现，有完整资料叙述者仅 5 例，其中强直性脊柱炎（AS）2 例，赖特综合征（RS）2 例，银屑病关节炎（RsA）1 例。6 例患者中男性 4 例，女性 2 例，平均年龄 45 岁，平均病程 9.8 年。多数患者为隐匿起病，慢性病程，呈反复发作与缓解过程。仅有 1 例为急性起病，6 天就出现骶髂关节炎、附着点炎、下肢非对称性关节炎、非淋菌性尿道炎、口腔溃疡等 SpA 表现，并出现耳软骨炎、鼻软骨炎、会厌炎、气管软骨压痛、听力下降等 RP 表现，予泼尼松治疗后病情迅速缓解，病程较短。其他 5 例患者均先出现 SpA 表现，较长时间后才出现 RP 表现，这个过程从 1～18 年不等，平均 8.6 年。提示 RP 合并 SpA 多在病程后期出现，其过程可以非常缓慢、隐匿，临床医生在随诊 SpA 的过程中要注意询问并常规检查患者有无软骨炎的症状或体征，否则容易忽略。

总结 6 例患者的临床表现可分为主要表现和次要表现。主要表现包括：①耳软骨炎。全部 6 例（100%）患者均出现耳郭红、肿、热、痛，5 例（83%）为双侧，1 例（17%）为单侧受累。炎症反复发作可导致耳郭松弛、塌陷畸形、外耳道狭窄（33%）。其中 4 例患者经耳郭软骨活检病理证实。6 例患者均因为耳郭症状或体征引起了临床医生的注意，行相关检查诊断为 RP。②炎性腰背痛。6 例患者中有 5 例（83%）主诉下腰痛或不适或臀区痛，活动后好转。查体示腰椎活动受限和（或）胸廓活动度下降。33% 患者有晨僵。影像学检查证实 67% 患者存在骶髂关节炎，轻重不等。③外周关节炎。67% 患者在病程中出现外周关节症状。受累部位以髋、膝、踝等下肢大关节多见，也可累及指（趾）、腕、肘、肩等关节。一般为非对称性，也很少出现侵袭性。其中病例 5 行左膝关节滑膜活检，病理证实为：非特异性慢性滑膜炎。SpA 及 RP 均可出现关节病变，并不少见，病理均为滑膜炎，主要为淋巴细胞及浆细胞浸润。次要表现可有：①鼻软骨炎，占 50%，其中 1 例出现鞍鼻畸形。②眼炎，占 50%，分别表现为葡萄膜炎、巩膜外层炎、视神经炎、白内障、结膜炎。一般 SpA 多表现为葡萄膜炎和结膜炎，而 RP 最常见为巩膜炎、外巩膜炎、葡萄膜炎，也可发生角膜炎、结膜炎、白内障、眼肌麻痹、视网膜剥离、视神经炎等。③附着点炎，占 33%。④内耳损伤，占 33%，表现为耳鸣、听力下降甚至失听。⑤心血管病变，2 例（33%）出现心脏瓣膜病变，1 例为主动脉瓣关闭不全，另 1 例为二尖瓣前叶脱垂。RP 及 SpA

均可出现心血管受累，均可表现为瓣膜病变、心脏传导系统病变、心包炎、心肌炎等。⑥其他：如会厌炎、气管软骨压痛、皮下结节、尿道炎、旋涡状龟头炎、脓溢性皮肤角化病、口腔溃疡等。

实验室检查可发现，文献提供有数据的 5 例患者全部有 ESR 增快，部分有 IgG 升高，部分有白细胞升高、血小板升高或轻度贫血，表明炎症活动，提示 RP 是在 SpA 病情活动期出现。33% 患者发现 HLA - B_{27} 阳性，有 1 例发现 HLA - B_5 阳性，1 例 ANA 阳性，而 RF 均为阴性。提示 RP 合并 SpA 的实验室检查可具备各自特点，但都缺乏特异性，主要用于病情活动性的判定和疗效的评估。

SpA 的治疗应以慢作用药为关键，如 SASP、MTX、雷公藤，对 NSAID 不能控制症状者可酌情使用激素，一般为小剂量，个别症状严重者可用较大剂量，待慢作用药起效后逐渐减量至停用。而对于 RP 的治疗，文献报道主要用皮质激素和氨苯砜，推测其可抑制软骨基质内的硫酸软骨素的释放。激素虽不能改变 RP 的自然病程，但可抑制病变的急性发作，减少复发的频率及严重程度。一般用泼尼松 30~60mg/d，严重者可剂量更大，或加用其他免疫抑制剂。RP 合并 SpA 的治疗应该针对两者同时进行，联合用药。从 6 例患者的治疗情况看，单用 NSAID 者很快复发，而用激素治疗者均达到有效缓解，仅 1 例加用了 SASP 及 MTX。长期疗效尚有待进一步随诊观察。

结合本例患者的临床特点和通过对 6 例 RP 合并 SpA 患者的分析可以看出：①患者临床表现及实验室检查可具备两种疾病各自特点。耳软骨炎、炎性腰背痛或外周关节炎是其主要表现，影像学检查发现附着点炎、骶髂关节炎及病理证实软骨炎对疾病的诊断有很大帮助；②RP 大多在 SpA 多年病程过程中出现，常伴随疾病的活动；③RP 症状可能非常隐匿或轻微，病史采集和查体非常重要。对于早期不典型病例如只有一处软骨炎，早行软骨活检十分重要；④治疗应联合用药，激素对缓解急性发作、减少复发有效。由于 RP 可合并许多风湿性疾病出现，可视为一种异质性疾病，从某种意义上来说可看作是一种综合征而并非一种单独的疾病。RP 如能早期诊断、及时治疗，有可能取得良好的疗效并延长患者的存活期，而如果出现喉 – 气管 – 支气管受累、血管炎等，则预后较差。临床医生应提高对本病的认识，尤其在已诊断其他风湿性疾病者如果出现耳、鼻等软骨炎症表现时，应考虑合并 RP 的可能。

（沈　敏　张　烜）

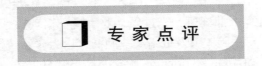

专 家 点 评

张烜教授：复发性多软骨炎可合并血液病或其他风湿免疫病，ANA 阳性也不少见。

第26例　面部红斑 – 腹胀、呕吐 – 双肾盂积水

病例摘要

　　患者女性，23岁，因"面部红斑4年，反复腹胀、呕吐3年，加重1个月"于2006年5月15日入院。患者2002年9月无诱因出现面颊部红斑，光过敏，双手指雷诺现象，间断低热，T 37.8℃，双手腕关节及近指关节肿痛，诊为"系统性红斑狼疮（SLE）"，口服泼尼松10mg qd治疗，体温恢复正常，余无改善。2003年5月服汤药后出现腹胀、腹痛，进食后呕吐，当地诊为"肠梗阻"，对症治疗后好转。2004年4月面部红斑加重，泼尼松加量至60mg qd，1个月后规律减量，至10mg qd维持。泼尼松加量同时予环磷酰胺（CTX）静点，1克/月×6月，后减至1克/3月，共用CTX约20余克，至2006年2月停用。上述治疗后患者皮疹、雷诺现象好转，但病情仍有进展。2004年7月再发"肠梗阻"，对症治疗后缓解。同时开始反复尿频、尿急，偶有尿痛，尿中泡沫多，无肉眼血尿。当地行B超示肾盂输尿管扩张、肾积水。膀胱镜检查示膀胱挛缩，结核菌素皮试（ – ）、尿找抗酸杆菌（ – ），输液抗炎治疗稍缓解。2005年11月曾予三联抗结核治疗2个月，无明显缓解。2005年12月膀胱镜活检病理示膀胱黏膜慢性炎。2006年4月中旬再次"腹痛、腹胀、肛门停止排便排气"，4月22日至北京协和医院急诊科就诊，查：全腹压痛，左上腹轻度肌紧张，无反跳痛。血WBC 17.12

$\times 10^9/L$，N 88.2%，血清淀粉酶（Amy）389.3U/L，脂肪酶（LIP）1236U/L，血肌酐 157～223μmol/L，白蛋白 22g/L，24小时尿蛋白 4.05g；立位腹平片示"多发气液平"，诊断"SLE、急性胰腺炎、肠梗阻"，给予禁食水、补液、抑酸、抑酶、抗感染等治疗，甲基泼尼龙 40mg qd×9 天，症状缓解，胰酶、肌酐降至正常，改口服泼尼松 50mg qd。后自行进肉食后腹胀、腹痛再次加重，伴腹泻，黄色稀糊便，3～4 次/天，无呕吐、发热，查血 ALB 24g/L，Cr 正常，淀粉酶（Amy）245.5U/L，LIP 554U/L，再次给予静脉糖皮质激素、禁食水、胃肠减压等治疗，腹胀、腹痛明显缓解，但腹泻仍有。为进一步治疗于 5 月 15 日收入院。发病以来，近半年体重下降 15kg。既往史：有青霉素过敏史。个人史：发病前从事塑料制造业 2 年。

查体：体温 39.7℃，血压 110/60mmHg，严重营养不良，恶病质，颊部红斑，双手指血管炎。心肺（–）。腹部膨隆，腹肌紧张，全腹可疑压痛反跳痛，肝脾区叩痛（+），移动性浊音（+），肠鸣音较弱，2～3 次/分。

辅助检查：血 WBC $12\times10^9/L$，N 89%，Hb 101g/L。尿、便常规正常。ANA 1:640，斑点型；抗 ds–DNA（–）。抗 SSA 1:64，抗 RNP 1:4。补体：C3 41mg/dl，C4 10.9mg/dl，CH50 29.4U/ml。

诊治经过：入院后给予静点甲泼尼松 40mg q12h，同时 CTX 0.4g qw 治疗，5 月 18 日腹痛加重、发热，查体有可疑反跳痛，考虑肠梗阻合并弥漫性腹膜炎，继发感染可能性大，给予补液、禁食和左氧氟沙星＋甲硝唑抗感染，体温恢复正常，但腹胀加重，呕吐，便次减少，复查腹平片见多发肠管胀气，考虑肠梗阻加重（上图左）。5 月 22 日自行饮用少量果汁后出现剧烈腹胀、腹痛，查体肝浊音界消失。腹平片及 CT 示：膈下积气（上图右、下图），诊断：肠穿孔。由于患者一般情况极差，与家属充分沟通后给予姑息手术和置管引流，引流黄色浑浊腹腔积液 700～1000ml/d。腹腔积液检查：细胞总数 4828/mm³，白细胞数 4322/mm³，多核 71%，黎氏试验阳性，比重 1.010。腹腔积

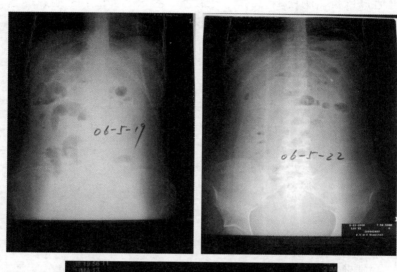

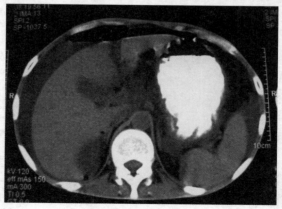

立位腹平片示：广泛肠胀气（左上）；自发性肠穿孔，膈下积气（右上）；腹部 CT 示：腹部游离气体和腹腔积液（下）

液中大量白细胞和大量革兰阴性杆菌。患者腹部胀痛有所缓解，但再次发热，给予舒巴坦＋头孢哌酮抗感染治疗，同时加强输血、输液支持。5月28日开始神志障碍，中毒性心肌炎样症状及胸前皮肤出血点、PT＋A延长等DIC表现，考虑腹腔感染源持续存在，感染性休克。经抢救无效，患者死亡。

分析和讨论

　　患者为青年女性，慢性病程，以颊部红斑、光过敏、双手指血管炎、雷诺现象、低热、关节肿痛等症状起病，血中抗核抗体阳性。临床症状典型，因此，根据1982年美国风湿病学会的SLE诊断标准，SLE诊断明确。患者病初无内脏损害，但随着病情进展，逐渐出现重要脏器的损害，主要表现为①消化系统：反复腹胀、呕吐、腹痛，多于进食后加重，查体肠鸣音减弱或消失，立位腹平片见多个气液平，诊断为假性肠梗阻；患者腹痛，胰酶升高5倍以上，胰腺炎成立；②泌尿系统：反复尿频、尿急，偶有尿痛，膀胱挛缩，输尿管扩张，肾积水，抗结核及抗感染治疗效果不佳。考虑为输尿管平滑肌和膀胱肌受累；24h尿蛋白4.05g，白蛋白22g/L，有肾小球受累，即狼疮肾炎。

　　患者起病时具备SLE的典型临床表现，因此诊断没有困难，但随着病程进展，反复发生多次假性肠梗阻和泌尿系梗阻，导致肾积水和输尿管扩张。上述表现在SLE中很少见，因此这些特殊表现是否为SLE本身所致？慢性假性肠梗阻（CIPO）是指有肠梗阻症状和体征、但无机械性梗阻证据的综合征。临床多表现为腹胀、腹痛、排便习惯改变，伴或不伴有呕吐，肠鸣音减弱或消失，腹平片见多个气液平，CT或其他检查见节段性肠壁增厚，而经影像学或剖腹检查无器质性梗阻证据。CIPO可以原发，也可继发于其他疾病，包括系统性硬化症、皮肌炎、重叠综合征等，继发于SLE者少见。但国外仍有少量报道SLE并发的慢性假性肠梗阻（SLE－CIPO）。北京协和医院近10年的临床中也发现，SLE中有一种特殊的临床类型，即CIPO和输尿管狭窄、肾盂积水并存，北京协和医院侯勇等曾总结过12例SLE合并CIPO病例：所有患者均有腹痛、恶心、呕吐，8例（67%）以假性肠梗阻为首发症状，SLE常见表现如关节炎、脱发、口腔溃疡等均可出现，但消化道表现更明显，有可能掩盖其全身症状，体重下降亦是一突出特点，出现补体下降和腹腔积液的几率较高。值得重视的是，SLE合并CIPO极易出现双肾输尿管积水（91.7%），两者有明显相关性。国外Mork报道18例SLE－CIPO患者中有12例合并双肾积水。关于发病机制目前尚不清楚，可能为①血管炎：可能与免疫复合物沉积于小血管壁导致慢性缺血，引起肠道平滑肌纤维化和萎缩有关；②肌肉病变：一些组织病理学研究中并未发现血管炎相关证据，推测可能是原发性平滑肌病或神经病变，或是继发于免疫复合物介导的血管炎、或是有针对胃肠和泌尿系平滑肌的自身抗体，引起平滑肌运动障碍；③腹腔积液：刘晓红等、钱龙等分别研究了10例SLE－CIPO患者，100%伴有腹腔积液，提示腹膜炎存在，可能是麻痹性肠梗阻原因。因此，在排除了其他可能的原因外，本例患者的CIPO和输尿管狭窄、肾盂积水均考虑为SLE本身所致。

确定CIPO和输尿管平滑肌受累为SLE所致之后，我们提出下一个问题，即上述临床症状是否与SLE病情活动相关？应如何治疗？关于SLE合并CIPO时如何治疗，目前没有指南，应根据患者CIPO是否为初发，或是病变在进展，或结合全身其他器官是否有活动表现而定。当然，对症治疗，如禁食、胃肠减压、维持水及电解质平衡、肠外营养支持以及控制感染等都很重要。激素和免疫抑制剂是主要治疗药物，早期强调使用足量激素，亦有采用甲基泼尼龙 1g×3 天冲击治疗，免疫抑制剂国内主要使用 CTX，国外多选用硫唑嘌呤、环孢素。多数患者经过激素及免疫抑制剂治疗后病情缓解。1999 年张烜等曾总结本院 277 例 SLE 患者，157 例存在消化系统症状、体征或实验室检查异常，其中 98 例（35.4%）与 SLE 活动性相关。因此如 CIPO 初次发生一般认为是 SLE 活动所致，需按 SLE 病情活动处理。分析本例患者病初诊断时虽无脏器受累，但仅给予小剂量泼尼松，症状控制不满意，病情一直未缓解，进展至半年后发生第一次肠梗阻。根据上面提到的 CIPO 可能的发病机制为血管炎和针对平滑肌的抗体产生，应使用中等以上剂量的糖皮质激素和免疫抑制剂治疗。小剂量糖皮质激素仅有抗炎作用，免疫抑制作用很弱，因此，初始治疗时 10mg 的泼尼松剂量显然不够。在患者治疗后症状缓解不明显时应及早调整剂量，或许可以避免将来 CIPO 的发生。在发生肠梗阻后，当地将激素加至足量 ［1mg/（kg·d）］，并规律使用 CTX，病情有一定缓解，但激素减量后仍有反复，因此提示 SLE 导致的 CIPO 和输尿管平滑肌受累早期积极治疗对逆转病情很重要，而一旦病程进展到慢性，则无论积极治疗与否，症状均不易逆转。北京协和医院侯勇总结的病例也有同样特点。

在 SLE－CIPO 的预后方面，Mork 等报道病死率为 27.8%。刘晓红、胡大伟等分别总结的 8 例 SLE－CIPD 患者中，其中 1/3 例、3/5 例死于肠穿孔合并感染，提示合并肠穿孔病死率高。本例患者入院时为慢性 CIPO 肠梗阻症状的急性加重期，同时合并胰腺炎（考虑为血管炎所致）。此外，肾小球受累，蛋白尿也较突出。因此，SLE 全身病情活动，治疗上给予积极加大激素量，并加用 CTX，患者症状一度缓解，但很快因进食不当再次加重，并于自行进食后进展为肠穿孔。肠穿孔原因考虑：①平滑肌受累，肠梗阻，肠壁薄；②低白蛋白血症、肠壁水肿；③肠壁血管炎。对于本例患者，由于病程长，严重营养不良，加之上述原因，肠穿孔可能难以预防。患者一般情况差，出现穿孔后虽经一系列治疗，仍因感染性休克而死亡。

　　回顾本例患者，有以下经验和教训：①SLE 有一种特殊类型的临床表现，即胃肠道和泌尿系平滑肌受累，导致 CIPO 和泌尿系梗阻，进一步导致患者严重营养不良和肠穿孔等严重并发症，应予以重视。当 SLE 患者出现胃肠道症状时，应高度警惕 SLE - CIPO 可能，及时作出诊断，尽早加用激素及免疫抑制剂治疗。②患者最初起病时如能正规治疗，使病情达到完全控制和缓解，则可能不会进展至 CIPO。

（张　文　朱卫国　田新平）

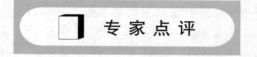

专 家 点 评

　　张烜教授：系统性红斑狼疮（SLE）消化系统受累并不少见，严重者可出现急腹症，包括胰腺炎以及急性肠梗阻。后者常伴有其他平滑肌受累，如双肾输尿管积水，并常出现抗 SSA 抗体阳性。应早期及时积极激素加免疫抑制剂治疗，并加强对症治疗，以免病情迁延加重，影响预后。

头晕、眼睑肿胀 - 球后软组织影 - 腰痛、下肢水肿

病例摘要

　　患者女性，58 岁，因"头晕、眼睑肿胀、下肢水肿伴间断发热、头痛、腰痛 1 年余"于 2006 年 6 月 16 日入院。

　　患者 2005 年 3 月无明显诱因出现头晕、视物旋转，改变体位时明显，闭目休息数分钟后症状缓解，伴双侧上眼睑肿胀、双下肢可凹性水肿及乏力，无恶心、呕吐，无黑矇、意识丧失，无尿少、尿中泡沫增多，未诊治。此后上述症状反复出现，逐渐加重，渐出现腹胀、食欲减退，眼球外突，眼部摩擦不适感、泪液分泌增多，无复视及视力下降。期间偶有发热，体温最高 38.5℃，伴干咳，咳嗽时振动右顶部、颞部头痛及双侧胁肋、后腰部疼痛，当地医院予青霉素静点略有缓解。2005 年底，患者因头晕症状加重就诊当地医院，查血压正常、血常规正常，头颅 CT 示"双侧眶内球后软组织占位，炎性假瘤可能性大"（图 1），行左眼内占位活检，病理示"脂肪组织、纤维结缔组织及慢性炎细胞浸润"。2006 年 5 月查血白细胞（WBC）$14.8 \times 10^9/$ L，血红蛋白 108g/L，尿常规、肾功能正常，腹部 B 超示"左肾积水、双肾低回声区"，红细胞沉降率（ESR）45mm/第一小时，C 反应蛋白（CRP）升高，胸片示"双下肺纹理粗"，腹部增强 CT 示：腹主动脉狭窄。当地诊断为"大动脉炎"，未予特殊治疗。2006 年 6 月 1 日患者再次出现干咳，伴头痛、腰痛，查血

常规 WBC $21.4 \times 10^9/L$，予抗生素静点效果不佳（具体不详）。2006 年 6 月 2 日转入北京协和医院免疫内科进一步治疗。患者起病以来无口干、眼干，无反复口腔、外阴溃疡，无光过敏、脱发、雷诺现象、网状青斑。食欲减退，睡眠、精神较差，夜尿增多，每夜 2 ~ 3 次，便秘 4 ~ 5 日 1 次，体重下降约 5kg。既往史、个人史、婚育史、家族史无特殊。

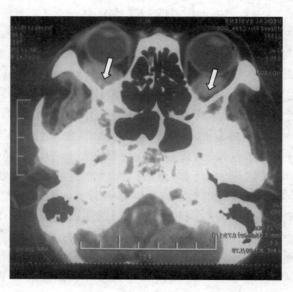

图 1 头颅 CT 显示双眼球后软组织影（箭头）

入院查体：体温 37.3℃，脉搏 80 次/分，呼吸 18 次/分，血压 100/70mmHg。全身浅表淋巴结未扪及肿大，双眼眶周红肿，溢泪明显，眼球外突，各向运动正常，无复视、震颤、粗测视野无缺损，瞳孔直接、间接对光反射灵敏。颈软、无抵抗，颈部血管听诊未及杂音。心、肺查体未见异常。腹软，全腹无压痛、反跳痛及肌紧张，未扪及包块，肝、脾肋下未及，双肾叩痛（-），肠鸣音正常，移动性浊音（-），腹部未闻及血管杂音。双下肢胫前轻-中度可凹性水肿，左侧明显，四肢血压对称，动脉搏动正常。病理征未引出。

入院后完善相关检查，血常规 WBC $12.87 \times 10^9/L$，血红蛋白 105g/L，血小板 $168 \times 10^9/L$，尿、便常规正常；24 小时尿蛋白 0.03g；ESR 91mm/第一小时，CRP 197mg/L，蛋白电泳示白蛋白 48.6%、α_1-球蛋白 11.3%、α_2-球蛋白 17.3%、γ-球蛋白 10.6%、白蛋白/球蛋白（A/G）为 0.95，血白蛋白 28g/L，免疫球蛋白：IgG 5.23g/L、IgA 0.583g/L、IgM 0.954g/L。血清总蛋白 52g/L，白蛋白 30g/L，补体 CH50、C3 均升高；血清抗核抗体、抗双链 DNA、抗可提取性核抗原抗体、抗中性粒细胞胞浆抗体、抗心磷脂抗体均阴性。结核菌素试验阴性。腹部超声示脂肪肝，双肾轻度积水，腹腔内未见明显液性暗区，双肾动脉未见明显异常；彩超示左小腿肌间静脉血栓形成；眼科查双眼球突出，眼压正常，眼底动静脉之比为 2:3，动脉纤细、反光强，双侧结膜炎；腹部增强 CT 示"腹主动脉在肾水平明显变细、腹主动脉周围见环状软组织影、左侧肾盂积水"（图2），胸部 CT 平扫示心包增厚。颈部血管彩超示双颈动脉、椎动脉及锁骨下动脉未见异常，超声心动示老年性主动脉瓣退行性变，升主动脉轻度增宽，左心室舒张功能减低，少至中量心包积液。

入院诊断：慢性主动脉周围炎，腹膜后纤维化，双侧眶内球后炎性假瘤，低丙种球蛋白血症，左下肢静脉血栓。

2006 年 6 月 6 日起加用泼尼松 50mg 每日 1 次及阿司匹林 100mg 每日 1 次口服治疗，患者干咳、头痛、腰痛均缓解，体温正常，双下肢水肿部分缓解，但仍有头晕、乏力。2006 年 6 月 17 日予环磷酰胺（CTX 1g）静点 1 次，2006 年 6 月 23 日起予 CTX 50mg 每日 1 次，2006 年 6 月 21 日加用他莫昔芬 20mg 每日

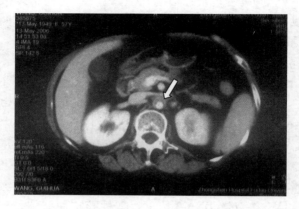

图2　腹部增强 CT 显示腹主动脉周围软组织
影，腹主动脉管径变细（箭头）

1 次，患者眶周红肿、溢泪明显好转，2006 年 6 月 19 日复查
ESR 10mm/第一小时；CRP 4.7mg/L。出院后一直在北京协和医
院门诊随诊，糖皮质激素渐减量，CTX 使用 6 个月后减量为
50mg，隔日 1 次，余治疗不变。患者症状基本稳定，ESR 和
CRP 维持正常。

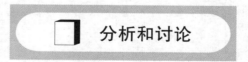

分析和讨论

　　本例患者以头晕、双侧眶周肿胀、下肢水肿为首发症状，
影像学检查提示双侧眶内球后局限性占位，界限清晰。病理活
检示纤维结缔组织内慢性炎性细胞浸润，可见脂肪组织，符合
炎性假瘤的诊断。炎性假瘤眶内受累的表现有突眼、眶内肌受
压、视神经受压迫等，可以解释患者病初头晕、双侧眶周肿胀、

双眼分泌物增多等不适症状。但病程中患者出现双侧胁肋、后腰部疼痛，下肢水肿，这些症状用球后炎性假瘤不能解释。而患者后腰部疼痛不伴胃肠道症状，故考虑为腹膜后或腰椎邻近部位的病变。经检查发现，患者腹部增强 CT 提示腹主动脉狭窄，B 超证实患者双侧肾盂轻度积水，是否有大动脉炎的可能？大动脉炎是累及主动脉和主动脉一级分支的血管炎性疾病，致受累主动脉或分支狭窄或闭塞。临床上分为头臂动脉型，胸、腹主动脉型，广泛型和肺动脉型。该患者有腹主动脉狭窄，虽有胸、腹主动脉型大动脉炎的可能，但仔细分析患者影像学发现其主动脉狭窄是因主动脉周围软组织包绕、压迫所致。加之患者双侧肾盂积水不能用大动脉炎解释。因此，我们排除了大动脉炎的诊断，结合患者腹主动脉周围软组织影，同时双侧肾盂积水，腹膜后纤维化诊断明确。而腹主动脉周的软组织影压迫输尿管致肾盂积水也是腹膜后纤维化常见的临床表现之一。

球后炎性假瘤和腹膜后纤维化均诊断明确，但这两种疾病是偶然合并还是有相关性呢？检索文献发现，腹膜后纤维化病变大多局限在腹膜后间隙，但 15% 的患者可有其他部位受累，包括 Riedel 甲状腺炎、硬化性胆管炎、纵隔纤维化、眶内炎性假瘤等。同时累及眶内及腹膜后的病例是 1967 年首次报道的，此后国外仅有零星报道，国内尚无报道。因此患者球后炎性假瘤是腹膜后纤维化的一部分。

接下来的问题是，患者病程中出现左下肢静脉血栓，原因是什么？文献报道和北京协和医院病例总结证实腹膜后纤维化的患者出现下肢静脉血栓是较常见的现象，主要原因是由于髂静脉受压血流缓慢所致。至此，本例患者所有的临床表现均可以用腹膜后纤维化解释。

腹膜后纤维化属较罕见的胶原血管病之一，以腹膜后组织慢性非特异性炎症伴纤维组织进行性增生为特征，进而导致周围组织被包绕、受压，尤以输尿管受累突出。腹膜后纤维化早期症状隐袭，主要表现为非特异性的背痛、腹痛及胁腹痛，呈持续性钝痛或隐痛，累及胸主动脉者还可出现胸部钝痛等症状。其他症状包括体重下降、畏食、疲劳及非特异性胃肠道症状，还有下肢水肿、阴囊肿胀或中等度发热。进展期临床表现常为邻近脏器受压或受累的症状，如输尿管狭窄可引起近端感染或扩张，产生腰部或肋脊角痛、尿急、尿频及夜尿增多，双侧输尿管受压则导致无尿，常有肾盂积水或肾感染。若累及门静脉或脾静脉，可致门静脉高压，出现食管－胃底静脉曲张和腹腔积液。累及髂总静脉时，由于静脉血流缓慢，易出现下肢深静脉血栓形成、下肢肿胀等。由于纤维化使后腹膜或肠系膜淋巴回流受阻，故亦能引起蛋白丢失性肠病或吸收障碍。

实验室检查主要为炎性反应及肾功能异常两个方面。炎症指标以 ESR 升高最为突出，并且随病情缓解 ESR 下降，故目前认为 ESR 是评价疾病活动和治疗效果的主要指标。本例患者未接受治疗时炎性指标很高，在使用激素治疗后红细胞沉降率显著下降，提示治疗效果理想。其他实验室异常还有正细胞正色素性贫血、血小板增高及多克隆高球蛋白血症等。影像学检查在发现病变方面具有重要价值，CT 及磁共振（MRI）在诊断腹膜后纤维化和确定其病变范围方面具有明显优势。CT 和 MRI 能清晰显示腹膜后软组织团块和它所包绕的腹主动脉、下腔静脉、输尿管以及所引起的肾盂扩张。在病变发展的不同阶段，CT 平扫、增强扫描的密度及 MRI（T1WI，T2WI）的信号有不同的表现。CT 平扫可以显示病变及其范围，但不能判断病变的进程；增强扫描中无明显强化的病变提示病变的中晚期或静止期，轻中度强化提示进展期。在 MRI 中，单纯的纤维组织在 T1WI 和 T2WI 均呈低信号，而腹膜后纤维化是大量纤维组织增生并伴随亚急性和慢性炎症反应，因此病变内部及周围常有炎性渗出，稍高的 T2 信号提示病变处于活动期。

治疗方面，肾上腺糖皮质激素是目前认为最有效的治疗药物之一，能快速减轻炎症反应，控制疾病进展。推荐激素用法为开始足量（40～60mg/d），用足 6 周逐渐减量，总疗程不少于 1 年。但激素不能逆转已经形成的纤维化病变，所以不论患者就诊时状况如何，一旦确诊 RPF，建议尽早试用激素治疗，尽可能挽回病情。免疫抑制剂如环磷酰胺等也是治疗选择。近年对他莫昔芬的治疗作用较为推崇，体外试验证实黄体酮是成纤维细胞增生的强烈抑制剂，而他莫昔芬作为雌二醇的拮抗剂，可通过作用于某些生长因子的信号传导系统而使上皮细胞、成纤维细胞及其间质的增生受到抑制，从而达到抑制纤维组织增生，逆转病情的目的，推荐剂量为 10～40mg/d，疗程 6 个月至 3 年。在病变压迫症状严重或药物治疗无效时考虑外科手术。本例患者同时使用糖皮质激素、环磷酰胺和他莫昔芬治疗，炎性指标很快下降，症状减轻。但由于球后炎性假瘤时间较长，可能纤维化成分较多，治疗后缩小不明显。

腹膜后纤维化应与发生于腹膜后的其他肿瘤相鉴别，主要包括淋巴瘤、淋巴结转移瘤、来源于腹膜后组织的间质性肿瘤及副节瘤等，一般淋巴瘤和淋巴结转移瘤的病变范围较腹膜后纤维化更加广泛，其他肿瘤对腹膜后组织主要表现为推挤而非包绕。MRI 在鉴别诊断方面有一定优势，因为除淋巴结外，其他肿瘤在 T2WI 上均呈高信号。而眶内炎性假瘤可见于多种眶内非特异的反应性及炎性疾病，眶内占位的鉴别诊断，特别是双侧眶内占位，包括炎性疾病（如结节病、反应性淋巴细胞增生等）、淋巴瘤、甲亢眼病及肿瘤转移等。

综上，通过这例患者的诊断和治疗经过，临床医生在实践中应开阔思路，挖掘不同临床表现中的相同病因。眶内炎性假瘤与腹膜后纤维化实际上是同一疾病在不同部位的表现，其发病机制是一致的，均是局部炎性纤维化的表现，应尽快通过影像学检查或病理活检确定诊断。

（李　菁　张　文）

📖 专家点评

张烜教授：腹膜后纤维化临床上较为少见。即使在北京协和医院迄今明确诊断的也不足百例。临床上表现常不典型。但对于无明确诱因出现腰痛、下肢水肿，但尿蛋白阴性而肾盂积水扩张的患者，应高度警惕腹膜后纤维化可能，及时行影像学检查证实。治疗不及时患者可出现肾功能不全甚至慢性尿毒症，而及时给予患者治疗大多数疗效明显。治疗药物主要是激素和他莫昔芬，有时需加用环磷酰胺。部分腹膜后纤维化患者可出现球后炎性假瘤，需与韦格纳肉芽肿和淋巴瘤等鉴别。

第28例 皮疹-四肢近端肌无力-憋气

病例摘要

患者女性，53岁，因皮疹10个月，四肢近端肌无力1月余于2006年3月入院。患者2005年5月无明显诱因渐出现右侧足背、左侧大腿、双侧臀部红色皮疹，压之不褪色，偶有痒痛，有脱屑，无发热、关节肌肉疼痛。外院考虑"体股癣"，给予抗真菌治疗，皮疹无明显缓解。2005年12月"上呼吸道感染"后，皮疹面积增大，伴双下肢皮肤肿胀，左侧眼睑、面颊部肿，给予中药治疗（具体不详）后肿稍有缓解。2006年1月渐出现近端肌无力，举臂梳头蹲起不能，外院查甲功正常，磷酸肌酸激酶（CK）5858U/L。病程中有口腔溃疡、脱发、口干，无眼干、光过敏、雷诺现象。既往史：月经婚育史、家族史无特殊。体格检查：体温36.4℃，双踝部、左侧大腿屈面、双侧臀部可见边界清楚的红色皮疹，融合成片，压之不褪色，略高于皮面，伴脱屑，无渗出（图1）；下颌部可见痤疮样皮疹，无Gottron征、向阳疹、披肩征或胸前V形疹。左侧眼睑、面颊肿胀（图2），皮温尚可，浅表淋巴结不大。颈静脉充盈，甲状腺不大，未闻及血管杂音。双肺呼吸音稍粗，未闻及干湿啰音。心律齐，心尖区可闻及2/6级收缩期吹风样杂音。腹部软无压痛，肝脾无肿大，肝颈静脉回流征（-）。双足趾各关节压痛3级。肌肉无明显萎缩，上下肢肌压痛（+），上肢近远端肌力Ⅴ级，下肢近端肌力Ⅳ级，远端肌力Ⅴ级。双下肢对称性凹陷性水肿。生理反射存在，病理反射未引出。

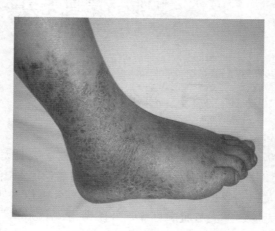

图1　患者右侧足背皮疹

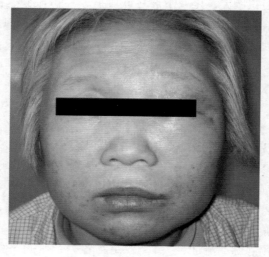

图2　患者左侧面部及眶周肿胀

患者入院后完善检查，血常规：血白细胞 $3.28 \times 10^9/L$，血小板 $185 \times 10^9/L$，血红蛋白 100g/L。尿常规（－），24 小时尿蛋白 0.42g/24h。肝功能：谷氨酸氨基转移酶（ALT）182U/L，白蛋白 2.1g/dl。肌酶谱：天门冬氨酸氨基转移酶（AST）142U/L，乳酸脱氢酶 996U/L，CK 4745U/L，羟丁酸脱氢酶 744U/L，CK－MB 同工酶 47.2ng/ml，红细胞沉降率（ESR）16mm/第一小时。免疫球蛋白：IgG 22.3g/L（参考值 $7.0 \sim 17.0$g/L），IgA 4.43g/L（参考值 $0.7 \sim 3.8$g/L）。补体：CH50 48.7U/ml，C3 43.8mg/dl（参考值 $60 \sim 150$mg/dl），C4 20.8mg/dl，C 反应蛋白（－）。免疫指标：抗核抗体、抗双链 DNA 抗体、抗可提取性核抗原抗体、抗心磷脂抗体、抗中性粒细胞胞浆抗体、抗 Jo－1 抗体、抗角蛋白抗体、抗核周因子均阴性，类风湿因子 519U/ml。肿瘤标志物：CA 系列（－），动脉血气分析（自然状态下）：pH 7.447，$PaCO_2$ 35.7mmHg（1mmHg ＝ 0.133kPa），PaO_2 71.2mmHg，HCO_3^- 23.8mmol/L。胸部 HRCT 未见肺间质病变，肺功能提示：通气功能正常，弥散功能障碍（表1）。双下肢静脉彩超：深静脉未见明显异常。眼部 B 超：双眼各条直肌正常范围。皮肤真菌镜检阴性，皮肤病理结果：表皮萎缩，角化过度，基底层点状液化变性，真皮水肿，血管扩张，充血，血管周围淋巴细胞浸润（图3）。肌电图：肌源性损害（活动期）。肌肉活检病理结果：活动性炎性改变，以束周萎缩和小血管周围炎性细胞浸润及弥漫性间质性炎性改变突出（图4）。

表1　患者的肺功能检查结果

参数	测定值	预期值（％）
第一秒量（L）	2.02	82.4
肺活量（L）	2.42	80.8
第一秒量/肺活量	83.62	
总的肺活量（L）	4.39	93.1
残气量（L）	2.01	114.1
单次呼吸CO弥散	4.25	61.3
CO弥散常量	1.11	83.5

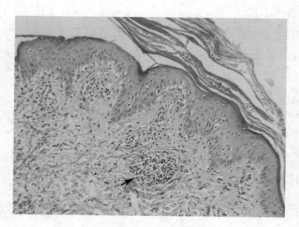

图3　HE染色皮肤病理示血管周围淋巴细胞
浸润（箭头所示）×100

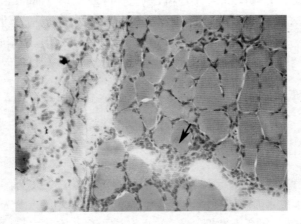

图 4　HE 染色肌肉病理示束周萎缩和小血管
周围炎性细胞浸润（箭头所示）×100

入院后给予氢化可的松 300mg/d 治疗，1 周后患者主诉乏力
明显好转，皮疹无明显变化，左侧面部及双下肢肿胀较前消退。
改为口服泼尼松 60mg/d，并加用免疫抑制剂甲氨蝶呤 15mg/w，
此后激素规律减量，皮疹颜色变浅，面部肿胀完全消退，四肢
无力症状好转，查肌酶恢复正常。住院期间，患者无明显诱因
出现胸闷不适、心悸，持续约 30min，行心电图提示 Ⅱ、Ⅲ、
aVF 导联 ST 段抬高 0.2mV，查心肌同工酶、肌钙蛋白未见异常，
考虑"急性冠脉综合征"，予吸氧、硝酸甘油扩血管等对症处
理，胸闷症状部分缓解，复查心电图仍存在 Ⅱ、Ⅲ、aVF 导联
ST 段抬高 0.2mV，行腺苷负荷心肌核素显像提示：左心室各壁
心肌未见明显异常放射性减低及缺损区，心功能正常。超声心
动图提示：心脏射血分数正常，主动脉瓣退行性改变（轻度主
动脉瓣关闭不全），左心房轻度增大，中度肺动脉高压。行右心
导管试验：肺动脉压力 58/24mmHg，肺毛细血管楔压为 7mmHg，

心输出量：4.56L/min，肺血管阻力 544 dyn·s·cm^{-5}，急性血管反应试验阴性。6 分钟步行距离 481m。诊断：肺动脉高压（中度），给予西地那非每次 25mg，一天三次，华法林抗凝，胸闷症状缓解，继续门诊随诊。

分析与讨论

　　患者中年女性，起病隐袭，病程 10 个月，以皮疹、单侧面部及双下肢肿胀、四肢近端肌无力为主要表现，考虑为骨骼肌疾病。患者无遗传性肌肉病变的家族史，中年起病且病程短，可除外进行性肌营养不良等遗传性肌病；无内分泌异常，且甲状腺功能正常，可除外甲状腺毒性肌病等内分泌疾病相关继发性肌病。查 CK 升高，提示有骨骼肌炎症改变，且无用药和中毒以及寄生虫感染等继发性炎性肌病的因素，因此考虑为特发性炎性肌病：①多发性肌炎、皮肌炎：患者为中年女性，主要表现四肢近端的肌肉进行性无力，且受累肌肉有明显压痛，实验室检查血清肌酶水平升高，并伴有发热、关节痛等全身症状，可行肌电图、肌活检进一步证实。患者眼睑、面颊肿胀，在皮肌炎急性期可以出现颜面及颈部暂时性水肿，导致面肌运动障碍。皮肌炎面肌及眼肌受累可能，可行眼科 B 超明确。患者双下肢肿胀，左右不对称，考虑为肌炎急性期反应所致，同时需除外深静脉血栓形成。患者躯干及四肢皮疹为环状红斑，有脱屑，边缘有丘疹，自觉瘙痒，需要考虑合并体股癣可能，行皮癣真菌镜检或培养，必要时取皮肤活检。多发性肌炎、皮肌炎患者中有 15%～65% 存在肺部疾病，需行肺功能检查、胸部 CT 除外肺部并发症，同时应查抗 Jo-1 抗体除外抗 Jo-1 抗体综合征。②与其他结缔组织疾病伴发的多发性肌炎、皮肌炎，首先考虑系统性红斑狼疮：患者为中年女性，病程中有关节炎表现，伴有脱发、口腔溃疡病史，同时存在不典型皮疹、双下肢水肿，系统性红斑狼疮也可由于小血管炎而导致肌酶升高，需进一步查自身抗体。③恶性肿瘤相关皮肌炎、多发性肌炎：国外文献报道，根据大规模临床调查显示皮肌炎患者的肿瘤发生率为20%～25%，并且年龄越高，合并肿瘤的风险越大。患者年龄偏高，肿瘤可以在皮肌炎、多发性肌炎之前、同时或之后发生，且患者肌炎临床表现不典型，因此需要积极除外合并肿瘤的可能。④包涵体肌炎：该病起病隐袭，有明确的肌无力表现，多为老年患者，且合并皮肤黏膜病变者少见，需要行肌活检进一步除外。

　　结合患者入院的辅助检查以及四肢近端肌无力和皮疹等临床表现，符合世界卫生组织（WHO）对皮肌炎的诊断标准。左眼眶周及面部软组织肿胀，眼部 B 超未见异常，可除外眼眶蜂窝织炎。在治疗原发病过程中面部及双下肢肿胀逐渐消退，进一步证实为皮肌炎急性期表现。尽管临床无典型皮疹表现，但皮肤刮片镜检和皮肤活检除外真菌感染。患者进行各个系统肿瘤筛查未见明显异常，在治疗同时需警惕肿瘤发生的可能，应给予密切关注。

　　肺部病变是皮肌炎最常见的并发症之一，也是最主要致死原因。肺部病变可分为原发性病变及继发性病变，其中原发性并发症主要有间质性肺病、闭塞性细支气管炎伴机化性肺炎等，继发性并发症包括吸入性肺炎、呼吸肌无力、感染和肺动脉高压。患者查血气分析正常，抗 Jo－1 抗体阴性，胸部 CT 未见间质性肺病表现，但肺功能提示存在弥散功能障碍，仍应警惕肺部病变的发生。

　　住院期间患者突发胸闷、心悸，患者为绝经后女性，诊断首先考虑冠状动脉粥样硬化性疾病、急性冠状动脉综合征，但临床症状不典型，心电图ST段无明显动态演变，并且给予对症治疗无明显缓解，因此需在行进一步检查明确诊断的同时探寻是否存在其他原因。患者基础病皮肌炎亦可以引起心肌受累，引起胸闷、心悸症状。但超声心动图及腺苷负荷心肌核素显像提示未见异常，可除外以上两因素。肺动脉高压首发症状可以为胸闷、心悸，同时肺动脉高压可以继发右冠状动脉痉挛，心电图呈现Ⅱ、Ⅲ、aVF导联ST段改变。肺动脉高压亦可以引起肺部弥散功能障碍，能够解释肺功能检查异常。患者行右心导管试验提示：肺动脉收缩压58mmHg，且肺毛细血管楔压7mmHg，可以明确诊断中度肺动脉高压。肺动脉高压是多发性肌炎和皮肌炎比较少见但容易致死的并发症，通常继发于间质性肺部疾病导致的慢性缺氧或左心衰竭。但该患者肺通气功能正常，心脏射血分数正常，可除外以上两种原因，故考虑肺部小血管直接受累导致肺动脉高压。结缔组织病导致肺动脉高压的病理生理机制仍然不明，但可以明确的是血管内皮功能障碍在肺动脉高压的发病过程中起到了关键作用。肺动脉高压主要累及小动脉和细小动脉，血管内膜增生导致管腔明显狭窄，平滑肌细胞增生和硬化使得中膜增厚，而且这种改变与肺间质疾病的进展并不相关，是一个单独的进程。血管内膜增生多为硬皮病、系统性红斑狼疮和混合性结缔组织病的特征性改变，比较少见于皮肌炎。患者的皮肤活检和肌肉活检的病理结果均提示有小血管炎性改变，进一步证实导致该患者肺动脉高压的病因。

　　该病例提示我们结缔组织病临床表现可以多种多样，亦可以有不典型表现，我们需要从病史中详细分析，结合病理结果协助明确诊断。同时临床上皮肌炎单纯合并肺动脉高压病例相对少见，但病理解剖上存在共同之处，因此需要给予足够重视。

（赵久良 李梦涛）

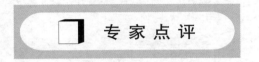

张奉春教授：本例患者是一个皮肌炎病例，针对此例患者需要注意的是：①慢性起病，以皮疹为首发症状：皮肌炎/多发肌炎（DM/PM）常为慢性起病，特别是 DM 很可能首先出现皮疹，而后再出现肌炎表现，可能还有的患者始终不出现临床肌炎的症状，因此要注意这类患者的皮疹是否具备典型的 DM 皮疹，使我们更多地去关注 DM 的存在。虽然本例患者最初的皮疹并不是典型的 DM 皮疹，在发病后的 8 个月患者出现肌炎表现：肌无力、肌酶升高，此时经过详细检查确诊为 DM 应无疑异。②有关胸闷：患者在治疗好转后出现胸闷，检查后诊为肺动脉高压。结缔组织疾病（CTD）的胸闷可能是多方面的，其中重要原因是 CTD 肺间质改变和肺动脉高压。近年来特别是在我国，CTD 肺间质改变和肺动脉高压开始引起广大风湿病学者关注，而且越来越多的资料证明，肺间质改变和肺动脉高压未得到有效控制是 CTD 死亡的重要原因。这个患者经检查证明有中度肺动脉高压，给予治疗后临床症状缓解，如果只是单独增加激素用量或盲目使用血管扩张剂都不会得到一个良好效果。

第29例 双下肢结节红斑–突发心前区痛–多发冠状动脉瘤

病 例 摘 要

患者男性，31岁，因反复双下肢结节红斑18个月，突发心前区痛9个月就诊。患者于2005年5月始无明显诱因出现双下肢游走性结节红斑，压痛，无瘙痒，持续1周余自行好转，遗留有色素沉着，未就诊。无发热、乏力、网状青斑等其他不适。2005年11月底无明显诱因突发心前区剧烈刀割样疼痛，伴出汗，无肩背部放射，持续1h以上不能缓解，当地医院行心电图检查，考虑"急性心肌梗死"，予溶栓、镇痛等治疗（具体不详），约3h后疼痛逐渐缓解。保守治疗近20d后行冠状动脉造影（CAG）：术中见右冠状动脉（RCA）呈瘤样扩张及三处狭窄，最窄至99%，遂于狭窄处置入支架；前降支（LAD）、回旋支（LCX）未见异常（图1）。术后长期口服阿司匹林及氯吡格雷，上述症状未再发作。2006年7月患者间断出现劳累后或长时间活动后心前区隐痛，休息约半小时后自行缓解。复查CAG示：LCX近段两处瘤样扩张，LAD正常，RCA中段长病变瘤样扩张并显示支架影（图2）。进一步于北京协和医院查血常规：白细胞$7.22 \times 10^9/L$，血红蛋白115g/L，血小板$162 \times 10^9/L$；肝肾功能：白蛋白33g/L，血清肌酐69μmol/L，尿酸正常；血脂：甘油三酯（TG）、低密度脂蛋白（LDL–C）正常，胆固醇（CHO）3.23mmol/L。红细胞沉降率（ESR）28mm/第一小时，

C 反应蛋白（CRP）18.0mg/L，免疫球蛋白正常；抗核抗体（ANA）1∶40 弱阳性，抗双链 DNA（-），抗可提取性核抗原抗体、抗心磷脂抗体、狼疮抗凝物、抗中性粒细胞胞浆抗体（-）。四肢动脉及双侧锁骨下动脉彩超未见异常，双侧颈总动脉节段性内-中膜增厚；心电图：Ⅱ、Ⅲ、aVF 病理性 Q 波；超声心动图：符合陈旧性心肌梗死改变，下后壁运动减弱，节段性室壁运动异常，左心功能减低，射血分数 48%。予冠心病二级预防治疗，患者无明显不适。为进一步诊治收入病房。患者近 5 年反复出现口腔溃疡，发病期间曾有低热，体温最高37.5℃，持续约 6d，无咳嗽、咳痰等其他不适，外院曾予抗感染治疗，无明显好转，后自行恢复正常。无间歇性跛行、无四肢发麻等感觉异常，无口干、眼干，否认红斑、光过敏、脱发、外阴溃疡及睾丸疼痛、雷诺现象及关节肿痛等。体重 8 个月下降20kg。既往体健，否认不洁性生活史，不嗜烟酒。否认家族史及类似遗传病史。体格检查：血压 120/80mmHg（1mmHg =0.133kPa，双上肢），130/90mmHg（双下肢）；右下肢可见结节红斑，皮温升高、红肿、压痛，余处可见色素沉着；浅表淋巴结未及肿大；双肺呼吸音清，心界不大，心率 68 次/分，律齐，未闻及心杂音及心包摩擦音；腹平软，无压痛、反跳痛及肌紧张，肝脾肋下未触及，未及血管杂音，双下肢无可凹性水肿。

患者入院后结节红斑即好转，未行病理活检。查血常规、尿便常规及尿沉渣正常，24h 尿蛋白 0.15g。肝肾功能：基本正常。血脂：CHO 2.56mmol/L，TG 0.91mmol/L。ESR、CRP 正常；补体：CH50 55.3U/ml，余正常。乙肝表面抗原（HBsAg）阴性，乙肝表面抗体（HBsAb）阳性，快速梅毒螺旋体反应素试验（RPR）、针刺反应、HLA-B$_5$（-）。腹部 B 超：肝胆胰脾及双肾未见异常。肌电图：未见周围性神经源性损害。行经股动脉腹腔内血管造影，术中见腹主动脉、腹腔干动脉、双侧肾动脉、肠系膜上下动脉主干及分支显示清晰，走行正常。眼科会诊：未见色素膜炎。专业组查房考虑诊断原发性血管炎明确，贝赫切特综合征（白塞病）可能性大，予泼尼松 50mg/d，环磷酰胺每 2 周 1g 静脉滴注及阿司匹林、氯吡格雷抗血小板、血管紧张素 II 受体阻滞剂（ARB）、β 受体阻滞剂、他汀类、硝酸酯类等药物治疗。患者病情平稳，出院。

2005年12月13日CAG

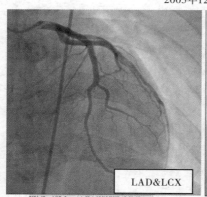

LAD&LCX

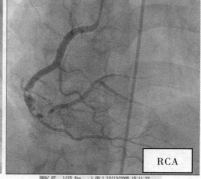

RCA

2006年7月25日CAG

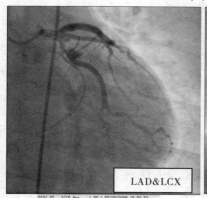

LAD&LCX

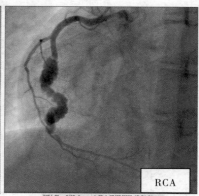

RCA

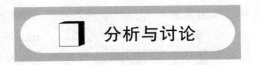

本例为年轻男性，急性起病，慢性病程。主要表现为反复的双下肢结节红斑及突发心前区痛。由于结节红斑表现并不特异，因此未引起患者重视而正规诊治。9个月前突发心前区痛，尽管未有当时心电图及心肌酶结果，但从疼痛性质及持续时间、冠状动脉造影和2006年7月份心电图及超声心动的结果，患者陈旧下后壁心肌梗死诊断明确，并且有RCA、LCX多发冠状动脉瘤（见图示）。因此患者原发病的分析以冠状动脉瘤及年轻男性急性心肌梗死为着手点。

冠状动脉瘤（coronary artery aneurysm）是指因各种原因引起的冠状动脉局限或弥漫性扩张，其直径超过了相邻正常冠状动脉的1.5倍。冠状动脉瘤患病率在1.5%～5%，由于动脉瘤的定义不一致，统计的结果也有一定差异。其中最容易累及的为右冠状动脉。主要病因包括：①冠状动脉粥样硬化；②先天性动脉瘤；③动脉炎，如川崎病、结节性多动脉炎（PAN）、贝赫切特综合征、大动脉炎、系统性红斑狼疮（SLE）及梅毒等；④先天性结缔组织异常，如马凡综合征（Marfan syndrome），埃－当综合征（Ehlers－Danlos syndrome）等；⑤感染，如霉菌栓塞等；⑥夹层；⑦外伤和冠状动脉介入治疗造成中膜损伤后发生冠状动脉瘤；⑧转移瘤。

Daoud等人通过尸检的分析发现动脉瘤最常见于动脉粥样硬化，约占52%，17%为先天性的。但在某些地区如日本，可能川崎病更多见一些。①动脉粥样硬化：该患者为年轻男性，无高血压、糖尿病、吸烟、高脂血症及高尿酸血症、家族史等高危因素，出现冠状动脉粥样硬化性心脏病可能性极小；②先天性结缔组织异常：患者发病年龄大，无眼部、骨骼系统等病变，无家族史，不支持马凡综合征及埃－当综合征诊断；③感染、外伤及介入治疗等原因导致冠状动脉瘤，患者均无相关临床依据支持。另外粥样硬化及炎症导致冠状动脉瘤改变通常为多发的，而先天性因素、外伤或夹层多为单发的。因此，冠状动脉瘤原因集中在动脉炎方面。患者有结节红斑、多发性冠状动脉瘤样扩张等病变，有体重下降，ESR、CRP升高，白蛋白降低等全身炎症表现。考虑血管炎比较明确。从继发性血管炎方面考虑：如梅毒感染也可出现冠状动脉瘤，病程多在10～20年以上，患者既往无不洁性生活史，RPR（－），梅毒感染可除外。结缔组织病导致血管炎：患者无红斑、光过敏、脱发、多浆膜腔积液，相关自身抗体均（－），SLE可除外。无口干、眼干，抗SSA、SSB均阴性，原发性干燥综合征也可除外。因此最终我们主要考虑原发性血管炎。

文献报道原发性血管炎中能导致冠状动脉瘤病变的主要有大动脉炎、川崎病、贝赫切特综合征及PAN。①大动脉炎：患者为男性，无间歇性跛行、肱动脉搏动减弱，无动脉杂音，双上肢血压相等，因此不符合大动脉炎诊断；②川崎病：患者年龄偏大，且无高热、淋巴结增大等表现，幼时也无川崎病病史，不支持该诊断；③贝赫切特综合征：患者有口腔溃疡、结节红斑，但无外阴溃疡，针刺反应（－），似乎不支持该病诊断；④PAN：根据1990年美国风湿病学学会（ACR）的分类标准：该患者体重下降≥4kg；血清乙肝病毒标记（乙肝表面抗原或抗体阳性）；动脉造影见动脉瘤或血管闭塞，符合PAN诊断。但仔细考虑在诊断结节性多动脉炎的过程中，真正特异的临床表现并不多，如肾动脉、腹腔内动脉及周围神经受累，患者均没有。病理方面，拟行结节活检取得病理依据帮助诊断。因入院时患者已服用激素治疗，结节红斑迅速好转而未及活检，但考虑结节红斑多由于小血管甚至微小血管炎症导致，有皮肤表现，愈后可见色素沉着。而结节性多动脉炎由于累及中小动脉，多表现为皮下结节。口腔溃疡也多见于贝赫切特综合征。而冠状动脉瘤虽然既可见于贝赫切特综合征，也可见于 PAN。从文献复习看国外有近 14 例报道贝赫切特综合征致冠状动脉瘤。结节性多动脉炎累及冠状动脉时可表现为动脉瘤、栓塞、动脉夹层及狭窄等，而临床表现为冠状动脉瘤的病例报道少见，国外仅有 2 例报道以急性心梗为主要表现并伴有弥漫冠状动脉瘤的 PAN。国内曾有文献报道以急性心肌梗死起病的 PAN，但尚无以急性心梗为主要表现并伴有弥漫冠状动脉瘤的病例报道。综上所述，最终诊断贝赫切特综合征可能性大。

对于该患者的治疗，主要是原发病及冠状动脉瘤两方面。血管炎方面，我们给予大剂量激素和积极的免疫抑制剂治疗，出院时患者炎性指标已恢复正常。冠状动脉瘤方面，复习文献发现，冠状动脉瘤可能出现的并发症主要有：①血栓形成及远端梗死。有较多文献报道冠状动脉瘤内有血栓形成及远端栓塞，可能与动脉瘤内异常的血流有关，但确切的出现率目前并不清楚。②动脉瘤破裂。尽管动脉瘤有破裂的可能，但从文献报道看这种几率非常低，并且不可预测。③血管痉挛。尽管血管中膜很薄弱，但仍有文献报道冠状动脉瘤由于血管痉挛导致心肌缺血症状发作。由于动脉瘤的发病率很低，没有大规模的临床对照试验，因此目前尚没有治疗指南。手术治疗，其目的主要是针对动脉瘤有可能导致的血管狭窄，而不是动脉瘤本身。药物治疗方面主要有抗血小板及抗凝治疗，尤其是对于无法耐受手术治疗的患者。其他的治疗如预防冠脉痉挛，可加用硝酸酯类及钙离子拮抗剂。而有文献报道贝赫切特综合征导致假性冠状动脉瘤 1 例，经激素及免疫抑制剂治疗 2 个月后，复查心脏磁共振动脉瘤完全消失。因此我们请心内科、心外科会诊后，给予阿司匹林、氯吡格雷抗血小板，ACEI、β受体阻滞剂、他汀类、硝酸酯类等药物治疗，半年后复诊决定是否进一步行外科干预。

从该病例我们可以看到，当年轻病人以急性心肌梗死、冠状动脉瘤为主要表现就诊时，一定要仔细分析患者原发病因。全面了解患者相关病史及仔细查体，有无全身其他器官病变表现，包括皮肤黏膜、消化、循环、呼吸、泌尿、神经等各个系统。尽量做到早期诊断，早期治疗，改善病人预后。

（陈　益　李梦涛）

专 家 点 评

张文副教授：年轻患者发生心肌梗死时不能仅满足于针对心肌梗死的治疗，在积极对症治疗的同时一定要仔细询问病史，寻找冠状动脉粥样硬化以外的病因，了解是否存在系统性疾病的冠状动脉受累。风湿性疾病可导致冠状动脉血管炎或冠状动脉血栓形成而发生心肌梗死，常见病因有贝赫切特综合征、大动脉炎、结节性多动脉炎、系统性红斑狼疮、原发或继发性抗磷脂综合征等。因此，对于这类患者，我们应有刨根问底的精神，只有明确了原发病的诊断，在治疗原发病的同时给予心肌梗死的治疗，才有望达到病情缓解和减少复发。

第30例 腰背痛

病例摘要

　　患者男性，67 岁。因持续性腰背痛 3 个月于 2002 年 11 月 8 日入院。患者于 2002 年 7 月始无明显诱因渐出现持续性腰背部钝痛、无放射，步行及卧床变换体位时为著，无晨僵，亦无其他关节肿痛。症状进行性加重，于北京协和医院心内科行心电图、超声心动图未见异常，遂转入免疫科进一步诊治。既往曾有腰背部不适，但无交替性臀区疼痛、足跟疼痛；病程中无发热、皮疹、脱发、口腔溃疡、口眼干、雷诺现象。既往体健。查体：心、肺、腹无阳性发现；脊柱活动基本正常、棘突无压痛，枕墙距 0cm、指地距 4cm，胸廓活动度正常，Schober 试验阳性（增加 2.5cm），骨盆挤压、"4"字试验（－），余关节无红肿、压痛。患者入院后查血常规示：白细胞 7.5 × 10^9/L，中性粒细胞 74.6%，血红蛋白 146g/L，血小板 219 × 10^9/L；红细胞沉降率（ESR）10mm/第一小时，C 反应蛋白（CRP）1.59mg/L；蛋白电泳、免疫球蛋白、补体正常；抗核抗体、抗可提取性核抗原抗体、类风湿因子、抗角蛋白抗体、抗核周因子、HLA－B_{27}（－）。X 线片示：椎体前侧骨质增生明显，前纵韧带钙化（图 1）；右足第一跖趾关节轻度骨质增生；双足跟骨骨质增生（图 2）；骨盆骨质增生；双膝关节骨质增生；双手、腕、肘关节未见异常。骶髂关节 CT（图 3）

示：关节面略有增生、硬化，关节间隙未见明显狭窄，提示退行性变；胸腰椎MRI（图4）示：椎体可见唇样增生，无椎间盘病变、脊髓受压表现；核素骨扫描示：双侧骶髂关节放射性分布欠均匀，提示退行性病变可能性大。诊为弥漫性特发性骨肥厚（diffuse idiopathic hypersterosis，DISH），予积极镇痛、理疗及适当功能训练，患者症状有所改善。

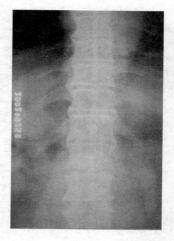

图1　胸椎X线片示椎体前侧骨质增生明显，前纵韧带钙化

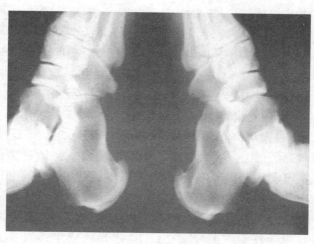

图2　足跟X线片示双足跟骨质增生明显（↑）

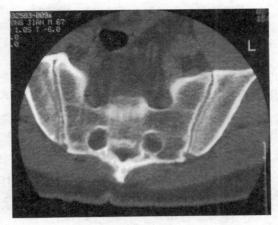

图 3　骶髂关节 CT 示关节面略有增生、硬化，关节间隙未见明显狭窄

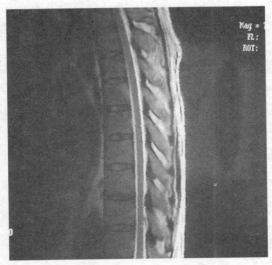

图 4　胸腰椎 MRI 示椎体可见唇样增生，无椎间盘病变、脊髓受压

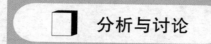

分析与讨论

　　DISH 是一种常见的中老年人骨骼疾病，但在我国报道不多。由于其椎体影像学特点有时与强直性脊柱炎（AS）典型的"竹节样改变"类似，可能造成误诊。但根据临床特点，两者并不难鉴别。文献复习发现，DISH 是骨关节炎的一种临床亚型，多见于 60 岁以上的老年男性，除全身外周关节可受累外，主要涉及脊柱者多见，骨赘大量增生，有时可融合在一起。临床症状不如 X 线表现的严重，患者多主诉轻度疼痛和关节强硬感，但能保持较好的活动。本病常易误诊为 AS，但由于与 $HLA-B_{27}$ 无关，都发生于老年人，骨过度增生与骨关节炎相似，故认为其是骨关节炎的一特殊类型。DISH 与 AS 的临床鉴别要点见表 1。

表 1　弥漫性特发性骨肥厚与强直性脊柱炎的鉴别要点

临床	AS	DISH	本例
发病年龄	< 40	> 60	67
胸腰驼背	++	±	-
脊柱活动受限	++	±	Schober 试验阳性
疼痛	+	+	+
胸廓膨胀受限	++	±	-
骨过度增生	+	++	显著
骶髂关节侵袭	++	-	-
前纵韧带钙化	±	++	存在
附着点病变	++	-	-
$HLA-B_{27}$ 阳性	90%	正常人群	-

本例初诊时因腰背痛、胸椎 X 线片呈"竹节样改变",考虑 AS 可能。但临床上其发病年龄大、炎症指标(ESR、CRP)无异常;复习其影像学资料,包括椎体、外周关节在内的骨质增生显著,符合 DISH 的 X 线诊断标准有:①连续 4 个椎体前侧部位钙化或骨化;②无严重的椎间盘病变;③椎体边缘硬化,有时可见脊柱外钙化,尤其是鹰嘴突及跟骨部位可见大骨赘。进一步追查骶髂关节 CT 亦为增生性改变、而无侵袭性病变,HLA – B_{27} 阴性,结合 DISH 与 AS 的鉴别要点,考虑 DISH 诊断成立。

DISH 的治疗原则与骨关节炎相同,旨在减轻症状,减少疾病对关节功能带来的限制(病残)和延缓疾病的进展。通常以单纯抗炎镇痛药作为治疗的第一步,而糖皮质激素无全身应用的指征,同时可辅以物理治疗。DISH 为弥漫性的骨关节病变,局部用药(包括局部注射糖皮质激素)往往难以达到预期的疗效,手术也不宜选择。本例疼痛明显,严重影响生活质量,常规非甾体抗炎药治疗无效,故加用奇曼丁等多种镇痛药物治疗,同时积极辅以理疗,取得了一定的效果。但对 DISH 的治疗有待进一步探讨。

(李梦涛)

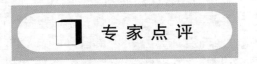

专 家 点 评

张文副教授:本例患者病情不复杂,但很有启发性。如不仔细思考,很可能误诊为强直性脊柱炎。老年患者腰背痛,胸腰椎连续 4 个椎体较大骨赘者需考虑 DISH 的可能。DISH 是骨关节炎的一种特殊类型,诊断上应与强直性脊柱炎相鉴别。本病特点在讨论中已详细阐述,并附有影像学图片,读者可以参考。DISH 的治疗主要以对症镇痛,并辅以理疗等功能锻炼。

第31例　血小板减少、习惯性流产——喘憋、不能平卧

病例摘要

　　患者女性，30 岁。因咳嗽、喘憋 20 余天，加重 1 周于 2002 年 12 月 2 日入院。患者于 2002 年 11 月上旬受凉后出现咳嗽、咳少量白黏痰，活动后喘憋明显，无发热、咯血、胸痛。于外院查血常规示：白细胞（WBC）$14.9 \times 10^9/L$，中性粒细胞 77.3%；胸部 X 线片示：双下肺片状影，右下肺为著。考虑"气管炎"，予阿奇霉素 250mg/d，共 6d 无效；喘憋进行性加重、夜间不能平卧，偶伴血丝痰。为进一步诊治收入北京协和医院。患者曾有日晒后口腔溃疡、面部发红，无皮疹、关节肿痛、口眼干、肌痛、肌无力；否认四肢肿痛、癫痫发作病史；自诉尿量无减少。既往史：1976 年患"急性肾小球肾炎"（具体诊治情况不详），此后间断查尿常规示：蛋白（+），未监测肾功能，亦未予治疗；1990 年因皮肤淤斑于外院查血常规示：血小板（PLT）（40~50）$\times 10^9/L$，监测 PLT 变化不大，未进一步诊治；2002 年 5 月因类似喘憋、伴头晕，于北京协和医院测血压 150/100mmHg，查胸部 X 线片提示"心功能不全"，间断利尿、降压治疗症状可有所缓解；近 3 年先后自然流产 3 次（均于妊娠 11 周左右），外院查病毒学指标、宫腔镜、抗滋养层抗体、患者丈夫精液及夫妇染色体均未见异常；有家族"冠心病、高血压"史。入院查体：体温 36.2℃，血压 130/90mmHg（1mmHg ≈

0.133kPa），半卧位，面部肤色稍红，上肢穿刺部位可见淤斑，下肢网状青斑，双侧颈静脉充盈，双下肺可闻及湿啰音，心界稍大，心率120次/分、奔马律，主动脉瓣第二听诊区可闻及3/6级舒张期杂音；肝脾不大，双下肢可凹性水肿。

患者入院后仍喘憋、不能平卧，予左旋氧氟沙星抗感染，及吸氧、利尿、强心治疗后喘憋逐渐缓解；曾有间断头晕，伴一过性右上肢疼痛、无力，无意识丧失。查血常规示：WBC（10.1～18.6）×10^9/L，中性粒细胞81.1%～92.5%，血红蛋白（Hb）100～129g/L，PLT 22×10^9/L；血涂片示：部分细胞可见空泡，成熟红细胞中偶见盔形、三角形、不规则红细胞；尿常规示：蛋白100mg/dl，尿沉渣示：红细胞3～5个/高倍镜视野；24小时尿蛋白定量2.52～2.69g；肝肾功能检查示：白蛋白30g/L，白蛋白/球蛋白为0.9，血清肌酐（Cr）282.9μmol/L，尿素氮（BUN）13.6mmol/L，肌酐清除率（Ccr）17.4ml/min；肌酸激酶（CK）31U/L，肌钙蛋白Ⅰ（CTnⅠ）阴性；PT+A示：凝血酶原时间（PT）16.9s，活化部分凝血活酶时间（APTT）60.9s，纤维蛋白原（Fbg）>4.5g/L；弥散性血管内凝血（DIC）全套示：D-二聚体0.19mg/L，纤维蛋白降解产物（FDP）5～10mg/L，3P（-）；红细胞沉降率50mm/第一小时，γ球蛋白22.9%，免疫球蛋白（Ig）示：IgG 5.35g/L，IgA<0.234g/L，IgM 0.376g/L；补体示：C3 460mg/L，C4 73.1mg/L，CH50 12000U/L；免疫指标：抗核抗体（ANA）3次、抗ds-DNA、抗可提取性核抗原抗体（ENA）、抗中性粒细胞胞浆抗体（ANCA）、自身抗体、抗心磷脂抗体（aCL）2次（-），狼疮抗凝物（LA）47.2～67.6s（正常值33.3～39.3s），血小板抗体IgG（PAIgG）252ng/10^7PA（正常<128ng/10^7PA）；血气分析（自然状态）示：动脉血氧分压（PaO$_2$）65mmHg；胸部CT示：右肺上叶、中叶感染，右肺下叶不张，双侧胸腔积液，双下肺

陈旧病变，右上胸膜局限性肥厚；心电图（ECG）示：窦性心动过速；超声心动图（UCG）示：主动脉瓣膜病变（瓣膜增厚），中度主动脉瓣关闭不全（AR）、轻度主动脉瓣狭窄（AS），左心房、左心室增大（收缩末内径 43mm），左室收缩功能减低（LVEF 25.4%），中度肺动脉高压（PAP 65mmHg）；B 超示：左肾稍小，右肾游走可能性大；腹部 CT 示：右肾小、位置下前移，脾大；彩超示：双下肢静脉、上肢动静脉及双肾动静脉未见异常；经颅多普勒（TCD）示：右颈内动脉终末段狭窄，右大脑前动脉血流减慢，右颈内动脉颅外段血流信号消失；头颅 CT 示：双枕叶低密度影（右侧为著）、梗死可能性大，脑萎缩改变。考虑原发性抗磷脂综合征诊断成立，病情危重。于 2002 年 12 月 16 日用甲基泼尼松龙（MP）1.0g/d 共 3d 冲击及丙种球蛋白 10g/d 共 3d 治疗；继予泼尼松龙 60mg/d，环磷酰胺（CTX）0.2g/d 静脉推注；同时予肠溶阿司匹林 75 ~ 100mg/d 抗血小板治疗、低分子肝素（速避凝 0.4ml 2 次/日皮下注射）过渡至华法林 3mg/d 积极抗凝治疗。患者无喘憋发作、夜间可平卧；复查血常规示：WBC 13.1 × 10^9/L，Hb 115g/L，PLT 181 × 10^9/L；肾功能：Cr 212.2μmol/L，BUN 25mmol/L；PT + A 示：PT 30.1s，PT INR 2.59，APTT 45.4s；UCG 示：LVEF 逐渐升高 25.4%→41%→53%，肺动脉压力正常；血气分析（自然状态）示：PaO_2 65.0→78.7→89.4mmHg。

　　患者于 2002 年 12 月 30 日出院时最终诊断：灾难性抗磷脂综合征。其后规律门诊随诊，至 2003 年 8 月泼尼松龙已逐渐减量至 5mg/d、CTX 已累计达 10g，并持续华法林抗凝治疗；无呼吸困难、肢体无力；复查血常规示：WBC 7.3 × 10^9/L，Hb 126g/L，PLT 148 × 10^9/L；肾功能示：Cr 154.7μmol/L，BUN 11.1μmol/L；UCG 示：AR、AS 较前无变化，LVEF 52%。

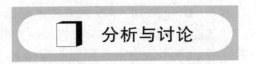

分析与讨论

本例为年轻女性，急性起病、病程20天，发病诱因为呼吸道感染（受凉后咳嗽、咳痰，CXR及CT确证有肺部感染），以喘憋、不能平卧为主要表现，查体示双下肺湿啰音，UCG示心脏扩大、左心室收缩功能减低（LVEF 25.4%）；结合6个月前的类似发作，考虑急性心功能不全诊断明确。经积极抗感染及强心、利尿治疗后心衰症状有所缓解。

临床上的诊断难点在：针对本例为年轻患者，如何分析急性心功能不全的病因呢？①风湿性心脏病（RHD）：UCG证实存在瓣膜病变（AR及AS），结合其发病年龄相对年轻，既往反复"上呼吸道感染"、"急性肾小球肾炎"提示存在慢性RHD的基础，故应首先考虑RHD；但患者无风湿热反复发作的典型临床表现（如游走性关节肿痛、皮下结节或环形红斑），诊断依据不足。②先天性心脏病：先天性主动脉瓣狭窄、继发性AR，病情可相当隐匿、逐渐出现左心室扩大及心功能不全；但此推断应以瓣膜狭窄为主要病变，与本例特点不符。③梅毒性心血管病：因主动脉炎、主动脉环扩张可导致AR；但本例梅毒血清试验阴性，可除外此诊断。④病毒性心肌炎或扩张性心肌病：本例UCG提示左心房、左心室扩大，应考虑心肌病变导致心脏扩大、心功能不全的可能；但均无法解释主动脉瓣病变。综上讨论，十分关键的问题是以上心脏疾患均难以解释其严重的血小板减少，因而使我们的诊断思路向系统性疾病拓展。

诊断的焦点自然而然地向血小板减少的病因上转移。结合其为年轻女性，有习惯性流产病史、而外院检查未明确病因的特点，临床上高度提示抗磷脂综合征（APS）的可能。进一步检查也证实了其符合 APS 的诊断标准：①临床标准：血栓形成（经 CT 证实的双枕叶脑梗死），妊娠失败（先后 3 次自然流产）；②实验室标准：2 次 LA 阳性（虽未间隔 6 周以上）。目前国际上将不伴有自身免疫疾病、感染、肿瘤的 APS 称为原发性 APS（PAPS），否则称为继发性 APS（SAPS）。本例血小板减少的病程长达 10 余年，感染、肿瘤所致的 SAPS 可基本除外；同时经筛查免疫学指标，尚无系统性红斑狼疮等自身免疫病的证据。故目前诊断其为 PAPS。值得一提的是，aCL、LA 作为目前临床上最常检测的抗磷脂抗体（APL），二者具有异质性，约 80% LA 阳性患者同时存在 aCL，20% aCL 阳性患者同时 LA 亦阳性；且 LA 阳性患者发生血栓事件的比例高于 aCL 患者。因此临床上怀疑 APS 时，需同时测定 LA 和 aCL。

那么，APS 是否能解释其心脏病变、尤其是心功能不全呢？复习文献，APS（包括原发性 APS 及继发性 APS）累及心脏可有不同的临床表现，其中以瓣膜病变、冠状动脉病变最为重要，少见的亦有心肌病变及心脏内血栓形成。①瓣膜病变：文献报道发病率在 35%～75%，且随机在心脏瓣膜病变的患者中测定抗磷脂抗体（aPL）高效价阳性者亦达 21%；主要累及二尖瓣、主动脉瓣；其机制认为与 aPL（免疫球蛋白）在瓣膜表面沉积，从而激活内皮细胞相关；临床上多数患者无症状，而仅在体格检查或 UCG 时发现，且只有 5% 的患者逐渐进展出现心功能不全、甚至需要瓣膜置换手术；同时瓣膜病变与脑梗死高度相关，提示瓣膜损伤形成血栓、易导致动脉系统栓塞；UCG 检查有瓣膜增厚、赘生物两个特点，主要导致瓣膜关闭不全，而瓣膜狭窄者极为少见。本例有血小板减少病史 10 余年、习惯性流产病史 3 年，而其出现心衰症状仅 6 个月，提示 APS 实际病程相当长、而心脏瓣膜病变进展十分隐匿，查体发现心脏杂音、UCG

确证有主动脉瓣增厚（AR 为主、轻度 AS），同时临床上有脑栓塞表现（急性、一过性右上肢无力）、头颅 CT 证实脑梗死，均与文献报道的临床特点相符；但是对本例如此年轻的患者，UCG 提示左室仅轻度增大，而左室收缩功能严重减低（LVEF 仅为 25.4%），临床上很难单纯用慢性瓣膜病变解释，考虑尚存在其他心脏病变可能。②冠状动脉病变：Hamsten 等在 1986 年首先通过回顾性研究发现 aPL 阳性增加心肌梗死的危险性，且在特定人群（年龄小于 45 岁，既往有动静脉血栓病史或不良孕产史）患心肌梗死的患者中测定 aPL 阳性者亦达 5% ~ 15%；其机制与多种抗体（包括 aPL、抗 β_2 糖蛋白 I 抗体、抗氧化的低密度脂蛋白抗体等）损伤相关；临床表现为不同类型的心血管事件（如心绞痛、心肌梗死等）。本例并无心肌缺血之典型的胸痛，ECG、心肌酶谱未提示心肌梗死，UCG 亦无局限性室壁运动异常，故此次的急性心功能不全很难用冠脉病变解释。③心肌病变：此为 APS 累及心脏的少见表现，其机制认为是微血管血栓性病变导致心肌细胞收缩力下降、甚至心肌大面积坏死，临床主要表现为急性或慢性心功能不全，UCG 典型的室壁运动普遍减低具有重要提示意义；本例临床特点及 UCG 检查结果与之相符，特别是对 APS 积极治疗后在瓣膜病变仍存在的情况下，LVEF 明显改善，也证实了该患者心肌受累的诊断。

对本例另一个值得讨论的问题是：患者的肾损害是否与 APS 相关呢？APS 的肾病理改变主要为肾血管血栓形成，从肾动/静脉主干到肾小球毛细血管的各级血管均可受累，以血栓性微血管病（thrombotic micro – angiopathy，TMA）最为典型；病理可见血管壁纤维素样坏死、增厚，血管腔内血栓形成、部分再通，免疫荧光检查无免疫复合物沉积；临床上可表现为不同程度的蛋白尿、高血压、肾功能不全。本例肾损害的表现虽无特异性，但从一元论的角度出发，临床上确实可用 APS 的肾受累解释。

而进一步明确病因最直接、有效的方法即应行肾穿刺活检，对除外隐匿性 SLE、狼疮性肾炎或其他类型的肾小球肾炎同样意义重大。然而，患者当时有严重的血小板减少、出血倾向，且右肾为游走肾、双侧肾缩小及慢性肾功能不全，均为肾穿刺活检的绝对禁忌证。另外，进一步明确肾病理对治疗方案的选择并无更多帮助，因此我们最终放弃了肾穿刺活检的计划。从治疗效果来看，患者尿蛋白转阴，肾功能逐渐恢复正常，一定程度上也证实了本例 APS 肾受累的推断。

其三，本例 APS 病情危重，是否可诊断为灾难性抗磷脂综合征（catastrophic antiphospholipid syndrome，CAPS）呢？CAPS 指 APS 患者同时或短期内（数天至数周）进行性出现三或三个以上部位血栓形成，常累及脑、肾、心或肺等重要器官，出现多器官功能衰竭而死亡。本例除以上讨论的心脏受累、急性心功能不全及肾受累、肾功能不全以外，亦同时存在其他重要脏器受累的表现：①脑：患者有一过性右上肢无力，头颅 CT 证实有脑梗死；②肺：其呼吸困难除用心功能不全解释外，因其有严重的低氧血症（PaO_2 65mmHg）及肺动脉高压（PAP 65mmHg），临床诊断合并肺血栓栓塞（PTE），经积极抗凝治疗后 PaO_2 明显改善、PAP 恢复正常，亦证实了我们的判断。综上所述，本例 CAPS 的诊断是明确的。

至此本例以 PAPS 较为圆满、客观地解释了其系统性损害的全貌。进一步需要考虑的是 APS 治疗方案的选择。由于缺乏大规模前瞻性对照研究的资料，APS 的治疗仍是经验性的，主要针对高凝和免疫机制：①抗凝：作为 APS 最关键的治疗，可应用华法林、普通肝素、低分子肝素等；抗凝治疗多开始采用肝素，然后用华法林长期维持（PT 国际标准化比值应达到3.0）。②免疫抑制：肾上腺糖皮激素常用于合并有严重血小板减少或溶血性贫血的患者，对同时存在 SLE 或其他风湿性疾病的 SPAS 患者，皮质激素和免疫抑制剂也是需要的。尤其是 CAPS 常发病突然、不易诊断，且很快危及生命，目前尚无治疗该并发症的系统性研究。但有文献报道，其最有效的治疗为联合充分抗凝、大剂量皮质激素、丙种球蛋白和血浆置换。本例在确诊 CAPS 后，即采取了上述积极治疗的方案（除血浆置换外），病情得以控制，特别是心功能明显改善，说明免疫抑制治疗对降低自身抗体效价，改善预后意义重大。

另外，本例是否需要考虑瓣膜置换手术呢？文献报道，APS 累及瓣膜的病例中约 5% 最终因心功能不全而需行瓣膜置换术。本例在内科治疗后，心功能明显改善，但瓣膜病变仍然存在；考虑到手术风险，目前建议患者继续随诊观察，若 UCG 提示左心室进行性扩大、LVEF 下降，则应考虑手术以解决血流动力学异常对心脏结构和功能的影响。

回顾本例的诊治过程，有值得我们从中加深认识的地方：①诊断思路要开阔，要善于发现诊断的线索：本例以心衰为首发表现，一度使我们更多地关注心脏方面的疾患；但仔细分析病情，重度血小板减少则成为寻求诊断的重要线索，最终及时诊断了 CAPS，为进一步积极治疗赢得了宝贵的时间窗。这种对临床线索的敏感性，需要临床医师在平时的工作中不断积累。②诊断为治疗服务：本例在确诊 APS 后，对肾损害、PTE 的诊断尚有疑问，但当时并不影响治疗方案的选择；考虑到其病情危重，我们放弃了肾穿刺活检及肺通气/血流显像的计划，及时、甚至先期即开始了免疫抑制治疗，最终使患者病情转危为安。对危重患者的抢救恰恰需要临床医师根据有限的资料，在短时间内做出正确的判断，以获得稍纵即逝的治疗时机。

（李梦涛）

专 家 点 评

张文副教授：患者为年轻女性，以急性左心功能不全为突出表现，最终诊断为灾难性抗磷脂综合征，并经过抗凝、大剂量糖皮质激素、丙种球蛋白和血浆置换等联合治疗使病情控制缓解。阅读本例患者的诊断和治疗过程，使我们思路大开，受益匪浅。此例患者成功诊断和治疗的关键在于她的经治医师：①有扎实的临床基础；②思维活跃，观察细致；③善于发现重要线索并分析总结。如从化验检查和患者血小板减少以及反复自然流产史等考虑到 APS 的可能，治疗过程中根据患者临床表现进一步明确了脑梗死和肺血栓栓塞，使患者最终得到确诊和及时治疗。

第32例

甲状腺功能亢进症－发热、皮疹－肾功能受损

病例摘要

　　患者男性，38 岁。因畏热、多汗近 5 年，皮疹 15 个月，发现血糖高 6 个月于 2003 年 1 月 20 日入院。患者于 1998 年 5 月因工作紧张渐出现畏热、多汗、心悸（自测心率达 110 次/分）、易激，伴腹泻 5～7 次/日、体重 3 个月内由 70kg 下降至 52kg，无进食量增加。1998 年 8 月发现双侧眼球外凸、颈部肿大，于外院诊为"Graves 病、甲状腺功能亢进症（甲亢）"，予他巴唑 30mg/d 渐加量至 60mg/d 治疗后症状逐渐缓解，复查甲状腺功能（甲功）正常。1999 年 9 月病情反复后改为丙基硫氧嘧啶（PTU）450mg/d 及心得安治疗；此后 PTU 渐减量至 100mg/d 维持。治疗过程中监测血常规、肝功能未见异常。2001 年 10 月始反复出现暗红色近圆形斑丘疹、呈游走性，主要分布于面部、颈部、背部及下腹部，大小不等直径 0.5～1.0cm，并逐渐于中心部位出现白色脓头、破溃，触痛、无瘙痒；同时伴低热、体温 37.5℃左右，午后为著，无盗汗或其他伴随症状；自予"红霉素软膏"外用后 7～10 天可逐渐消退，但遗留有色素沉着、伴脱屑。2002 年 7 月患者因乏力于外院查空腹血糖（FBG）7.9mmol/L，餐后 2 小时血糖（2°PBG）12mmol/L；诊为"糖尿病"，予饮食控制（主食 6 两/日）、二甲双胍降糖治疗后，血糖控制可（FBG 5.5mmol/L，2°PBG 8.1mmol/L）。2002 年 12 月来

北京协和医院内分泌门诊，查胰高血糖素（GLg）287.4 ~ 298.9pg/ml（参考值 49.16 ~ 113.96pg/ml）；考虑不除外胰高血糖素瘤可能。为进一步诊治收入院。患者病程中曾有双膝关节、双手近端指间关节疼痛、晨僵，"心包积液"，偶有咳嗽、咳极少暗红色血痰；无畏光、脱发、口腔溃疡、外阴溃疡、口眼干、雷诺现象；无夜尿增多。既往长年吸烟、饮酒史，糖尿病家族史。入院查体：体温 37.8℃，血压 110/70mmHg，皮肤轻度潮热，肤色稍黑；面部、颈部、背部及下腹部可见多个大小不等暗红色斑丘疹，直径 0.5 ~ 1.0cm，中心部位可见白色脓头、少数破溃，触痛，周围皮肤稍红；陈旧者遗留有色素沉着；颏下、双侧腋窝、双侧腹股沟可及多个肿大淋巴结，0.5 ~ 1.0cm 大小、边界清、质韧、活动，个别有压痛；双侧眼球凸出（20mm $\frac{102mm}{>}$ < 19mm），眼球运动正常，眼征（-）；甲状腺肿大Ⅱ ~ Ⅲ度，质软、未及结节，无压痛，未闻及血管杂音。双肺呼吸音清，心率 88 次/分、律齐，腹平软，肝下未及、脾肋下及边，关节无肿胀、压痛，双上肢无颤抖，双下肢无水肿。

患者入院后仍间断发热，体温最高 37.8℃，颈部亦有类似皮疹出现。查血常规示：白细胞 7.31 × 10^9/L，中性粒细胞 0.605，血红蛋白 108g/L，PLT 351 × 10^9/L；血涂片示：嗜酸细胞 1%；尿常规示：大量红细胞，蛋白 0 ~ 100mg/dl；尿沉渣示：红细胞满视野（95% ~ 100% 异常形态），白细胞 3 ~ 8/HP；24 小时尿蛋白定量 1.32g；便常规 + 潜血（-）；肝肾功示：谷氨酸氨基转移酶（ALT）23U/L，白蛋白 29g/L，白蛋白/球蛋白为 1.2，血清肌酐（Cr）203.3μmol/L，尿素氮（BUN）13.9mmol/L，肌酐清除率 44 ~ 47ml/min；动脉血气分析（自然状态）示：pH 7.401，血氧分压 93.1mmHg，二氧化碳分压 39.8mmHg，标准剩余碱 0.1mmol/L；红细胞沉降率 35mm/第一小时，C 反应蛋白 2.09mg/dl；γ 球蛋白 25.2%，免疫球蛋白正常；补体示：总补体 55.1U/ml；结核菌素试验、HBsAg、HIV－Ab（－）；甲功示：FT_4 1.63ng/dl，FT_3 3.38pg/ml，T_3 1.74ng/ml，T_4 11.61μg/dl，TSH 0.019μIU/ml，抗甲状腺球蛋白抗体 27.1U/ml，抗甲状腺过氧化物酶抗体 357.8U/ml；2°PBG 5.6～9.8mmol/L，糖化血红蛋白7.0%，GLg 327.5pg/ml；抗核抗体、抗 ds-DNA、抗可提取性核抗原抗体、类风湿因子阴性，抗中性粒细胞胞浆抗体（ANCA）核周型 1：1280（＋＋＋＋），抗髓过氧化物酶抗体（MPO－ANCA）＞200RU/ml（正常＜20）；甲状腺 B 超示：双侧甲状腺肿大伴多发小结节；气管像（－）；心电图、超声心动图未见异常；腹部 B 超示：右肝血管瘤；胸部高分辨 CT、腹部 CT＋胰腺薄扫未见异常；皮肤科会诊：皮疹不支持胰高血糖素瘤，进一步可考虑皮肤活检除外血管炎；眼科会诊：双侧 Graves 眼病，无糖尿病视网膜病变。2003 年 1 月 28 日行 B 超引导下经皮左肾穿刺活检术，病理示：间质性肾炎，新月体形成。考虑甲亢、Graves 病及 2 型糖尿病诊断成立，PTU 导致 ANCA 阳性，血管炎（APV）成立；遂停用 PTU，予甲基泼尼松龙 500mg/d 冲击 3 天后，改为泼尼松 40mg/d、环磷酰胺 0.4 克/周，并拟进一步考虑同位素或手术治疗甲亢。

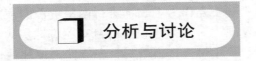

分析与讨论

本例为一中年男性，慢性病程、甲亢病史 4 年余，一直药物控制（PTU 时间长、剂量大），但仍有病情反复。此次入院主因有游走性皮疹、GLg 增高，结合其血糖增高（既往诊为"糖尿病"），考虑不除外胰高血糖素瘤。复习文献，胰高血糖素瘤综合征多见于女性，以反复发生皮肤坏死松解性游走性红斑、口周皮炎、体重减轻、糖尿为特征。其结痂性红斑边缘向周围扩展、境界清晰，边缘呈环状或回旋状；典型的组织病理检查示棘细胞层上层突然坏死松解，即"突然死亡"。由于胰高血糖素瘤皮肤表现特异，故本例首先以皮疹为出发点，以确定有无胰高血糖素瘤的可能。但皮科会诊认为皮疹不支持胰高血糖素瘤，且糖尿病有双激素病因的特点（即胰岛素不足及 GLg 升高）、临床糖尿病患者 GLg 升高 2～3 倍也比较常见，影像学检查未发现胰腺占位性病变，因此考虑胰高血糖素瘤的诊断难以成立。

然而入院常规检查后却意外地发现肾脏损害（镜下血尿、蛋白尿和肌酐升高），免疫科医师很自然地会想到导致多系统损害的自身免疫病可能。沿此思路，进一步查抗核抗体阴性，而ANCA 高效价阳性，结合本例有发热、红细胞沉降率增快等炎性表现，临床考虑 APV 可能性大；肾穿病理虽然以间质性肾炎为主要表现，但同时有新月体形成、免疫荧光阴性，支持 APV 的诊断。至此，APV 可解释患者皮疹、关节痛、肾损害、乃至既往的心肺损害（咯血、心包积液）的全貌，似乎给本例画了一个圆满的句号。但是，如果以"一元论"的观点认真回顾其病程，Graves 眼病亦属于自身免疫病的范畴，那么 APV 是否与Graves 眼病甲亢相关呢？

以血管炎和甲亢作为主题词进行网络资源的搜索，进行文献复习：APV 是一种多系统损害的自身免疫性疾病，主要指韦格纳肉芽肿、显微镜下多血管炎、变应性肉芽肿性血管炎及原发性局灶坏死性肾小球肾炎；除原发性 APV 外，药物所致的APV 也屡有报道，而 PTU 正是较常见的药物之一。如此，本例的 APV 通过 PTU 与 Graves 眼病甲亢紧密地联系在一起。

进一步复习文献，PTU 导致的 APV 临床上以女性多见（男女比例为 1：5.5），服用 PTU 剂量大、服药时间长，以肾受累最为多见（病理为新月体肾炎或间质性肾炎），同时可有肺部受累

（表现为咯血、呼吸困难，影像学检查可有肺部阴影、肺间质纤维化），其他非特异性症状包括发热、皮疹、关节肌肉疼痛等。PTU 导致 APV 的机制尚不完全清楚，目前认为与 PTU 引起的多克隆自身免疫反应相关，已知的 PTU 诱导产生 ANCA 的靶抗原包括：MPO、蛋白酶 3（PR3）、人白细胞弹性蛋白酶（HLE）、组织蛋白酶 G（CG）、乳铁蛋白（LF）、溶菌酶（LYS）和抗杀菌/通透性增高蛋白（BPI），其中 HLE、LF、BPI 在原发性小血管炎中相当少见，而更常见于药物引起的小血管炎。可能是患者存在遗传易感因素（HLA - DR3 与其密切相关），在某种外因（如感染）的刺激下激活中性粒细胞，发生脱颗粒反应释放 MPO 并为 PTU 所识别，进一步将 PTU 转化为毒性的代谢产物或半抗原，与中性粒细胞内多种胞质抗原和核抗原相结合从而具有免疫原性。该复合物作为抗原被 T 细胞识别，又进一步活化 B 细胞产生相应的自身抗体，造成肾、肺及其他器官小血管的免疫损伤。但是 PTU 导致 ANCA 阳性的病例并非全部出现 APV：国外报道 PTU 治疗后 MPO - ANCA 的阳性率为 4.2%，而 APV 的发生率只有 1.4%，同时发现 APV 的 MPO - ANCA 的效价明显升高；北京协和医院 5 例 PTU 致 APV 的 ANCA 效价≥1∶1280，而无血管炎表现的 3 例 ANCA 效价均≤1∶320。因此推测 PTU 导致高效价 ANCA 阳性才会引起 APV，这和我们熟知的 ANCA 效价与血管炎活动性相关的理论相符。总结上述资料，临床支持 PTU 导致的 APV 的要点包括：①服用 PTU 剂量大、服药时间长；②ANCA 高效价阳性；③识别的 ANCA 抗原谱广，以 MPO 及 HLE、LF、BPI 为主。本例服用 PTU 长达 4 年、剂量为 100～450mg/d，实验室检查 MPO - ANCA 强阳性、HLE（+++），与文献报道的类似病例特点相符，故 PTU 导致 APV 诊断明确。

　　PTU 引起 APV 的治疗方案有别于原发性小血管炎。临床怀疑到 PTU 致 APV 时，应首先停用 PTU，再根据临床表现、抗体效价和脏器受累程度，以决定是否应用糖皮质激素、免疫抑制剂，乃至血浆置换。同时，由于 PTU 与其他抗甲状腺药物如甲基硫氧嘧啶、他巴唑等都有硫氢基团，存在交叉免疫反应，因此停用丙基硫氧嘧啶后不建议换用上述药物治疗甲亢，宜行核素治疗或甲状腺次全切除术。据对国外文献资料统计，87.9% 患者停药后临床症状很快缓解，44.9% 应用糖皮质激素、亦可同时应用 CTX，但仍有 12.1% 发展为慢性肾功能不全，需血液透析维持。北京协和医院 5 例 APV 均停用 PTU，其中 1 例无明确肾受累的患者未予激素或免疫抑制剂，病情即得到缓解；另外 4 例在肾病理证实有确切血管炎的情况下，积极治疗后肾功能无进行性受损。本例停用 PTU 后、同位素治疗控制了甲亢，并积极给予糖皮质激素和免疫抑制剂治疗 APV，病情最终得到了缓解。在肾功能基本恢复正常后逐渐停用了免疫抑制治疗，再无病情反复。由此也证实了 PTU 所致 APV 在去除诱因（或称之为病因）后，血管炎可不再复发，与其他原发性 APV 的临床过程不同。

　　总之，回顾本例的诊治过程，从甲亢患者的皮疹、肾脏损害到临床诊断 APV，再遵循"一元论"的原则挖掘 PTU 与 APV 的相关性，最终获得了正确的诊断。更重要的是，对内分泌科医师而言，虽然是否需要对所有甲亢病人检测 ANCA，目前尚无循证医学证据；但确实应该警惕 PTU 可引起 ANCA 阳性，在应用 PTU 治疗甲亢时，除了观察其常见的不良反应外，还应该重视其引起系统损害的可能性，特别是定期行尿常规检查可以有助于尽早发现肾脏损害。一旦疑诊 APV 即应及时停用 PTU，根据肾穿刺病理的病变程度早期确定治疗方案，以改善对此类患者的预后。

　　　　　　　　　　　　　　　　　　　　　　　（李梦涛）

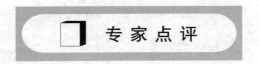

专 家 点 评

　　张文副教授：这是一例对内分泌科和风湿科医师临床工作有很好提示的病例。丙基硫氧嘧啶（PTU）是临床最常用的治疗甲状腺功能亢进的硫脲类药物，对于使用 PTU 的患者，除了应观察该药常见的不良反应，还需警惕少数甲亢患者服用后可发生 ANCA 阳性小血管炎。PTU 导致的 ANCA 相关性血管炎在服药后数天至数年均可发生，患者主要临床表现为发热、关节肌肉疼痛、皮疹等，一般肾受累较轻，可为新月体肾小球肾炎，部分患者有肺血管炎。因此，对于内分泌科医师，当服用 PTU 的患者出现系统性症状时应想到本病的可能，需及时停用 PTU 并给予相应的免疫抑制治疗；而对于风湿科医师，当遇到甲亢患者因发热、关节肿痛就诊时，应注意询问用药史。临床实践就是"如履薄冰"，认真、细致方可减少误诊和漏诊。

第33例 左上臂无力 – 腰腿痛 – HLA – B$_{27}$ 阳性

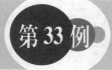

病例摘要

患者女性，16岁。因左上臂无力伴腰腿痛1个月入院。患者于1个月前逐渐出现左上臂无力、上举不能，伴有沿左臂向远端的放射样疼痛；但无肢体麻木、发凉等感觉异常。同时出现腰痛、夜间为著，有翻身困难、晨僵、活动后好转；伴右髋区疼痛，偶有双侧臀区痛，无足跟痛、颞颌关节痛、胸肋部疼痛。外院查 HLA – B$_{27}$（＋）、RF（－），诊断为"强直性脊柱炎（AS）"；予非甾体类抗炎药（NSAIDs）治疗后腰腿痛明显缓解，但左上臂无力改善不明显。为进一步诊治转来北京协和医院。患者无眼红、眼痛或视力下降，无皮疹，无腹泻、脓血便。自幼双手受凉后手背有网状青斑，无雷诺现象；否认皮疹、口眼干、口腔溃疡等。发病以来无发热，无咳嗽、咳痰，无血尿或尿中泡沫增多。患者的表舅患有 AS（腰椎 X 线片呈"竹节样"改变，图1）。入院查体：左侧翼状肩胛，左侧三角肌肌力Ⅲ级，肱二头肌、肱三头肌肌力Ⅴ级，左上肢远端肌力Ⅴ级；枕墙距、指地距为0，Scorber 征（－）；右侧4字征阳性，骨盆挤压试验阴性，直腿抬高试验阴性。

患者入院后完善检查，血常规示：血小板 525×10^9/L，余大致正常；尿常规、肝肾功正常；红细胞沉降率 88mm/第一小时，C 反应蛋白（CRP）6.94mg/dl，CH50 71.2U/ml，C3 192mg/

dl，IgG 20.2g/L，IgM 2.94g/L；抗核抗体（ANA）、抗可提取性核抗原抗体（ENA）、类风湿因子（RF）、狼疮抗凝物（LA）、抗心磷脂抗体（aCL）、抗中性粒细胞胞浆抗体（ANCA）均为阴性；HLA－B$_{27}$（＋）。心肌酶谱正常。肌电图（EMG）示：左上肢神经源性损害（C$_{5、6}$神经根损伤），右上肢、双下肢未见神经源性或肌源性损害。核素骨扫描（图2）：左肩关节、左侧骶髂关节增高区（考虑炎性病变可能性大），胸腰椎及右髋关节异常所见。颈椎正侧位＋双斜位未见异常；骶髂关节CT（图3）：双侧关节间隙正常，髂骨关节面轻度硬化；腰椎CT：腰椎椎体

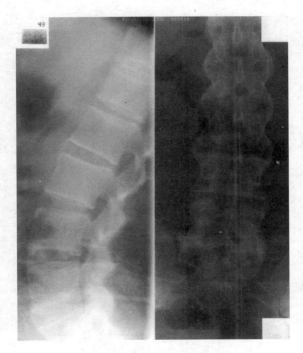

图1　患者表舅的腰椎正侧位片

双凹变；颈椎 MRI（平扫＋增强）（图4）：$C_{6～7}$ 及 $C_7～T_1$ 水平椎管后方软组织信号（黄韧带增厚可能）。双侧颈动脉彩超及双下肢血管彩超未见异常。脑脊液（CSF）压力正常，CSF 常规、生化、病原学、细胞学、单克隆区带及免疫球蛋白合成率均正常。考虑血清阴性脊柱关节炎（SpA）致颈椎旁软组织受累引起神经根压迫症状，遂予泼尼松 30mg/d 并逐渐减量至停用，及柳氮磺胺吡啶（SASP）治疗；患者左上臂无力明显改善、肌力达 Ⅳ级，被动活动时未再有放射性疼痛，复查 ESR 11mm/第一小时，颈椎 MRI 示椎管后方软组织信号影消失。

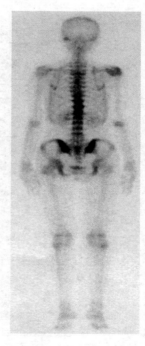

图2　患者骨扫描图

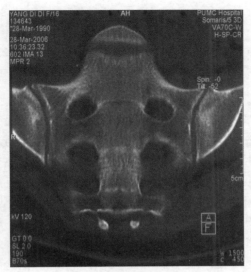

图 3 患者骶髂关节 CT

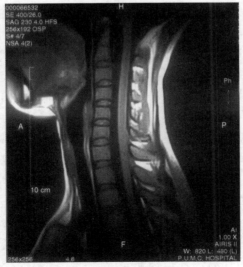

图 4 患者颈椎 MRI

分析与讨论

患者为青年女性，急性起病，临床两方面表现突出。一为中轴关节及外周大关节受累：患者有炎性下腰痛的表现，有臀部疼痛，体格检查有4字试验阳性；CT提示骶髂关节面可疑硬化，骨扫描提示左侧肩关节、右侧髋关节炎性改变及左侧骶髂关节和胸腰椎异常。上述症状及影像学结果，结合患者有明确的AS家族史，根据ESSG诊断标准SpA可以诊断；由于没有银屑病或其家族史，没有尿道炎、结膜炎或炎性肠病病史，因此考虑AS可能性大，且患者HLA－B_{27}阳性对AS的诊断有支持作用。AS也可以解释患者肩关节、髋关节等大关节受累。

患者更为突出的临床特点：左上臂无力及被动活动时的牵拉痛，这是颈神经根病的表现。所谓颈神经根病（cervical radiculopathy）是指神经根在颈部受损或受压后导致疼痛、麻木感觉，或肩、上臂、腕、手的无力。神经根受累的原因很多：可以是颈椎退行性改变，椎管的先天性狭窄，椎间盘突出，肿瘤，炎性组织压迫，创伤或上述原因的合并作用。患者的症状及上肢EMG支持$C_{5\sim6}$神经根损害；其颈椎X线片未见异常，颈髓MRI提示$C_{6\sim7}$椎体后方软组织影，因此考虑$C_{5\sim6}$神经根损害为该软组织压迫引起。从定性的角度，患者没有脑血管病或血管炎的证据，没有中枢神经系统肿瘤或髓内肿瘤的证据；其SpA诊断基本明确，各项炎性指标明显升高，因此考虑$C_{6\sim7}$椎体后方软组织影为SpA引起的椎体周围或椎弓内软组织的炎症水肿。在糖皮质激素治疗后炎症指标显著改善或下降，神经根压迫症状减轻，也进一步证实了我们的诊断。

AS 以中轴关节受累为主要表现，包括脊柱以及骶髂关节。其主要病理特点为关节囊、肌腱、韧带的骨附着点炎症（enthe-sopathy）。AS 累及脊柱或椎旁软组织造成椎体破坏、软组织增生钙化，除了引起受累部位的疼痛畸形活动障碍，还可引起邻近组织器官受压。文献有报道颈椎前纵韧带钙化压迫食管造成吞咽困难；另外，椎体侧后方软组织钙化造成椎间孔狭窄而压迫神经根导致马尾综合征、颈神经根病表现的也不少见。但 AS 累及脊柱往往是上行性进展，当颈椎受累时一般已到病程晚期。本例患者病程短，骶髂关节受累的炎性下腰痛表现不突出，胸腰椎受累不明显，而首发症状就是颈椎软组织病变造成的颈神经根压迫，这样的病例相当少见。法国有两例类似报道：一例为青年男性患者，以多发性双侧神经根受累为首发症状，其后确诊为 AS，但神经根症状先于典型的 AS 症状；考虑为椎间孔周围的炎症反应压迫神经根所致，用 NSAIDs 及激素后神经根症状缓解明显；另一例为青年女性患者，诊断 AS 18 个月，尚未出现椎间盘病变或颈椎强直，却发生了第 6 颈椎椎体的严重病变；患者接受了颈椎融合术，术中活检排除了肿瘤或感染，而其颈痛的症状在接受 NSAIDS 药物治疗后得到完全缓解。

当 AS 累及脊柱，造成单侧神经根压迫病变，必要时需要外科手术处理。有报道颈前路椎间孔切开术用于治疗由于椎间孔狭窄所导致的单侧颈神经根病。这种手术使得受累神经根从其在脊髓的起始部位就得到了解压。本例患者用激素治疗后临床症状得到明显缓解，暂时未予手术，而继续给予激素及慢作用药物的治疗。

总之，AS 作为 SpA 的代表性疾病，主要累及骶髂关节、脊柱棘突、脊柱旁软组织及外周关节，并可伴发关节外表现。脊柱受累一般是在疾病晚期表现出来，且多呈上行性，由腰椎逐渐累及至颈椎。本例以颈椎旁软组织受累引起神经根压迫症状为首发表现的 AS 实属少见，需要临床上全面分析病情（包括家族史），才能及时修正思路，以明确诊断。

（青曼丽　李梦涛）

专家点评

张文副教授：众所周知，AS 是以中轴关节受累为主的血清阴性脊柱关节病。绝大多数患者以骶髂关节和腰椎受累起病，严重者最终导致脊柱竹节样变。AS 罕有神经受累，而本例患者以颈神经根病为突出表现，是否可用 AS 解释？通过检索文献证实有相似病例，且经过激素和 SASP 治疗后患者症状缓解也表明其颈神经根病是由 AS 所致。本例要点是在临床诊断中应尽可能遵循"一元论"原则。

第34例 雷诺现象－咳嗽、咯血－急性肾功能不全

病例摘要

患者女性，45岁。因双手雷诺现象5年，咳嗽、咯血3个月于2006年5月11日入院。患者于2001年始每年冬季无诱因出现双手遇冷变白变紫，保暖后可缓解。2006年2月于劳累后出现咳嗽、咳少许黄白痰，曾有痰中带血丝；伴午后低热、体温$37.4 \sim 37.6℃$，无盗汗、胸痛、呼吸困难。于当地医院查血常规示：血红蛋白（Hb）100g/L，白细胞（WBC）、血小板（PLT）正常；尿常规示：尿蛋白0.3g/L，红细胞$15 \sim 20$/HP；红细胞沉降率（ESR）90mm/第一小时；血肌酐（Cr）$198.4 \mu mol/L$，尿素氮（BUN）7.1mmol/L；结核菌素试验阴性；肺部CT示：双肺磨砂玻璃样改变。予多种抗生素治疗无效，遂自2006年3月31日起予甲基泼尼松龙40mg/d静脉点滴，患者咳嗽、咳痰好转，但仍有低热。为进一步诊治转入北京协和医院。患者既往体健；发病以来无皮肤肿胀、变硬，偶有进食时胸骨后哽噎感，无反酸、胃灼热；无光过敏、口腔溃疡、脱发、皮疹、关节肿痛。体格检查：体温37.4℃，血压90/60mmHg，全身皮肤无肿胀、变硬，无毛细血管扩张、硬指及杵状指，浅表淋巴结无肿大，双下肺可闻及吸气末细湿啰音，心脏、腹部查体未见异常，双下肢无水肿。

患者入院后完善检查，血WBC $14.31 \times 10^9/L$，中性粒细胞

77%，Hb 106g/L，PLT 正常；尿红细胞 570/μl，80% 异常形态，蛋白 1.0g/L；24 小时尿蛋白 1.55g；血 Cr 176.8μmol/L，BUN 11.7mmol/L，电解质、肝功能、血脂均正常。ESR、C 反应蛋白、补体、免疫球蛋白正常。抗核抗体（ANA）1∶160，斑点型及核仁型；抗双链 DNA 抗体阴性；抗 Scl-70 抗体（+）；抗中性粒细胞胞浆抗体（ANCA）1∶160，核周型；抗髓过氧化物酶（MPO-ANCA）56RU/ml，抗蛋白酶 3（PR3-ANCA）阴性；抗 Sm 抗体、抗 SSA 抗体、抗 SSB 抗体、抗 RNP 抗体、抗 Jo-1 抗体、抗着丝点抗体（ACA）、类风湿因子、抗心磷脂抗体、狼疮抗凝物、抗肾小球基底膜抗体均阴性。心电图、心脏超声、腹部 B 超正常；全消化道造影示食管下段扩张，收缩力减弱。肌电图正常。动脉血气分析正常；肺功能示：限制性通气功能障碍、弥散功能障碍；支气管镜检查未见异常；肺泡灌洗液细胞分类：细胞总数 3.4×10^6，吞噬细胞 55%，中性粒细胞 9%，淋巴细胞 26%，嗜酸性粒细胞 10%；抗酸染色、肿瘤细胞阴性。支气管镜活检病理：（左外后基底段肺）支气管黏膜显慢性炎。进一步行肾穿刺活检，病理示：全片共 29 个肾小球，7 个球性硬化（其中 1 个细胞纤维性环形体，5 个大型纤维性新月体），其余肾小球 2 个细胞纤维性环形体，2 个大型细胞性新月体，4 个大型细胞纤维性新月体，3 个大型纤维性新月体，1 个小型细胞纤维性新月体；肾小球细胞数轻度增多，可见节段性系膜细胞、内皮细胞增生和系膜基质增多，部分毛细血管襻受压变窄，部分肾小球基底膜变性、增厚、皱缩，可见节段性纤维素样坏死灶；肾小管上皮细胞可见浊肿变性，管腔内可见蛋白管型及红细胞管型，可见多处灶性的肾小管基底膜增厚和肾小管萎缩，间质可见多处灶性的纤维化，伴有大量单个核为主的炎症细胞浸润，部分肾内小血管管壁增厚、管腔狭窄；免疫荧光检查阴性。考虑新月体性肾炎Ⅲ型。

诊断考虑弥漫性结缔组织病肯定，无皮肤硬化的硬皮病（Scleroderma - sina systemic sclerosis，ssSSc）合并 ANCA 相关的新月体肾炎、间质性肺炎。予甲基泼尼松龙 1g/d 冲击 3 天治疗，继以泼尼松 60mg/d，环磷酰胺 0.4g/w 静脉推注；同时予肠溶阿司匹林抗血小板治疗。患者未再发热，无咳嗽、咯血、呼吸困难；复查 24 小时尿蛋白 0.22g，血 Cr 降至 118μmol/L，BUN 7.62mmol/L，ANCA、MPO - ANCA 转阴；CT 示双肺磨砂玻璃样改变明显吸收。

分析与讨论

本病例的特点如下：①中年女性，慢性病程、亚急性加重，多系统受累（包括皮肤、肾、呼吸系统、消化系统、血液系统等）；②实验室检查：血红蛋白下降，肾小球源性镜下血尿、蛋白尿、肾功能损害，血清中多种自身抗体阳性（包括抗核抗体、抗 Scl - 70 抗体、ANCA）；③胸部 CT 提示双肺磨砂玻璃样改变，肺功能检查显示限制性通气障碍、弥散功能障碍；全消化道造影示食管下段扩张，收缩力减弱。由此为出发点，患者为中年女性，有肾受累、抗核抗体阳性，临床上很容易首先想到系统性红斑狼疮的诊断。狼疮性肾炎的典型病理改变为"满堂亮"——免疫荧光检查可见免疫球蛋白 IgG、IgA、IgM 以及补体 C3、C4、C1q 和纤维蛋白相关抗原中三种或以上呈颗粒状沉积。而该例患者肾穿病理为免疫荧光阴性的单免疫复合物型新月体肾炎，不支持系统性红斑狼疮的肾改变。

进一步将临床和病理相结合，急进性肾小球肾炎在病理上分为 3 种类型：Ⅰ型为抗肾小球基底膜抗体型；Ⅱ型为免疫复合物型；Ⅲ型为单免疫复合物型。其中Ⅲ型主要见于系统性血管炎，如韦格纳肉芽肿、变应性肉芽肿和显微镜下多血管炎，80%的患者为ANCA阳性，因此这三种血管炎又称为ANCA相关性血管炎。韦格纳肉芽肿和变应性肉芽肿均为肉芽肿性血管炎，上呼吸道及肺部病变突出且常为首发表现，前者ANCA多为胞质型、抗蛋白酶3阳性，后者多有过敏性鼻炎或哮喘史，根据患者的临床资料可排除这两种诊断。显微镜下多血管炎（MPA）为毛细血管、微动脉、微静脉受累的坏死性血管炎，临床上以急进性肾小球肾炎和肺浸润为特征，常伴有神经系统的异常以及骨骼肌肉系统和皮肤的受累，80%～90%的MPA患者ANCA阳性，60%抗MPO阳性。病理上肾小球组织无或仅有很少的免疫复合物沉积。但是，本例如诊断MPA并不能解释雷诺现象，尤其是抗Scl–70抗体阳性。

抗Scl–70抗体是硬皮病的特异性抗体。该病是以局限性或弥漫性皮肤增厚和纤维化为特征的弥漫性结缔组织病。但其中有一类特殊亚型可仅表现为内脏器官受累，而无皮肤增厚的表现，即ssSSc。Poormoghim等提出如有下列所有特征者需考虑ssSSc可能，包括：①雷诺现象或末梢血管病变（如指尖凹陷性瘢痕、指尖溃疡等）；②ANA阳性；③具有下列任意一项者：食管下段蠕动减弱、小肠蠕动减弱、肺间质纤维化、肺动脉高压、心脏受累、硬皮病肾危象；④无其他结缔组织病或导致上述表现的其他疾病。并指出如同时合并硬皮病的特异性抗体，如抗Scl–70抗体、ACA阳性，可确诊断ssSSc。本例患者有雷诺现象、肺间质纤维化、食管下段收缩力减弱、ANA阳性、抗Scl–70抗体阳性，故诊断ssSSc明确。

硬皮病肾危象（SRC）是硬皮病致命的并发症之一。近期，有学者将SRC分为两型。一种是典型的SRC，表现为恶性高血压、高血压视网膜病变、急进性肾功能衰竭和高血浆肾素活性；

肾病理表现为入球小动脉及小叶间动脉增殖性内膜炎及纤维素样坏死。1994 年 Endo 等首次报道了 6 例无恶性高血压的 SRC 患者，血 MPO - ANCA 均阳性，肾病理为新月体肾小球肾炎。至此，另一种非典型的 SRC 即 ANCA 相关的新月体肾炎才逐渐为人们所认识。本例患者病程中无高血压，查 MPO - ANCA 56RU/ml，肾穿刺活检病理符合新月体肾小球肾炎Ⅲ型。因此，诊断 ANCA 相关的新月体肾炎明确。

无皮肤硬化的硬皮病合并 ANCA 相关的新月体肾炎的病例国内尚未见报道。国外 1999 年 Katrib 等报道了首例 ssSSc 合并 ANCA 相关的肾衰患者，表现为返流性食管炎、非特异性关节痛、肌痛，ACA（ + ）。2004 年 Mai Tomioka 等报道了一名 64 岁女性患者，有长期雷诺现象，持续抗 Scl - 70 抗体阳性，间质性肺炎，但始终无明显的皮肤改变，30 年后出现急性肾功能衰竭，无恶性高血压，血 MPO - ANCA（ + ），肾穿病理为单免疫复合物型新月体性肾小球肾炎，诊断为 ssSSc 合并 ANCA 相关的新月体肾炎，与本文病例极为相似。文献中 ANCA 相关的新月体肾炎发生于发病后 30 年，本文病例发生于起病后 5 年，病程均较长。Endo 等报道，合并 ANCA 相关的肾损的硬皮病者的平均病程为 7.8 年，而典型 SRC 的平均病程为 3.2 年。

本例患者病程中曾出现咳嗽，痰中带血，轻度贫血，肺部 CT 见磨砂玻璃样改变，临床上符合肺泡出血。尽管支气管镜肺泡灌洗未见血性灌洗液，考虑可能与行支气管镜的时机过晚有关。在弥漫性结缔组织病中，肺泡出血最常见于系统性红斑狼疮。但 Endo 等比较了 ANCA 相关的 SRC 患者与典型 SRC，发现前者合并肺泡出血的发生率显著高于后者。因此，临床上系统性硬皮病患者出现 ANCA 阳性时应警惕肺泡出血。

由于导致肾功能衰竭的病理机制不同，两种 SRC 的治疗原则亦截然不同。对于典型的 SCR，目前认为服用大剂量糖皮质激素是其诱发因素之一，而血管紧张素转换酶抑制剂（ACEI）可显著改善预后，降低病死率。对于 ANCA 相关的 SRC 目前主张予大剂量糖皮质激素、环磷酰胺及血浆置换。文献予甲泼尼龙0.5g/d 冲击治疗 3 天，继之泼尼松龙 30mg qd 以及潘生丁抗血小板聚集，未用血管紧张素转换酶抑制剂。数月后患者 MPO - ANCA 水平明显下降，肾功能恢复正常。本文病例予甲泼尼龙冲击治疗继之泼尼松口服、静脉环磷酰胺后，1 个月后患者 AN-CA、MPO - ANCA 转阴，血 CR 降至正常，复查肺部 CT 见原双肺磨砂玻璃样改变明显吸收。总之，对硬皮病并发 ANCA 介导的新月体肾小球肾炎的认识尚处于起步阶段，其临床特征、病理及治疗有待更为深入的研究。

（颜淑敏　李梦涛）

专家点评

赵岩教授：通过本例的病例分析和讨论，作者提出了一些较新的观点。其一是无皮肤硬化的硬皮病，此点文中给出了诊断要点，大家可以在临床实践中多加以体会和理解。其二是有关硬皮病肾危象（SRC）的分类，一种为典型的 SRC，此类 SRC 大家都比较熟悉其临床表现和处理原则；而另一种 SRC 则和 MPO - ANCA 相关，其临床突出表现为免疫复合物所致的急性新月体性肾小球肾炎。后者的治疗明显不同于典型 SRC 的治疗，需要类似于血管炎的治疗。是否 MPO - ANCA 相关的此类肾病变也广泛存在于其他结缔组织病中应引起高度关注。

脓涕－发热、咳嗽－右肺空洞型结节

病例摘要

　　患者女性，37 岁，农民。因发热伴咳嗽、咳痰近 2 个月于 2001 年 9 月 30 日入院。患者于 2001 年 8 月 11 日无明显诱因发热、体温最高 38.5℃，伴咳嗽、咳白黏痰，无畏寒、寒战、咯血、胸痛、憋气；于外院查血常规示：白细胞 10.2×10^9/L，中性粒细胞 88.3%；胸部 X 线（图 1）片提示右下肺团块影；予"青霉素"、"链霉素"等抗炎治疗 10 天后体温恢复正常，但仍有咳嗽、咳痰。进一步行胸部 CT（图 2）检查提示"右下肺空洞型肿块、未见纵隔肿大淋巴结及胸腔积液"，考虑"边缘型肺癌伴右下肺门增大或炎性肉芽肿性病变"；于 2001 年 9 月 3 日行右下肺叶切除术，术后病理检查示：肿物为 4.0cm × 2.5cm × 3.0cm，结节型，考虑肺韦格纳肉芽肿（WG），气管旁、下肺韧带、肺门及隆突下淋巴结反应性增生。9 月 17 日始予泼尼松 40mg/d，7 天后减量为 35mg/d。为进一步明确病变程度，调整治疗方案收入我院。患者于 1977 年起于冬季出现双侧鼻腔脓涕，1981 年因类似症状于外院诊为"鼻息肉"；1999 年始症状加重伴耳鸣、听力下降，行电测听未见异常，于 1999 年 10 月和 2001 年 1 月二次行"鼻息肉切除术"，病理示：腺体扩张，分泌物淤积，血管壁有中性细胞浸润。1999 年胸部 X 线像（图 3）未见异常。患者自发病以来，无光过敏、皮疹、口腔溃疡、眼干、口干、猖獗齿、雷诺现象、关节肿痛。既往"双卵巢畸胎瘤剔除术"、"双乳腺增生"。查体：体温36.8℃，血压110/60mmHg，神清，浅表淋巴结不大，巩膜无黄染，鼻基部偏宽，鼻梁无塌陷，颈无抵抗，甲状腺不大，右下肺呼吸音偏低，未闻及干、湿啰音，心率78次/分，律齐，$A_2 > P_2$，未闻及杂音；腹软，肝脾未及，下肢不肿。四肢关节无红肿、压痛。患者入院后无发热，偶有咳嗽、咳白痰；考虑右肺占位原因待查、韦格纳肉芽肿诊断不肯定，遂停用泼尼松。查血常规示：白细胞$9.2 \times 10^9/L$，血红蛋白148g/L，血小板$320 \times 10^9/L$；尿常规、尿沉渣（－）；24h尿蛋白定量0.09～0.25g；肝肾功示：ALT 68U/L，AST 44U/L，ALB 46g/L，A/G 1.2，Cr 79.6μmol/L，BUN 2.14mmol/L，肌酐清除率79ml/min；ESR 6～10mm/第一小时，CRP 3.3mg/L；抗中性粒细胞胞浆抗体（ANCA）两次阴性，ANA、抗ds－DNA、抗ENA、抗心磷脂抗体均阴性；痰培养、抗酸染色、找瘤细胞（－）；胸部X线像（图4）、胸部CT（图5）示右胸术后改变，鼻窦像未见异常；耳鼻喉科会诊：双侧鼻息肉症。北京协和医院病理科会诊外院病理切片后修正诊断为：鼻息肉，肺真菌性肉芽肿（隐球菌感染可能），六胺银特染阳性（图6、7）；又经301医院病理科、北大医院真菌中心会诊，诊断意见为：隐球菌肉芽肿可能性大。专业组查房：考虑WG诊断不成立，肺部隐球菌感染明确，建议筛查全身感染证据及可能存在的免疫低下原因。遂于10月12日起予氟康唑100mg 2次/日治疗，患者无发热、咳嗽、咳痰。同时行痰、尿、血真菌培养、血乳胶凝聚试验均为阴性，腰穿脑脊液检查示：压力70mmH$_2$O，白细胞$0 \times 10^6/L$，蛋白0.49g/L，糖4.1mmol/L，墨汁染色、乳胶凝聚试验、真菌培养均（－）。另外，查HIV抗体、血糖谱、细胞免疫功能未见异常。患者于2001年11月7日出院，继续口服氟康唑3个月后门诊随诊。

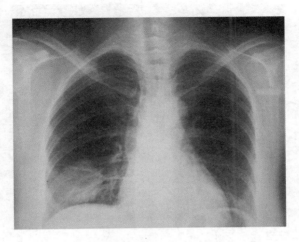

图 1　患者 2001 年 8 月术前胸像
（右下肺空洞型结节）

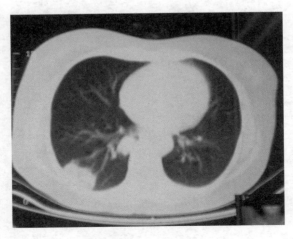

图 2　患者 2001 年 8 月术前胸部 CT
（右下肺空洞型结节）

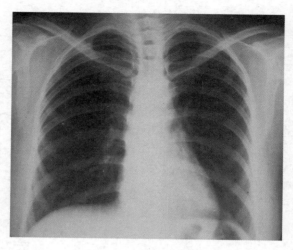

图3　患者1999年胸像
（未见异常）

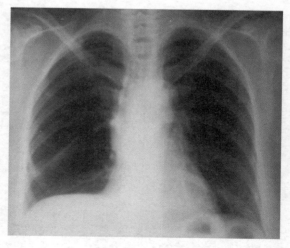

图4　患者2001年10月术后胸像
（术后改变）

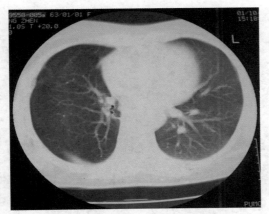

图5 患者2001年10月术后胸部CT
（术后改变）

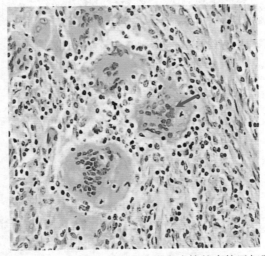

图6 患者肺内肉芽肿性病变中有成簇的多核巨细胞
肿物，其胞浆内可见数个圆形或卵圆形小体（↑）
HE ×400

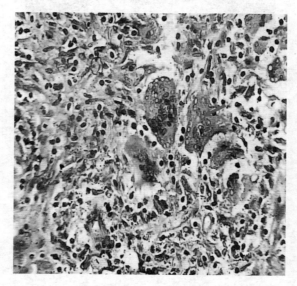

图7　患者肉芽肿多核巨细胞胞浆内小体组织化学六胺
　　　银染色呈阳性反应（↑），证实为隐球菌孢子
　　　HE×400

分析与讨论

　　本例中年女性，反复鼻窦炎20余年，近无急性症状；呼吸
道症状轻、起病时间短，影像学示肺内孤立结节影，手术病理
不支持肿瘤，而怀疑血管炎，外院已加用激素治疗。患者韦格
纳肉芽肿（WG）的诊断在转来北京协和医院时似乎已经"明
确"，因病理切片已"证实"。对于风湿免疫科医师而言，确也

熟识其符合 1990 年美国风湿病学学会（ACR）关于 WG 的分类标准 4 条中的 3 条：① 鼻腔炎症：脓性鼻分泌物；② 异常的胸部 X 线像：有空洞型结节；③ 组织活检肉芽肿炎性改变。尤其是外院肺部结节的病理结果，确实增加了我们对其 WG 诊断的"信心"。但是，仔细分析本例的某些临床特点，我们尚对其诊断心存疑虑。

（1）鼻部表现：多数 WG 患者最早的主诉通常是上呼吸道不适，据统计 73% 患者在起病时即有上呼吸道病变，其中最多见的为鼻窦炎，可达 52% ~ 67%，慢性鼻炎亦不少见；且随病情进展，病变反复发作，最终可导致鞍鼻 9% ~ 29%。仔细追问病史，综合分析：本例虽有脓涕症状，但病程长达 24 年、未予特异性治疗，入院时一般情况佳、鼻梁无塌陷，与文献报道的鼻部病变进展及 WG 早期治疗生存期仅 5 ~ 8 年的报道大相径庭，如此很难将脓涕作为 WG 的诊断依据之一。再复习病史，患者鼻部症状近 2 年加重，并伴有"耳鸣、听力下降"，于是我们又提出了第二种可能性：其病程仅为 2 年？但是，外院电测听结果正常，不符合 WG 造成神经性耳聋的可能；2 次手术病理均提示"鼻息肉"，未见支持 WG 的"血管炎性改变"；特别是仅经 2 次手术治疗，患者自诉鼻部、耳部症状完全缓解，且至入院时距第二次鼻部手术已近 9 个月，并无复发表现，更难以 WG 来解释。

（2）肺部占位：随 WG 病情进展，肺部受累也十分常见，据报道在整个病程中发病率达 87%，故亦被作为 WG 的典型"三联征"之一。临床可表现为咳嗽、咯血、呼吸困难、胸痛，肺浸润是最常见的肺部影像学特点，亦可有多发或单发的大小不等的结节和空洞形成。本例在鼻部表现与 WG 的相关性不能肯定的情况下，加之呼吸系统症状、影像学的非特异性，使得病理对诊断具有决定性意义。据文献报道，90% 以上的 WG 经开胸肺活检可确诊。但本例外院肺部结节病理仅报告"肉芽肿"，而无"坏死性血管炎"的描述，不符合 ACR 对 WG 病理强调血管炎性改变的定义（组织学改变显示在动脉壁内或在血管周围，或在血管外有肉芽肿炎性改变）。对于肉芽肿性病变，在未除外感染（尤其是分枝杆菌、真菌）的情况下，又如何能确认 WG？

（3）WG 的活动度指标：目前国际上通过对 WG 特异性活动度指标的评判，以便于观察疾病的活动性及治疗的效果。临床上也常参照这些指标对 WG 的诊断提供全面的评价及可能的线索。WG 伯明翰血管炎活动度评分（BVAS/WG）中有 15 个主要项目（包括皮肤坏疽、感觉神经性耳聋、肺泡出血、红细胞管型、多发性运动性单神经炎等），指在短期内会对病人生命或重要脏器功能造成威胁的疾病表现，本例皆为阴性；而次要项目中仅符合 3 项（发热 >38℃、脓涕、空洞型结节）。由此，不但对其 WG 诊断的可信度下降，而且即使诊断考虑到"WG"，其 BAVS/WG 评分仅 3 分，病情尚属平稳。

由于种种疑虑，遵循循证医学的原则——寻找最佳的证据，我们在以"右肺占位"为起点，先停用了泼尼松，而围绕 WG 的诊断及鉴别诊断进一步积极检查。①上呼吸道：鼻窦像未见破坏；耳鼻喉科会诊：鼻黏膜正常，支持外院双侧鼻息肉症术后改善的诊断，而非 WG 改变；②肺部：影像学无再发结节征象，多次痰标本检查亦无感染、肿瘤之证据；③肾：无镜下血尿、蛋白尿及肾功能受损的线索；④2 次 ANCA 均阴性。此时，诊断 WG 的"法码"一点点在减少，尤其是对 90% 病例特异存在的 c - ANCA，在本例完全阴性。但是局限型 WG 中，60% 病例 c - ANCA 阴性。那么，本例有无可能是局限于肺部的 WG 呢？

焦点自然而然集中在病理上。在我们积极寻找其他证据的同时，经北京协和医院病理科及多家医院会诊该患者的肺部结节切片，终于真相大白——肺部隐球菌感染！进一步筛除了患者存在的免疫功能低下状态（HIV－Ab、免疫病指标、血糖谱、细胞免疫功能未见异常），及隐球菌播散的可能（血乳胶凝聚试验、脑脊液墨汁染色及乳胶凝聚试验均阴性），认定本例为免疫功能正常的孤立性肺部隐球菌病（isolated pulmonary crypto－coccus，IPC），而感染原因考虑可能与患者2次鼻部手术、局部抵抗力下降有关。治疗方面：国外报道危重患者未治疗的IPC的自然病程是肺外播散，正常人没有播散征象，而呈自然缓解病程；抗真菌治疗上 Nunez 等观察予氟康唑600mg/d共4周，或400mg/d 10～12周，两年无复发。至此，我们决定予患者口服氟康唑治疗，建议其门诊随诊，警惕有无呼吸道症状加重、胸部X线像变化，及脑膜刺激症状的出现，以便调整治疗。

　　回顾本例的诊治过程，确实值得我们从中吸取一些经验和教训：①诊断思路要开阔：虽然目前风湿免疫病的范畴仍在不断扩展，各国学者亦希望通过诊断标准来达到对此类疾病早期诊断、早期治疗、改善预后的目的。但是死套标准往往造成误诊。本例在仔细分析了病程、病情转归后，提出了对"鼻腔炎症"的质疑，是最终获得正确诊断的关键；随之，从"肺部占位"的角度去分析、检查，避免了"先入为主"的偏误。由此，提醒临床医师在确立诊断时都应持有批判态度，尤其是对结缔组织病，否则会导致背道而驰的治疗。就WG而言，应特别重视除外分枝杆菌、真菌感染。②重视临床：免疫科医师在临床上感到最为棘手的是与感染性疾病的鉴别，或原发结缔组织病伴有感染存在。此时，临床医师必须把任何证据（包括病理）与临床表现结合在一起，全面分析考虑，而不能轻信某一项检查结果。同时积极寻找病原学证据或排除感染，对于诊治WG尤为重要。本例IPC在专科医院的误诊恰恰说明了这点。正是由于我们对其WG诊断的质疑，加之北京协和医院对病理重视的传统（院内多个医师会诊，或多个医院会诊）在一定程度上避免了误诊的可能。但从鉴别感染而言，我们认为病理不单纯是"病理"，标本应同时送检细菌室作相应的培养，以便最大可能地除外或获取病原学证据；本例在外院未能将手术标本送检培养，丧失了更早获得 IPC 诊断的时机。国外报道的 IPC 的诊断也多数依赖于开胸活检，而标本培养几乎全部阳性。另外，对于 WG 而言，获取肺部病变病理标本的方法同样决定了其诊断率：开胸肺活检可达 90% 以上，而细针穿刺仅为 20% 左右。③治疗时机：由于 WG 病情进展会对神经系统、肾等造成不可逆损伤，因此免疫科医师往往会在未进一步分型时即开始积极治疗，以希望尽快控制病情。外院对本例的处理也是依照此原则进行的。但是综合分析、全面评价利弊后，我们认为：在诊断尚不肯定，而病情又并非凶险之时，可暂缓治疗，而应积极检查进一步明确诊断。本例从最初误诊、予激素治疗，到北京协和医院纠正诊断、停用泼尼松。理论上讲，减少了该患者隐球菌全身播散的可能性，改善了其预后。由此可见，在临床工作中从诊断到治疗乃是永恒的真理。

（李梦涛）

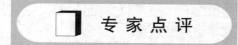

专 家 点 评

曾学军教授：一个病史很短、症状不十分严重的患者，在 1 个月内经历从突发的"肺癌"诊断、手术，到匆匆的"韦格纳肉芽肿"诊断给予激素治疗，其间医师们也是积极负责地为患者的诊治进行了大量的工作，然而，从这个患者入院后的诊治经过我们可以深刻体会到，临床医师单有积极的工作态度是不够的，临床思路的培养（经治医师的思路开阔、不受专科诊断定式的束缚）、工作能力的提高（临床、病理诊断的水平）、工作流程的完整（诊断不明患者的病理标本应该强调同时进行病理学和病原学的检查）等是为患者提供正确医疗服务的重要保证。固然有些疾病我们目前还不认识，但只要按照医学的客观规律去做，即使是以观察为主，患者也同样会理解并积极配合，使患者最终获得恰当的治疗。

第36例 多尿、多饮 - 发热、活动后气短

病 例 摘 要

患者男性，33岁。因多尿、多饮、发热3个月，活动后气短2个月入院。患者2006年2月初无诱因出现多尿，尿量达5~6L/d，伴口干，多饮、饮水量 > 5L/d。无多食、消瘦、头痛、视力改变，无眼干、腮腺增大。至外院查空腹血糖7.2mmol/L，餐后2h血糖8.7mmol/L，考虑"糖尿病"，但予饮食控制后症状无缓解。此后出现间断发热、体温最高38.5℃，午后为著，畏寒、无寒战，伴乏力、无盗汗，伴食欲不振、无厌油或皮肤黄染。2006年3月初患者出现上三层楼后胸闷、气短，无咳嗽、咳痰、咯血、胸痛。外院查尿比重1.005，尿渗透压157mOsm/(kg·H₂O)（正常 > 500），肝肾功能：ALT 100U/L，余正常；抗核抗体（ANA）、抗线粒体抗体（AMA）阴性；血清肿瘤标志物均阴性；PPD（++）；腮腺造影、唇腺活检正常；腹部CT及MRI：肝右叶小占位，考虑炎性假瘤；肺部CT示：双肺弥漫间质性病变；支气管镜检正常，肺泡灌洗液（BALF）细胞分类正常、抗酸染色阴性、未见肿瘤细胞；经支气管镜肺活检（TBLB）病理：（右下叶）支气管肺组织慢性炎。予多种抗生素治疗无效。为进一步诊治转来北京协和医院。起病以来，患者自觉少汗、皮肤干燥、记忆力减退、性欲减退；无畏寒、便秘、脱发；无皮疹、结节、骨痛。既往发现血压增高3年，最高160/

120mmHg，未正规诊治；无气胸史。长年吸烟史。高血压家族史。入院查体：体温 37.1℃，心率 82 次/分，呼吸 18 次/分，血压 110/80mmHg，神清，颈无抵抗，全身皮肤干燥、粗糙，无皮疹、皮下结节，无发绀、杵状指，浅表淋巴结无肿大，心、肺、腹无异常，病理反射未引出。

患者入院后完善检查。血常规：白细胞 $4.34 \times 10^9/L$，血红蛋白、血小板正常；血涂片：淋巴细胞 51%，未见异常细胞；骨穿及骨髓活检正常。尿渗透压 150~250mOsm/（kg·H_2O）。肝肾脂全：ALT 85U/L，AST 58U/L；乙肝五项：HBsAb、HBcAb（+）；HBV-DNA阴性。红细胞沉降率、C 反应蛋白、免疫球蛋白、补体正常；ANA、抗 ds-DNA 抗体、抗可提取性核抗原抗体（ENA）、抗中性粒细胞胞浆抗体（ANCA）、类风湿因子、自身抗体（-）。血清肿瘤标志物均正常。动脉血气（自然状态）：pH 7.374，$PaCO_2$ 44.5mmHg，PaO_2 76.1mmHg；肺功能示：通气功能正常，弥散功能障碍。视野检查：双眼上方视野缺损。骨扫描、头颅平片、双手像及腰椎 X 线片正常。腹部 CT（平扫＋增强）：肝右叶高密度影。内分泌方面检查：血糖谱正常；血生长激素（GH）<0.05ng/ml，PRL 正常，FSH 0.2mIU/ml（参考值 7.3±6.5mIU/ml），LH_2 <<<mIU/ml（参考值 4.7±3.2mIU/ml），E 28.4pmol/L（参考值 146.7±51.4pmol/L），T 0.5nmol/L（参考值 23.1±6.0nmol/L）；血 TSH 0.038μIU/ml（参考值 0.38~4.34μIU/ml），T_3、T_4、FT_4、FT_3 正常；血 ACTH <10pg/ml（参考值 <46pg/ml），F <0.2μg/dl（参考值 4~25μg/dl），UFC <0.2μg/24h 尿（参考值 12.3~103.5μg/24h）。甲状腺、双肾上腺 B 超正常；垂体 MRI：下丘脑视交叉和垂体柄增粗，略有强化，垂体后叶短 T1 信号未见显示。脑脊液（CSF）压力 240mmH₂O；WBC 0/μl，pro 53.8mg/dl，GLU、Cl 正常；CSF 中 β-HCG：2.6mIU/ml；CSF 细胞学：可见激活淋巴细胞，未见肿瘤细胞。2006 年 6 月 6 日行胸腔镜下肺活检，病理示：

肺组织显慢性炎，肺泡腔充血，间质淋巴细胞浸润，局灶性 Langerhan 组织细胞增生伴嗜酸性粒细胞浸润（图1、2）；免疫组化：CD1a（+）（图3），S－100（+）（图4），CD68（散在阳性）。诊断考虑朗格罕组织细胞增生症（LCH），致中枢性尿崩、全垂体功能低减及肺间质病变。予全身化疗及垂体放疗。

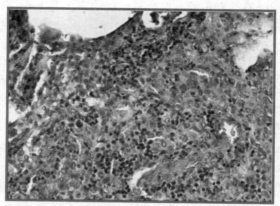

图1　肺组织病理示 Langerhan 组织细胞增生 （×150）

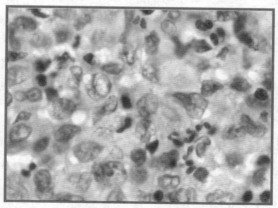

图2　肺组织病理示 Langerhan 组织细胞增生 （×300）

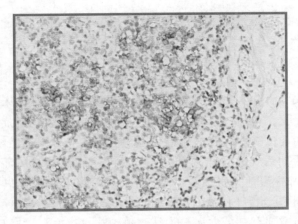

图 3　肺组织病理免疫组化 CD1a（＋）

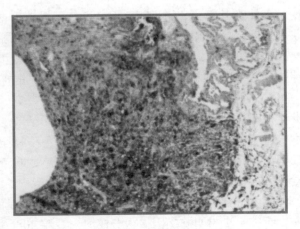

图 4　肺组织病理免疫组化 S-100（＋）

分析与讨论

本例为青年男性，慢性病程，病情逐渐进展。临床表现为多系统受累，包括：①垂体受累：表现为中枢性尿崩症、全垂体前叶功能低减（性腺、甲状腺、肾上腺）；②呼吸系统受累：表现为活动后气短、低氧血症、肺功能示弥散功能障碍、肺部CT示双肺弥漫性间质病变；③消化系统受累：表现为转氨酶增高、腹部CT示肝内病灶。对风湿免疫科医师而言，多系统受累确实应考虑到自身免疫病：①结缔组织病（CTD）：针对肺间质病变在CTD中发生率较高，以系统性硬化症、皮肌炎、类风湿关节炎、原发性干燥综合征（pSS）最为常见，结合本例患者有口干表现，在外院考虑pSS的可能；但pSS年轻男性少见，且口干可用尿崩症解释，无眼干、腮腺增大，自身抗体、唇腺活检均阴性，故pSS可除外；②系统性血管炎：肺间质病变可见于韦格纳肉芽肿（WG）、显微镜下多血管炎，但累及中枢神经系统（尤其是垂体）以WG最为多见，但本例患者无鼻窦炎、肾受累证据，炎性指标正常，ANCA阴性，肺部病变并无结节、空洞的特点亦不支持WG，故该病可能性小。此时，从免疫科全面分析的角度难以简单地明确诊断，解释病情全貌。需要重新分析病例的特点，以寻找更具有特异性的表现作为切入点。

首先，从内分泌角度分析：中枢性尿崩症、垂体前叶功能低减明确，而进一步需明确病因。内分泌科对我院408例中枢性尿崩症的病因分析显示：特发性占52%，鞍区肿瘤占28%。本例垂体MRI示下丘脑视交叉上可见占位性病变，因此首先需除外肿瘤：①生殖细胞瘤：为最常见的恶性鞍区肿瘤，但50% ~

60%为儿童，病程进展快，CSF中β–HCG＞3ng/dl时诊断生殖细胞瘤的敏感性为92.3%，特异性88.0%；本例为青年男性，相对病程长，垂体MRI中占位边界较清晰、未强化（提示病变血供不丰富），且CSF中β-HCG轻度增高，不支持此诊断；②颅咽管瘤：在MRI平扫时表现为增强的T1信号，与本例的垂体影像学不符；③转移性肿瘤：尤其是肺癌亦可累及垂体，影像学上表现为葫芦样；本例无原发灶证据，影像学亦不支持，故可除外此诊断。关于结核方面，目前患者无结核中毒症状，发热可用下丘脑垂体病变解释，且我院总结的408例患者无一例为结核所致，故结核暂不考虑。最终病因的探究需结合其系统受累的特点，当然必要时可请神经外科行垂体柄活检术，但比较肺部、肝脏病变部位活检而言创伤相对小，阳性率更高。

此时，本例的焦点逐渐集中于呼吸系统。虽然是肺间质病变，但与放射科医师仔细读片后发现本例的肺部表现十分特异：高分辨CT可见病变呈多形态，表现为以双侧中上肺野为主的多发肺薄壁气囊，同时可见小结节影、细小网格影等间质改变；但双侧肋膈角处未见病变，存在肋膈角回避现象。故该病的诊断与鉴别诊断围绕"双肺弥漫结节囊性病变"展开，需要考虑的疾病如下：①LCH：支持点为青年男性、有吸烟史，否认慢性肺部疾病史；影像学显示病变主要位于两肺中上部、肋膈角区相对正常，表现为弥漫分布的结节和薄壁囊腔影；肺功能提示肺通气正常，弥散功能障碍；同时可解释中枢性尿崩及垂体前叶功能低减；②淋巴管平滑肌瘤（LAM）：临床表现为不明原因的咳嗽、气短、反复气胸，胸部影像学特征表现为双肺弥漫性结节以及薄壁囊腔（晚期肺气肿、肺大疱）；但LAM为育龄期女性，囊壁薄，均匀一致、分布于全肺，与本例特点不符；③支气管扩张症：影像学上也表现为多发囊性变，但囊腔沿支气管树分布，分布不均、肺外带较少，且囊壁较厚、有时可见液平；且临床为慢性长期咳嗽、咳痰甚至咳血病史，故本例可除外；④先天性肺囊肿（多发型）：肺部影像学表现为囊肿壁厚薄不一，成人先天性肺囊肿常无症状，且多为散发、不融合、不进展，一般无结节影，囊腔内液平多见；不支持本例的特点；⑤肺间质纤维化：肺间质纤维化末期可呈广泛蜂窝状影，肺功能为限制性通气功能障碍，囊状影呈厚壁、形状不规则，囊状影间纤维化明显，且病变分布不均匀，以两下肺胸膜下分布为主。综上所述，考虑 LCH 可能性大，而关键是取得病理诊断。文献报道，LCH 累及肺的支气管镜检查的阳性率仅 10%，故本例进一步选择了胸腔镜肺活检，最终明确了 LCH 的诊断。

　　LCH 是一种较为罕见的疾病，其年发病率约为百万分之四，男性的发病率略高于女性。其临床表现多种多样，按受累器官、系统的部位、数目主要分为局限性病变、多灶性病变及弥漫性病变，其中肝、脾、淋巴结、皮肤、肺、骨骼为常见的受累器官，少见病例可累及中枢神经系统导致中枢性尿崩。LCH 可致肝脏增大伴有肝功能异常，部分患者还可出现硬化性胆管炎及肝硬化；影像学为弥漫性病变，但随病变的不同时期而不同。脾的增大可由组织细胞浸润所致，也可继发于门脉高压。北京协和医院报道的 LCH 病例中有肝、脾内多发结节，其中 1 例经肝穿刺活检证实这些结节影像为朗格罕细胞组织细胞肉芽肿性病变，故可解释本例的肝脏病变。

　　对局灶型 LCH 可予手术切除或局部放疗，如病变导致器官功能障碍或表现为多病灶及弥漫型病变时则需放疗和（或）全身化疗。全身化疗常采取皮质激素加蒽环类细胞毒药物，药物的剂量较其他肿瘤的治疗小、疗程也较短，但化疗需反复进行以避免停药后复发。对有肝、肺、骨髓受累的患者提倡化疗药物的联合使用，对有器官功能损害的 LCH 患者完全缓解率可达60%，但北京协和医院资料显示对肺、中枢性尿崩症和骨损害则反应较差。本例在积极化疗的基础上，予抗利尿激素及泼尼松、甲状腺素的替代治疗，病情逐渐稳定，未再出现呼吸困难，但尿崩症未能恢复。

回顾本例的诊治过程，我们应当认识到对于复杂、多系统受累的病例，风湿免疫科医师应遵循"一元论"的原则从自身免疫病的角度去考虑可能的诊断。但是难以解释病情全貌时，需要"退一步，海阔天空"地拓展思路，借助其他科室的经验来最终获得正确的诊断。

（颜淑敏　李梦涛）

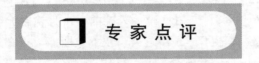

专　家　点　评

曾学军教授：朗格罕细胞组织细胞增多症是一种组织细胞疾病，该病罕见，特别是因其受累器官、系统不同，临床表现多样化，临床诊断尤为困难。虽然很多年长的血液学专家的经验告诉我们：当有尿崩症和肺部损害时应该考虑到 LCH；随着现代医学信息网络的发展，在网上搜索"尿崩症"和"肺部病变"时 LCH 也会首先跳入眼帘，但我们现在读到的这个病例却从临床症状到鉴别诊断，一步步剖析了该病人的临床诊断思路，让我们"海阔天空"。一个好的风湿科医师，就应该这样立足于患者、不拘泥于固有的专科诊断定式，同时要不断学习、更新内科甚至其他专科的知识。该病例出现临床症状仅 3 个月，进展迅速、多个重要器官受累，预后不佳。但由于医师的准确合理的临床思维，避免了"撒大网式"的检查过程，通过关键的胸腔镜活检，使得患者快速明确诊断，为患者争取了更多的治疗时机。

第37例 发热、无脉－失语、偏瘫－低血压休克

病例摘要

　　患者男性，15岁。因发热8个月，失语、右侧肢体无力20天，于2006年8月17日入院。入院前8个月患者无明显诱因出现间断低热，体温不详，伴乏力、双下肢肌痛。曾在外院查ESR 86mm/第一小时，超声心动图（UCG）显示主动脉瓣上狭窄；主动脉增强核磁（MRI）可见升主动脉根部充盈缺损，右无名动脉及左颈总动脉近段限局性偏心性信号缺失，右锁骨下动脉及腋动脉管腔呈断续状充盈，左腘动脉远段管腔呈截断征，考虑诊断为"大动脉炎"，不规律使用糖皮质激素治疗，疗效不佳。入院前20天休息状态下突然出现右侧肢体无力，不能行走，伴有运动性失语，头部MRI提示为左侧大脑半球大面积梗死，右侧脑室旁梗死，右额叶硬膜下血肿，在外院积极抗血小板、降颅内压、改善循环等治疗，患者病情逐渐平稳。病程中无肢体麻木、间歇性跛行。既往史：否认结核病史。入院查体：血压：上肢150/100mmHg，左下肢0，右下肢200/120mmHg，神志清晰，定向力、记忆力、计算力差，运动性失语。颈软，无抵抗感，双侧颈部可闻及血管杂音。双肺呼吸音清，心界不大，心率80次/分，律齐，$A_2 > P_2$，主动脉瓣听诊区可及3/6级收缩期吹风样杂音，向整个胸壁传导。腹平软，肝脾肋下未及，Murphy征（－），腹主动脉区、双肾区未闻及血管杂音。右侧肢

体肌力Ⅳ级，左侧Ⅴ级。生理反射存在，右侧巴氏征（＋）。双侧肱动脉、桡动脉及足背动脉搏动明显减弱。

患者入院后完善检查，血尿便常规、肝肾功能无明显异常，PT＋A、aCL、LA均无异常，ESR 45mm/第一小时，ECG左心室高电压。血管彩超：双侧颈总动脉，左侧股深、腘、胫后动脉上段、胫前、足背动脉以及右侧胫后动脉多处狭窄并可见动脉内－中膜局限性的增厚。超声心动：主动脉瓣上中度狭窄14mm，主动脉内血栓形成，约1.0cm×0.4cm大小，左心室肥厚。入院后患者一般情况可，无特殊不适主诉，考虑诊断大动脉炎、主动脉弓内血栓形成、脑梗死、硬膜下血肿明确，给予泼尼松50mg qd，CTX 200mg iv qd以及低分子肝素（速碧林）0.3ml q12h皮下注射及抗血小板治疗。入院第十天，患者休息状态下突然出现意识丧失、四肢强直、大汗、小便失禁。查体：呼之不应，四肢血压不能测出，颈动脉、股动脉搏动不能触及。皮肤呈花斑样改变，双眼上翻凝视，双侧瞳孔等大等圆，对光反射灵敏，双肺呼吸音清，未闻及干、湿啰音，HR 160次/分，心音有力，主动脉瓣听诊区3/6级收缩期杂音。腹软，双侧巴氏征阳性。测血常规、肝肾功能、血糖无异常；动脉血气pH 7.37，PaO_2 262mmHg，$PaCO_2$ 32mmHg；ECG：窦性心律，160次/分，多个导联ST－T减低，左心室高电压。立即给予多巴胺、去甲肾上腺素等治疗，患者血压始终在40/20mmHg水平，90分钟后，患者血压开始逐渐上升，肤色转为正常，神志恢复，但定向力、记忆力、计算力及运动性失语较入院时加重，血ALT、CK－MB、cTnI均明显升高。眼底检查：未见明显异常。查24h尿儿茶酚胺在正常水平。患者病情稳定后行床旁心脏彩超示：主动脉瓣上环状狭窄，内径14mm，主动脉弓处可见2.2cm×2.2cm大小团块影。考虑患者急性主动脉流出道梗阻可能，但急性脑梗期为溶栓禁忌，遂加强低分子肝素抗凝治疗至0.6ml q12h，加强抗血小板治疗，并拟请血管外科及放射科共同讨论手术及介入治疗的可能。但2天后患者再次出现上述症状，继之出现多脏器功能衰竭，4小时后呼吸心跳停止，宣布临床死亡。

分析与讨论

　　大动脉炎（takayasu's arteritis）为一种少见的累及主动脉及其分支的慢性非特异性炎性疾病，导致节段性动脉管腔狭窄以致闭塞，并可继发血栓形成，少数引起动脉扩张或动脉瘤。血管造影为其诊断的金标准，血管超声可提供血管壁的特征性的改变。

　　大动脉炎主要累及主动脉及其分支，分为五型：头臂动脉型、胸腹主动脉型、主肾动脉型、混合型和肺动脉型。Nilda Espinola - Zavaleta 等报道冠状动脉受累引致冠心病在 TA 发病率可达9%～10%，累及主动脉瓣致主动脉瓣关闭不全亦较常见，Kerr等报道发病率为20%，郑德裕曾报道为5.4%，谢敏等报道为25%。肖占祥等曾总结336例 TA 患者，累及主动脉29例，分别为15例累及降主动脉及腹主动脉，11例累及腹主动脉，3例累及胸主动脉。升主动脉受累则国内外均尚未见报道。

　　本例患者为15岁男性，临床特点：①肢体缺血症状；②四肢远端动脉搏动明显减弱；③双侧颈动脉、锁骨下动脉可闻及血管杂音，主动脉瓣区有3/6级收缩期心脏杂音；④动脉 MRI 见多发大动脉狭窄，心脏彩超可见主动脉瓣上狭窄；⑤动脉彩超提示狭窄动脉管壁中内膜增厚。根据美国风湿病学会的诊断标准，可确诊为大动脉炎。累及主动脉根部等多个血管，为广泛型。

　　患者入院第十天安静状态下突然出现意识丧失，当时四肢血压均不能测出，双侧瞳孔等大等圆，对光反射灵敏，心跳有力，达 160 次/分，90min 后患者血压逐渐恢复后，神志亦恢复。对患者低血压休克的原因逐一排除分析：①感染性休克：患者病程中无明确感染证据，不支持；②过敏性休克：患者无过敏史，亦无特殊用药史，且休克期间给予大剂量去甲肾上腺素效果不佳，亦不支持；③肺栓塞：患者无胸痛、胸闷症状，动脉血气可见氧分压、血氧饱和度在正常范围，不支持；④心源性休克：患者四肢血压不能测出，但心跳有力，ECG 呈窦性心动过速以及左心室高电压改变，无泵衰竭征象，不支持；⑤嗜铬细胞瘤：患者发病前无明显交感兴奋症状，24h 尿儿茶酚胺在正常范围，不支持；⑥急性脑血管事件：患者神经定位体征亦无明显变化，眼底检查无异常改变，神志恢复后虽然出现右侧肢体无力、运动性失语较入院时加重，定向力、记忆力、计算力较入院时减退，但同时出现血 ALT、CK – MB、cTnI 均明显升高，考虑可能为长时间脑供血不足所致，亦不支持。患者病情稳定后行床旁超声心动见主动脉弓内血栓明显增大至 2.2cm × 2.2cm，故患者主动脉内血栓明显增大，加之应激状态下主动脉痉挛，使主动脉流出道梗阻，呈低血压休克状态，导致全身多脏器缺血缺氧功能受损，2 天后再次发作相同症状，则因全身多脏器功能衰竭，从而致其死亡。

　　大动脉炎导致动脉内血栓形成亦不少见，复习文献，分析其形成机制：①TA 早期表现为血管外膜和外层的肉芽肿性炎症，逐渐发展至血管全层，最终使内膜增厚、纤维组织增生，导致血栓形成；②Kasuva N 研究 P – selectin 在活动期的 TA 患者血清中高表达，可能与疾病的炎症反应以及血栓形成有一定的相关性；③Daniel D 等报道一例 TA 患者 Factor V Leiden 基因的缺失导致活性蛋白 C 拮抗（APCR），由于活性蛋白 C（APC）无法正常有效的水解、灭活 FVa，使凝血酶原复合物、凝血酶生成增加，造成体内高凝状态；④张金花等报道结核感染合并大动脉炎的患者腹主动脉内巨大血栓一例，分析结核变态反应所致的血管内膜及心内膜炎，同时血液流变学改变，均可能为血栓形成提供了条件；⑤Mittermayer B 等曾报道一名 35 岁女性白人 TA 患者同时存在抗磷脂抗体综合征，以致动脉内血栓形成；⑥本例患者主动脉内血栓存在于主动脉狭窄部位的远端，可能是主动脉瓣上狭窄的解剖结构的改变，导致狭窄远端血液涡流，为远端血管内血栓形成提供了条件。本例患者在半量抗凝治疗期间，动脉内血栓继续增大，追加足量低分子肝素抗凝后仍不能阻止病情进展，故可排除低分子肝素抗凝治疗剂量不足的可能。患者无结核感染证据，血 aCL、LA 阴性，亦可除外合并 APS 的可能性。但不除外不能对患者存在其他原发性高凝状态的可能。

大动脉炎损伤中枢神经系统：大动脉炎常可累及中枢神经系统引起脑血管事件，常见原因：①颈动脉和椎动脉狭窄闭塞引起脑缺血症状；②锁骨下动脉窃血综合征，在患者活动的情况下加重脑缺血；③脑血栓形成；④脑内小动脉瘤破裂出血；⑤继发于肾动脉狭窄性高血压的脑血管事件。尚未发现有 TA 脑栓塞的报道。本例患者起病初无相关 TIA 症状，在安静状态下突然出现大面积脑梗死，同时存在主动脉内血栓，故脑栓塞的可能性大。

大动脉炎引起左室肥厚：本例患者 ECG 显示左室高电压，UCG 见左室后壁 13mm，明显增厚。Senay Funda Biyikoglu 等曾报道一例 29 岁男性 TA 患者，降主动脉狭窄，导致左心室肥厚。Hashimoto Y 等分析，长时间系统性的高血压、主动脉以及其分支的狭窄、大动脉内血液的反流，都是患者心脏后负荷增高的原因，引起左心室向心性肥厚的改变。

总之，大动脉炎是一种少见病，但可引起肢体缺血、脑卒中、冠心病、心脏瓣膜病变、心肌肥厚、血栓栓塞多种临床表现，临床医师应对大动脉炎临床表现的多样性有一定的认识。大动脉炎可引起全身各部位大动脉狭窄，尤其在少年患者主动脉瓣区闻及杂音，应积极与先天性心脏病进行鉴别。TA 可导致动脉内血栓形成，在医院条件许可的情况下，应尽量明确患者有无原发性或继发性高凝状态的可能，对治疗方案的制定意义重大。大动脉炎引发脑血管意外，除常见的脑血栓形成、脑出血的可能外，应考虑到脑血栓栓塞的可能。

（陈红艳 李梦涛）

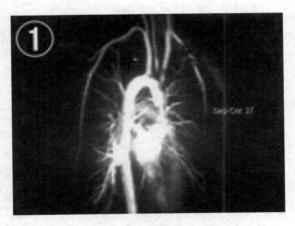

图 1　MRA：升主动脉根部、右无名动脉、左颈总动脉、右锁骨下动脉充盈缺损

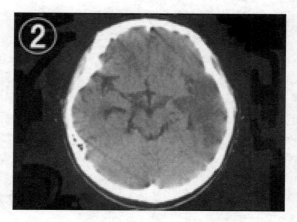

图 2　头部 CT：左脑半球大面积梗死

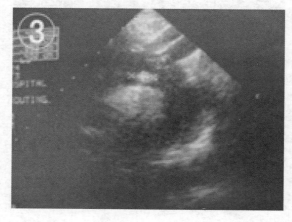

图 3　入院第一天超声心动：主动脉弓内
1.0cm×0.4cm 大小血栓形成

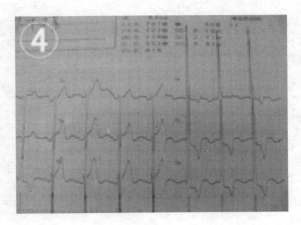

图 4 心电图可见 RV$_5$ 6.16mV, SV$_1$
2.71mV, 呈左心室肥厚表现

专 家 点 评

曾学军教授：这是一个年仅 15 岁的少年，明确病史仅 8
个月，迅速进展、恶化导致生命终止，实在令人惋惜。由于未
能获得患者去世后解剖资料的证实，导致患者最终死亡的直接
原因难以得到证实，但从这个病例中有些警示值得我们反思。

1. 病情早期发现

从患者的客观检查上看，患者的病变范围广泛，推测病程
可能更长，可是从病历资料中难能获得相关信息，临床早期发
现对于大动脉炎预后改善十分重要，我们应该强调病史询问。

2. 原发病规范治疗

　　该患者诊断大动脉炎后原发病治疗不规范，虽然本例发现较晚、即使正规治疗也难以逆转病情进展，但从这个病例中我们仍有值得借鉴之处。

　　3. 合并症的早期发现、合理治疗

　　患者本次急性加重以"大面积脑梗死"为突出表现，从下肢血压极高、ECG 左心室高电压、UCG"左心室肥厚"等征象提示，患者存在长期高血压，但可能由于上肢血管病变，不能很好地反映出来，文中对于该患者高血压的治疗没有明确介绍。当然本例患者病到后期，治疗存在多种矛盾，总体预后极差。

第38例　关节痛－发热－胸闷、活动后气短

病 例 摘 要

患者女性，38岁。因关节痛7年，间断发热3年余，胸闷1个月入院。患者自1998年无诱因出现双膝、双腕、双踝关节痛，无肿胀，伴晨僵；无发热、皮疹、口腔溃疡等症状。2002年6月起间断发热，体温最高达42℃，畏寒、无寒战，无咳嗽、咳痰、腹痛、腹泻、尿频、尿急、尿痛等伴随症状，予泼尼松40mg/d治疗后体温恢复正常，但糖皮质激素减量后反复。2005年8月日晒后出现面部红斑，遗留色素沉着。其后逐渐出现胸闷、活动后气短，步行100m即出现呼吸困难，无干咳、咯血、口唇发绀，并再次出现发热、皮肤红斑、关节疼痛。为进一步诊治收入北京协和医院。患者病程中有雷诺现象，口干、进干食需水送，无眼干、腮腺增大。既往史、个人史及家族史无特殊。入院查体：面部和双肘伸侧可见大片色素沉着、背部可见散在的淡红色红斑，双手血管炎样皮疹，双手指肿胀、腊肠样改变；双下肺可闻及爆裂音，心率80次/分、律齐，$P_2 > A_2$；腹部查体无阳性发现，双下肢不肿。

患者入院后完善检查，血常规：WBC 3.36×10^9/L，Hb 105g/L，PLT 163×10^9/L；尿常规：蛋白、红细胞阴性；24小时尿蛋白0.24g；肌酶谱：AST 55U/L，LDH 444U/L，HBD 359U/L，CK 47U/L；红细胞沉降率102mm/第一小时，CRP

0.12mg/dl；免疫球蛋白：IgG 18.4g/L，IgA 4.54g/L，IgM 正常；补体：CH50 23.3U/ml，C3 39.4mg/dl，C4 7.63mg/dl；抗核抗体（ANA）+S1：1280，抗 ds-DNA（-），抗可提取性核抗原抗体（ENA）：抗 RNP 1：64（双扩散法）、73、32、17.5kD 阳性，抗 SSA 1：64（双扩散法）、52kD 阳性，抗 SSB 45、47kD 阳性，抗 Sm 28、29、13.5kD 阳性，抗 Jo-1、抗 Scl-70、aCL（-）；UCG：心脏结构及功能未见明显异常；胸部高分辨 CT（HRCT）（图1）：双肺间质性病变，纵隔及双腋窝多发淋巴结影，双侧胸膜及心包增厚；肺功能：限制性通气功能障碍；纤维支气管镜：镜下大致正常；经支气管镜肺活检（TBLB）病理回报（图2）：支气管黏膜及肺组织显慢性炎，肺泡间隔不规则增宽、胶原沉积、肺泡Ⅱ型上皮细胞增生，部分肺泡腔内可见少量水肿液、巨噬细胞聚集；毛刷涂片找细菌、真菌，抗酸染色（-）。肌电图：肌源性损害。口腔科会诊：唾液流率降低为 0.02ml/min，唇腺活

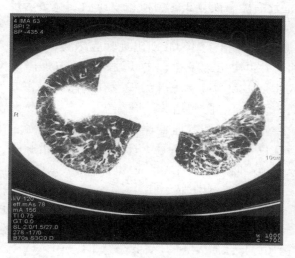

图1　肺部 HRCT

检示少许涎腺组织内可见灶性淋巴细胞、浆细胞浸润；眼科会诊：角结膜干燥症。考虑系统性红斑狼疮（SLE）、继发性干燥综合征，合并肺间质病变（ILD）诊断明确，予泼尼松 60mg/d，环磷酰胺 0.4g/w 静脉滴注及 N－乙酰半胱氨酸等药物治疗，患者未再发热，呼吸困难减轻，病情平稳出院。

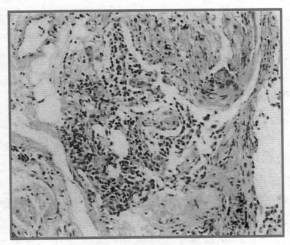

图 2　肺组织病理

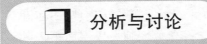

分析与讨论

本例为育龄期女性，慢性病程，临床表现为多系统损害：包括光过敏、面部红斑、关节炎、肌炎，结合 ANA 阳性、抗 Sm 抗体阳性，根据美国风湿病学学会（ACR）1997 年推荐的 SLE 分类标准，SLE 诊断肯定。同时患者有口干、眼干不明显，口腔科、眼科检查符合口眼干燥症，结合抗 SSA 双扩散法阳性、唇腺病理有灶性淋巴细胞浸润，符合 2002 年干燥综合征国际分类标准，因已确诊 SLE，故继发性干燥综合征也十分明确。

本例患者最重要的脏器受累是 ILD，临床支持点包括：进行性呼吸困难、活动耐力下降，查体双肺可闻及爆裂音，肺功能为限制性通气功能障碍，胸部影像学证实为肺间质病变。目前，结缔组织病继发的肺间质病变得到风湿科、呼吸科医师的高度重视，其中以系统性硬化症、多发性肌炎/皮肌炎、类风湿关节炎、原发性干燥综合征最为常见。而 SLE 的肺部表现多种多样，主要包括：胸膜炎、狼疮肺炎、肺泡出血、肺动脉高压、肺间质病变，以及膈肌功能障碍和气道梗阻性病变等。而多数医师认为 SLE 继发 ILD 较为少见。

复习 SLE 继发 ILD 的相关文献：①流行病学方面：多数文献报道 SLE 患者中有症状的 ILD 的发生率小于 3%，但近期一项对 513 例 SLE 患者的多中心前瞻性研究中显示，随着病程的延长 SLE 患者中 ILD 的发生率显著增加：在起病时 ILD 患者为 7 例（1%），诊断 SLE 后 1 年内达 20 例（4%），12 年后为 42 例（8%）。此项研究中还发现 ILD 似乎在较年长的、男性和晚发的 SLE 患者更多见；②病理方面：继发于 SLE 的 ILD 的病理改变包括寻常型间质性肺炎（UIP）、淋巴细胞型间质性肺炎（LIP）、闭塞性细支气管炎伴机化性肺炎（BOOP）；对于临床或 TBLB 诊断困难时应作开胸肺活检；③临床表现：SLE 继发 ILD 有两种临床过程，一种由急性狼疮性肺炎发展而来，另一种则是缓慢而隐匿的临床过程；且多数患者有明显的肾损害；④肺功能和影像学方面：SLE 继发的 ILD 和特发性 ILD 并无明显差异，HRCT 对发现 ILD 更敏感，在无选择的 SLE 患者中行 HRCT 提示有 ILD 病变的占 33%～37%，而有呼吸道症状的 SLE 患者中则占 60%；表现为胸膜下、双下肺为主的毛玻璃样变、小叶内及小叶间隔增厚以及蜂窝样改变；而肺功能中一氧化碳弥散率是这类患者最敏感的肺功能指标；⑤实验室检查：既往认为抗 RNP 抗体与 ILD 有一定的相关性，但国外在对 14 例有 ILD 的 SLE 患者长期随诊过程中发现 ANA 的特殊类型（如抗 RNP、抗 SSA、抗 SSB）的阳性率和普通 SLE 人群并无显著性差异；最终需要前瞻性、大样本的资料以得出结论；⑥治疗及预后：至今尚无前瞻对照研究评价糖皮质激素及其他药物对 SLE 继发 ILD 的疗效，而大多数 SLE 患者的 ILD 临床过程是缓慢进展的，故仍强调早期诊断和早期免疫抑制治疗可改善预后。

　　本例进一步对 ILD 的评估十分重要。从患者的病程分析，其出现胸闷、活动耐力下降仅仅 1 个月——提示早期病变，但 HRCT 显示 ILD 已出现典型的纤维化表现、炎性渗出改变并不明显——提示晚期病变；二者的矛盾使我们在治疗选择上遇到了困难。结合上述的文献复习，我们推测本例肺部病变的病程应属于缓慢而隐匿的临床过程，而目前判断 ILD 是否存在可逆性成为关键问题。从循证医学的证据上看：病理类型中 UIP 对糖皮质激素和免疫抑制剂反应差，且病理上胶原纤维明显、而少见炎性细胞浸润的病例难以从积极地免疫抑制治疗中获益。本例在未进行肺部病理学检查时，请呼吸科和放射科医师共同读片的结论是：HRCT 不符合 UIP 不均匀斑片或蜂窝样改变、伴牵拉性细支气管扩张的特点——支持积极免疫抑制治疗，但影像学纤维化明显——不支持积极免疫抑制治疗。再次的矛盾，焦点自然而然地集中于病理的金标准。最终，TBLB 的结果也证实了我们临床的推测：肺组织大量、灶性的淋巴细胞浸润，提示 LIP 的可能性大；同时确实已有肺泡间隔增宽、胶原沉积，提示慢性病变的过程。

　　那么，基于完整的 SLE 活动和 ILD 的评估资料，如何确定本例的治疗方案呢？由于炎症反应在 ILD（尤其是 CTD 继发 ILD）发病机制中起着重要作用，针对 CTD 的抗炎治疗应可阻止 ILD 的病情进展。近期《新英格兰医学杂志》发表了一篇关于环磷酰胺治疗系统性硬化症 ILD 的前瞻性随机双盲安慰剂对照的临床研究，通过对 158 例对象为期 1 年的疗效分析，肯定了环磷酰胺对 ILD 的治疗作用。目前存在的问题是，大多数 CTD 病情活动评分并不包括对 ILD 的评估：如 SLE 的病情活动指数（DAI）中只有血管炎一项可与 ILD 之肺血管炎相关，但往往与 SLE 整体的活动性不完全平行。因此，临床上仍将 ILD 病程相对短、进展迅速、影像学为早期肺泡炎表现的 CTD 继发 ILD 判定为活动期，而强调积极的免疫抑制治疗。当然，病理学的证据对治疗选择意义重大，但需要注意的是由于 ILD 的分布不均匀，局部的病理结果有时并不能完全、真实评价 ILD 的病理类型和病变程度，因此结合临床全面分析始终是我们遵循的原则。本例 SLE 病情活动（包括发热、皮疹、白细胞减少、关节炎、肌炎、补体下降）、SLE DAI 评分为 14 分，同时 ILD 的整体评估存在炎性活动性病变，因此最终给患者大剂量糖皮质激素及环磷酰胺的治疗，其病情逐步好转，1 年后随诊 SLE 病情稳定、ILD 在影像学上有所减轻。

回顾本例的诊治过程，其结缔组织病的诊断和评估对风湿科医师而言并不困难，但对 ILD 的诊断、评估确实值得从呼吸科、放射科医师努力学习、获取经验。另外，国外已将循证医学的理念从相对简单的类风湿关节炎推广到复杂的结缔组织病的治疗，我们也应重视此领域，用确切的循证医学证据指导临床实践。

（李梦涛）

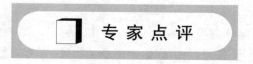

专 家 点 评

张奉春教授：这是一个较为复杂的病例，疾病涉及 SLE

和 SS。受累的主要器官为肺和骨骼系统。本例也是一个慢性发病的过程，患者的病史可以追溯到入院前 7 年，最初症状就是关节痛，当时并未作相应的血清免疫学检查，如果检查可能会对疾病的评估有所帮助，当然检查也可能是正常的。现在无论从基础研究到临床研究都证实，人体的自身免疫变化在相当多的人都是逐渐出现的，特别是在临床，我们发现了一些免疫异常但尚不能明确诊断哪种疾病的患者，因此我们也称这种情况为未分化 CTD（UCTD）。对于 UCTD 我们要严密地临床观察，根据情况给予相应的治疗。这个患者后来发展出现高热、面部红斑时诊断 SLE 应可明确。

关于 SLE 和 SS 是两个既独立又有千丝万缕联系的相关性疾病，无论在自身抗体以及临床表现上都有共同之处。通常在 SLE 出现 SS 表现后，我们称为 SLE 继发 SS；而如果 SS 在先，后再表现 SLE 时称为 SS 与 SLE 的重叠综合征。

本例患者出现间质性肺病（ILD），并且有病理结果。有关 CTD 合并 ILD 是在风湿病学中日益受到重视的一个问题，它严重影响到疾病的预后。在怀疑 CTD 合并 ILD 时：第一，要判断有无 ILD；第二，如果有 ILD，是属于哪种类型，因为不同的类型对治疗的反应及预后不同；第三，ILD 的治疗。目前 ILD 分七类，根据本例病理应为非特异性间质性肺病（NSIP），此类型对糖皮质激素及免疫抑制剂治疗有较好的反应，因此在积极地治疗后这位患者症状明显缓解。如果诊疗不当或不及时，NSIP 可以转化，如果出现寻常型间质性肺病（UIP）则治疗困难，预后极差。

第39例 门脉高压－肾病综合征－角膜结晶沉积

病例摘要

患者女性，41 岁，因"食欲减退、肝功能异常伴双下肢水肿 16 个月"于 2006 年 8 月入院。

2005 年患者出现畏食、食欲减退，皮肤瘙痒，伴双下肢水肿。外院查血常规：白细胞 2.75×10^9/L，血红蛋白 64g/L，血小板 42×10^9/L。肝肾功能：谷丙转氨酶 39U/L，谷草转氨酶 44U/L，总胆红素 9.2μmol/L，γ－谷氨酰转肽酶 166U/L，碱性磷酸酶 3191U/L，白蛋白 29.7g/L，肌酐 92.6μmol/L。查血糖谱：正常。尿常规：比重 1.015，pH 6.5，蛋白（+），尿糖（+++）。肝炎病毒系列：阴性。腹部 B 超：肝实质回声稍增强，分布欠均，脾大，门静脉未见栓塞。双肾实质回声异常，腹腔未见明显积液。给予熊去氧胆酸、甘草酸二胺（甘利欣）治疗，患者食欲减退有所好转。2005 年 12 月因水肿加重，伴腹胀，当地医院行腹部 B 超发现"腹腔积液"，诊断为"脾大，脾功能亢进，肝硬化"，2006 年 1 月行脾切除术，术中取少量肝组织，送检肝脾病理示："细结节性肝硬化，慢性淤血性脾大"。术后继续间断口服上述药物，仍有畏食、双侧下肢水肿，但 2006 年 5 月复查血常规恢复正常。为求进一步诊治入住北京协和医院。患者发病以来有口干，进食无需水送服，无眼干，无腮腺增大、无脱发、口腔溃疡、关节疼痛、光过敏及雷诺现象，夜尿增多，约 3 次/夜。

　　入院查体：患者生命体征平稳，面色晦暗，心肺无异常。腹平软，全腹无压痛、反跳痛和肌紧张，肝肋下可及边，肝颈静脉回流征阴性。肝区及双肾区无叩痛，移动性浊音阴性。双下肢轻度指凹性水肿。眼科查体：双角膜呈弥漫性、均匀状、细颗粒状混浊，呈颗粒结晶状（图 1）。KF 环阴性。

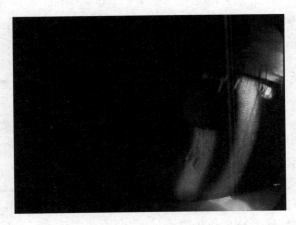

图 1　图示为患者角膜晶体样沉积

　　实验室检查：血常规无异常。尿常规：比重 1.013，尿蛋白 5.0g/L，白细胞 25/μl，红细胞 150/μl，葡萄糖 17mmol/L。肝肾功能：谷丙转氨酶 51U/L，白蛋白 26g/L，肌酐 156μmol/L，尿素氮 3.59mmol/L。乙型肝炎病毒、丙型肝炎病毒阴性。Ⅳ型胶原无异常。铜蓝蛋白吸光度无异常。24h 尿蛋白定量：11.81g。尿蛋白电泳：尿总蛋白 3725.1mg/L，肾小球性 37.5%，白蛋白 50.3%，肾小管性；12.2%（游离轻链 4.4%）。尿氨基酸阴性。抗核抗体阴性。抗双链 DNA 阴性。抗可溶性核抗原抗体阴性。抗中性粒细胞胞浆抗体阴性。抗着色点抗体阴性。抗心磷脂抗体阴性。血沉 69mm/第一小时，C 反应蛋白 < 1.0mg/L。补体：CH50　64.3U/ml↑，C3、C4 正常。人血免疫球蛋白定量：IgG 17.5g/L，IgA 3.09g/L，IgM 2.29g/L。蛋白电泳：白蛋白 36.5%↓，α_1 5.9%↑，α_2 15.8%↑，β_2 7.2%↑，γ 27.2%↑，M 蛋白可见（24.6%）。血轻链：κ：增高 1770mg/dl↑。免疫电泳：M 蛋白为 IgG 和 IgA κ 型。尿轻链：κ 99.4 mg/dl（参考值：0 ~ 5.1mg/dl），λ 19.6mg/dl（参考值：0 ~ 5.0mg/dl）（重复 2 次，均为 KAP、LAM 升高）。甲状腺功能：TSH 6.859μU /ml，余无异常。骨髓涂片：粒系（M）68%，红系（E）6%，M：E 11.5：1，粒系、红系、淋巴细胞比例形态正常，单核细胞比例稍高、形态正常，巨核细胞及血小板不少，未见异常细胞。腹部 B 超：双肾弥漫性病变，右肾 11.4cm×5.1cm×3.8cm，左肾 11.5cm×3.4cm×2.5cm，双肾皮质回声增强，结果模糊，左肾囊肿，余脏器未见异常。头颅 X 线未见溶骨性改变。骨 γ 显像：未见异常。胃镜示：食管静脉显露，慢性浅表性胃炎。

肝脾病理切片（外院）我院会诊示：肝结节性再生性增生（nodular regenerative hyperplasia of the liver），慢性淤血性脾大。

肾活检病理特点：光镜所见 12 个小球中 7 个肾小球球性硬化，1 个肾小球节段性硬化，光镜下肾小球病变为局灶节段性肾小球硬化（focal segmental glomerulonephritis，FSGS），偶见节段性系膜细胞增生、节段硬化，偶见肾小球基底膜（GBM）增厚，过碘酸六胺银（PASM）染色显示肾小管萎缩，间质纤维化，间质大量炎症细胞浸润，浸润细胞主要为大量成熟淋巴细胞及散在嗜酸性粒细胞（图 2）。肾小球刚果红染色阴性。免疫荧光特点为 IgG、IgA、IgM、C3c、C4c、C1q、Fi 均阴性，κ、λ 阴性。电镜结果显示：GBM 增厚，为 500nm，内可见疏松层细纤维沉积，放大后可见 GBM 内细纤维沉积，直径约 10nm（图 3），还有较为少见的特点：足细胞、系膜区及肾小囊内异常结晶沉积（图 4）。

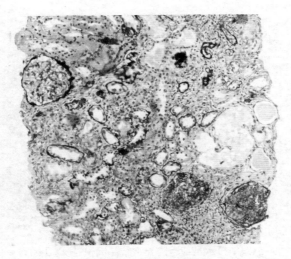

图 2 肾病理的光镜结果

图中显示肾小管萎缩，肾间质纤维化及间质中大量
炎性细胞浸润（PASM 染色，×100）

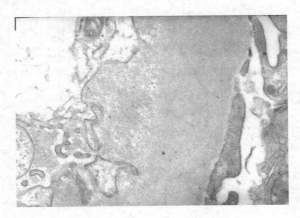

图 3 肾病理的电镜结果

图中显示内疏松层内细纤维沉积，直径约 10nm （×25000）

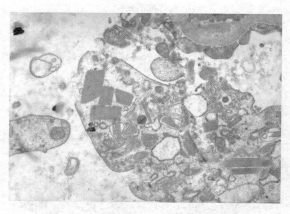

图4　肾病理的电镜结果
图中显示足细胞内异常结晶沉积（×12000）

诊治过程：因肾病理显示大量成熟淋巴细胞及散在嗜酸性粒细胞浸润，提示肾病变为活动状态，因此给予泼尼松50mg每日一次。1个月后随诊复查24小时尿蛋白为9.38g，肝肾功能：谷丙转氨酶113U/L，白蛋白26g/L，肌酐163μmol/L，尿素氮8.78mmol/L。免疫电泳：M蛋白为IgG κ型。服泼尼松1个月后开始减量，每周减量5mg，减量至30mg/d起每两周减量5mg，以10mg/d维持。治疗6个月后双下肢水肿消退，复查24小时尿蛋白4g，复查肾功能：肌酐150μmol/L。曾短期使用硫唑嘌呤、苯丁酸氮芥等药物，因不良反应停用。目前此患者在随访过程中。

最后诊断：单克隆丙种球蛋白血症、肾病综合征、肾功能不全、肝结节性再生性增生、门脉高压、角膜沉积。

分析与讨论

本病例临床与实验室特点：①中年女性，慢性病程，临床特点为多系统受累；②以门脉高压起病，肝病理显示肝结节性再生性增生；③肾损害，肾病理显示肾小球基底膜（GBM）内细纤维沉积，足细胞、系膜区及肾小囊内异常结晶沉积；④血中存在单克隆免疫球蛋白；⑤双侧角膜颗粒性结晶状沉积。

该患者虽然是多系统表现，但缺乏典型的可引起多系统损害结缔组织病的临床特点，如皮疹、关节痛、雷诺征等。因此，对其病因的寻找我们从最早和最突出的临床表现——门脉高压开始入手。患者病程中出现腹腔积液、脾大、脾功能亢进，食管静脉显露。脾病理为慢性淤血性脾大，门脉高压诊断明确。肝病理示：肝结节性再生性增生（nodular regenerative hyperplasia，NRH）。NRH 为一种少见的非肝硬化性门脉高压的病因，此病患者肝功能受损不显著，实验室检查特点为碱性磷酸酶和 γ-谷氨酰转肽酶增高，而转氨酶、白蛋白和凝血酶原时间多正常。NRH 的病理特点是再生性肝细胞结节被萎缩的肝实质所分隔，无纤维化，中心静脉被再生的结节压迫。NRH 并非一种疾病，而是由多种病因导致的肝的一种特殊病理损害。常见引起 NRH 的疾病有结缔组织疾病、浆细胞病、骨髓增殖性疾病以及药物等。如前所述，患者无特异性免疫系统疾病表现，自身抗体系列均阴性，不支持结缔组织疾病，且骨髓涂片不提示骨髓增殖性疾病，而患者存在单克隆免疫球蛋白，提示浆细胞病导致 NRH 的可能性大。

第二个问题，患者肾损害是否与肝损害相关，是否可以用浆细胞病来解释？患者肾受累的临床表现为：肾病综合征，血肌酐逐渐升高，亦存在肾小管损害，表现为夜尿增加、尿糖阳性。肾病理表现提示肾小球、间质均存在病变，患者肾病理特征光镜下可见节段性系膜细胞增生、节段硬化，病变呈局灶性、节段性分布，同时伴有肾小管萎缩和肾间质纤维化，光镜下肾小球病变为局灶节段性肾小球硬化（FSGS），间质损害表现为慢性损害。电镜特点为足细胞内、系膜区、肾小囊内异常结晶沉积及基底膜内纤维样结构。结合上述肾病理特点，考虑肾病变并非原发于肾，而是继发于其他疾病，鉴于患者存在明确的单克隆免疫球蛋白，再将肾的电镜结果进行分析，最终考虑病因为浆细胞病导致的肾损害可能性大。患者肾病理提示间质中大量淋巴细胞浸润提示存在慢性的炎症状态，其中还含有嗜酸性粒细胞浸润，提示嗜酸性粒细胞可能参与到患者肾的发病机制中，但对其在发病过程中具体所起到的作用我们仍然不清楚。

第三个需要解决的问题是，该患者眼科检查的特殊表现，即角膜弥漫性、均匀状、细颗粒状结晶样混浊，是否可以用一元论来解释？查阅文献，Froussart F 等人曾报道了一例单克隆丙种球蛋白血症患者出现了角膜类似的晶体样沉积物质的病例。因此认为角膜的病变也可以用浆细胞病来解释。

浆细胞病可能的病因有：①多发性骨髓瘤（MM）：患者存在单克隆免疫球蛋白，应考虑多发性骨髓瘤，MM 可累及肾，出现蛋白尿等临床表现，文献报道 MM 也可伴发肝结节性再生性增生，但患者无骨痛、贫血、溶骨性改变等临床表现，骨髓涂片无浆细胞增多，因此不能诊断多发性骨髓瘤。②淀粉样变：可同时存在肝结节性再生性增生及肾受累，文献报道淀粉样物质还可沉积于角膜。但此患者肝穿刺活检、肾穿刺活检及骨髓活检均未发现淀粉样物质，因此除外了淀粉样变性。③POEMS 综合征，POEMS 综合征的临床表现为多发性神经病变、器官增大、内分泌异常、单克隆蛋白及皮肤病变。多发性神经病变和单克隆浆细胞增生性疾病为诊断 PEOMS 综合征的必须条件，此患者没有周围神经病变，因此不能诊断 PEOMS 综合征。④单克隆丙种球蛋白血症（monoclonal gammapathy，MGUS），MGUS 特点为血中存在单克隆免疫球蛋白或尿中存在单克隆轻链，而无其他浆细胞病，如多发性骨髓瘤、淀粉样变等疾病的临床表现。本例患者多次免疫电泳证实存在单克隆 IgG/κ 型免疫球蛋白，并排除了其他浆细胞病的诊断，因此诊断为 MGUS。⑤弥漫性结缔组织病，支持点为多系统损害，但患者无特异性免疫系统表现，自身抗体系列均阴性，不支持。⑥药物，文献报道一些药物是与 NRH 相关的，如咪唑硫嘌、白消胺等，患者无近期特殊的服药史，不支持。

文献报道单克隆丙种球蛋白血症可出现肾损害，特点为肾小球或间质的病变。该患者肾受累的特点为肾小球与肾小管的损害并存，可以用单克隆丙种球蛋白血症来解释患者肾受损的表现。但此患者的肾病理存在特殊之处，表现为 GBM 内细纤维沉积，足细胞、系膜区及肾小囊内异常结晶沉积，查阅文献发现 MGUS 肾病理出现类似异常结晶沉积的报道是较为罕见的。

关于单克隆丙种球蛋白血症的治疗方面，如病情稳定，未发展成为多发性骨髓瘤、淀粉样变、巨球蛋白血症等进展性疾病时，不需要治疗。如果病情进展影响到重要脏器功能时，也需要及时治疗。本例患者肾病理资料显示大量成熟淋巴细胞及散在嗜酸性粒细胞浸润，提示肾病变为活动状态，因此给予泼尼松 50mg 每日一次的治疗。随访 6 个月后 24 小时尿蛋白明显减少，证明激素治疗有一定疗效。

回顾文献，25% 的单克隆丙种球蛋白血症进展为多发性骨髓瘤、淀粉样变等疾病；25% 的患者疾病稳定，但其中部分患者 M

蛋白水平可升高，50%的患者死于其他原因。因为部分的单克隆丙种球蛋白血症患者可进展为其他恶性浆细胞疾病，因此需要对单克隆丙种球蛋白血症患者进行长期随访。

（罗　玲　张　文　文煜冰）

□ 专 家 点 评

　　张文副教授：近年来，在病理科的帮助下，我们遇到多例自身免疫病合并门脉高压的患者，经肝病理检查最终诊断为"肝结节性再生性增生（NRH）"。此类患者之前往往被误诊为肝硬化。肝结节性再生性增生是一病理诊断，是非肝硬化性门脉高压的主要原因之一，常见于骨髓增殖性疾病、结缔组织病以及药物所致等。肝结节性再生性增生患者临床表现为门脉高压，但肝功能受损多不突出，在影像学上很难与肝硬化相鉴别。本例患者的诊断就是以肝结节性再生性增生为切入点，进一步结合肾受累和眼角膜晶体样沉积，最终通过肾病理医师细致而深入的检查得以确诊。因此，对于复杂、疑难病例不仅需要开拓思路，还应多科合作、集众人之智慧去解决患者问题。

附录　中英文词汇对照

2°PBG	餐后 2 小时血糖	BOOP	闭塞性细支气管炎伴机化性肺炎
ACA	抗着丝点抗体		
aCL	抗心磷脂抗体	BUN	尿素氮
ADA	腺苷脱氨酶	BUT	泪膜破碎时间
AECA	抗内皮细胞抗体	BVAS	伯明罕血管炎活动度评分
AIH	自身免疫性肝炎		
AKA	抗角蛋白抗体	CAG	冠状动脉造影
ALB	白蛋白	CAPS	灾难性抗磷综合征
ALP	碱性磷酸酶	CCr	肌酐清除率
ALT	谷氨酸氨基转移酶	CH50	总补体
AMA	抗线粒体抗体	CHO	胆固醇
ANA	抗核抗体	CHP	组织细胞吞噬性脂膜炎
ANCA	抗中性粒细胞胞浆抗体	CIPO	慢性假性肠梗阻
anti ds – DNA	抗双链 DNA 抗体	CK	肌酸激酶
Anti – CCP	抗环瓜氨酸多肽抗体	CMV	巨噬细胞病毒抗体
APF	抗核周因子	Coomb's 试验	抗人球蛋白试验
APS	抗磷脂综合征	Cr	肌酐
APTT	活化部分凝血活酶时间	CRP	C 反应蛋白
AS	强直性脊柱炎	CSF	脑脊液
AST	天门冬氨酸氨基转移酶	CSS	变应性肉芽肿性血管炎
BALF	支气管肺泡灌洗液	CTA	CT 血管成像

CTD	结缔组织疾病	IgA	免疫球蛋白 A
cTnI	肌钙蛋白I	ILD	肺间质病变
CTX	环磷酰胺	IPC	孤立性肺部隐球菌病
DAH	弥漫性肺泡出血	IVIG	丙种球蛋白
DBil	直接胆红素	LA	狼疮抗凝物
D – Dimer	D – 二聚体	LAD	前降支
DFPP	双滤过血浆置换法	LCH	朗格罕细胞组织细胞增
DIC	弥漫性血管内凝血		生症
DISH	弥漫性特发性骨肥厚	LCX	回旋支
EMG	肌电图	LDH	乳酸脱氨酶
ENA	抗可提取性核抗原抗体	LDL	低密度脂蛋白
ESR	红细胞沉降率（血沉）	LDL – C	低密度脂蛋白胆固醇
Fbg	纤维蛋白原	LEU	白细胞
FBG	空腹血糖	LF	乳铁蛋白
Felty 综合征	费尔蒂综合征	LIP	淋巴细胞性间质性肺炎
FSGS	局灶节段性肾小球硬化	LIP	脂肪酶
GBM	肾小球基底膜	LKM	肝肾微粒体
GGT	γ – 谷氨酰转移酶	LYS	溶菌酶
GLg	胰高血糖素	MAS	巨噬细胞活化综合征
GMN	膜性肾病肾小球肾炎	MBP	髓鞘碱性蛋白
HCV – Ab	丙肝抗体	MCA	大脑中动脉
Hb	血红蛋白	MCP	掌指关节
HLE	人白细胞弹性蛋白酶	MEP	运动诱发电位
HPS	肝肺综合征	MM	多发性骨髓瘤
HRCT	高分辨 CT	MPA	显微镜下多血管炎
Ig	免疫球蛋白	MPO	髓过氧化物酶

MRI	磁共振显像	PRO	蛋白
MTX	甲氨蝶呤	PsA	银屑病关节炎
NEUT	中性粒细胞	PSC	原发性硬化性胆管炎
NRH	肝结节性再生性增生	pSS	原发性干燥综合征
NSAID	非甾体抗炎药	PT	凝血酶原时间
OB	潜血	PTE	肺血栓栓塞
OD	吸光度（光密度）	PTU	丙基硫氧嘧啶
P	磷	PUK	边缘溃疡性角膜炎
P2	肺动脉瓣第二心音	RA	类风湿关节炎
PAH	肺动脉高压	RAD	右冠状动脉
PAN	结节性多动脉炎	RBC	红细胞
PAPS	原发性抗磷脂综合征	RF	类风湿因子
PBC	原发性胆汁性肝硬化	RHD	风湿性心脏病
$PaCO_2$	二氧化碳分压	Rituximab	利妥昔单抗
PCR	聚合酶链反应	RNP	核糖核蛋白
pH	酸碱度值	RP	复发性多软骨炎
PIP	近端指间关节	RPR	快速血浆反应素环状卡
PLT	血小板计数		片试验
PM	多发性肌炎	rRNP	核糖体核糖核蛋白
PaO_2	氧分压	RS	赖特综合征
POEMS	多神经病、脏器增大、	RTA	肾小管酸中毒
	内分泌病、M 蛋白和皮	RTA	远端肾小管性酸中毒
	肤病变	RTA	肾小管酸中毒
PPD	（结核）纯蛋白衍生物	SACE	血清紧张素转换酶
PPP	掌跖脓疱病	SAPHO	滑膜炎 – 痤疮 – 脓疱病
PR3	蛋白酶 3	综合征	– 骨肥厚 – 骨髓炎综合征

SAPS	继发性抗磷脂综合征	Still 病	斯蒂尔病
SASP	柳氮磺吡啶	TBAL	肺泡灌洗液
Schirmer 试验	滤纸试验	TBil	总胆红素
SEP	体感诱发电位	TG	甘油三酯
SF	血清铁蛋白	TMA	血栓性微血管病
SLE	系统性红斑狼疮	TP	总蛋白
SpA	脊柱关节病	TPT	代血浆置换
SPT	胰腺实性假乳头瘤	TSH	促甲状腺激素
SPTL	皮下脂膜炎样 T 细胞淋巴瘤	TTP	血栓性血小板减少性紫癜
SRC	硬皮病肾危象	UCG	超声心动图
SS	干燥综合征	UIP	寻常型间质性肺炎
SSc	系统性硬化症	vWF	von Willebrand factor
ssSSc	无皮肤硬化的硬皮病	WG	韦格纳肉芽肿